T0140657

V&R Academic

Pflegewissenschaft und Pflegebildung

Band 11

Herausgegeben von

Prof. Dr. Hartmut Remmers

Christiane Pinkert

Die Pflege von Frauen mit Brustkrebs

Balancieren zwischen Bedürfnisorientierung und professionellem Selbstverständnis

Mit 6 Abbildungen

V&R unipress

Universitätsverlag Osnabrück

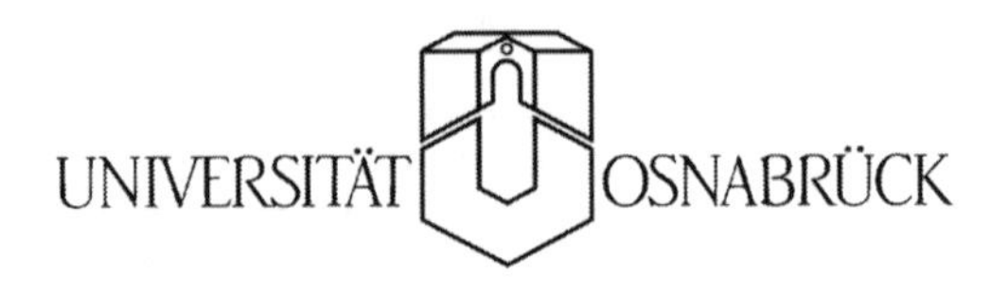

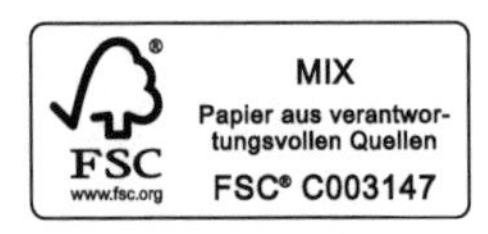

Bibliografische Information der Deutschen Nationalbibliothek

Die Deutsche Nationalbibliothek verzeichnet diese Publikation in der Deutschen Nationalbibliografie; detaillierte bibliografische Daten sind im Internet über http://dnb.d-nb.de abrufbar.

ISBN 978-3-8471-0390-5

Veröffentlichungen des Universitätsverlags Osnabrück erscheinen im Verlag V&R unipress GmbH.

Printed in Germany.
Druck und Bindung: CPI buchbuecher.de GmbH, Birkach

Gedruckt auf alterungsbeständigem Papier.

Dieses Buch ist meinen Eltern Elisabeth und Bruno Pinkert gewidmet.

Inhalt

Vorwort

Aufgrund der Lebensbedrohlichkeit ihrer Erkrankung sind Patienten und Patientinnen mit einem malignen Tumorleiden durch eine besondere Verletzlichkeit gekennzeichnet. Die Bewältigung eines meist traumatischen Krankheitserlebens und die Wiederherstellung eines innerpsychischen Gleichgewichts sind von verschiedenen, sich wechselseitig beeinflussenden Faktoren abhängig. Für das gesamte Bewältigungsgeschehen scheinen bereits im peri-operativen Bereich der Primärtherapie Weichen gestellt zu werden. Auf diesen Bereich haben wir uns deshalb auch in der Arbeitsgruppe Pflegewissenschaft an der Universität Osnabrück, zu der auch Christiane Pinkert gehörte, in mehreren, systematisch aufeinander aufbauenden, von der Deutschen Krebshilfe e.V. finanziell unterstützten onkologischen Pflegeforschungsprojekten konzentriert.

Unsere ersten Studien beschränkten sich, vor allem aus epidemiologischen Gründen, auf Frauen mit einer Brustkrebserkrankung. Wir wollten nicht nur wissen, welche besonderen Belastungen für die betroffenen Patientinnen während ihres Krankenhausaufenthaltes entstehen und wie sie in dieser Zeit jene Belastungen verarbeiten. Von Anfang an war es uns ebenso wichtig, die besonderen Bedürfnisse der Patientinnen gegenüber den sie betreuenden Pflegekräften aus einer Selbst- und Fremdperspektive zu eruieren. Sehr bald fanden wir heraus, dass ebenso das familiale Umfeld der Patientinnen eine wichtige Rolle im Prozess früher Krankheitsbewältigung spielt. Deshalb interessierte uns, wie sich Interaktionen zwischen Pflegekräften und Angehörigen von Brustkrebspatientinnen während des ersten Behandlungsaufenthaltes im Krankenhaus gestalten und welche Möglichkeiten es gibt, durch gezielte Verbesserung der Kommunikation die offensichtlich protektive Funktion des nächsten sozialen Umfelds zu stärken. Inzwischen führen wir, wiederum finanziell gefördert durch die Deutsche Krebshilfe e.V., einen klinischen Modellversuch durch, dessen Ziel es ist, Konzepte für eine familienzentrierte Pflege auf onkologischen Stationen zu entwickeln und zu erproben. Zwischenergebnisse der Forschungen von Christiane Pinkert flossen in die wissenschaftliche Begründung dieses Modellprojekts mit ein.

Zahlreiche, auch aus unserer pflegewissenschaftlichen Arbeitsgruppe hervorgegangene Studienergebnisse besagen, dass vor allem im Setting der Primärtherapie einer angemessenen pflegerischen Betreuung und Unterstützung der Patienten und Patientinnen im Hinblick auf sehr früh sich ausdifferenzierende Formen der Krankheitsbewältigung verstärkt Beachtung zu schenken ist. Es sind gleichermaßen mit dem momentanen körperlichen und seelischen Erleben als auch mit biografisch entfalteten Lebensformen und bestimmten Eigenschaften der Person assoziierte Wünsche und Bedürfnisse Betroffener, deren Erfüllung das bereits frühzeitig mit der Therapie einsetzende rehabilitative Geschehen positiv beeinflussen kann. Häufig sind es aber Ängste und vielfältige Belastungen der Patientinnen und Patienten, auch immer wieder anzutreffende Coping-Stile wie ›Selbst-Verschließung‹, ›innerer Rückzug‹ oder ›Grübeln‹, welche die Artikulation sehr dringlicher persönlicher Anliegen erschweren oder blockieren.

Die pflegerische Betreuung und Unterstützung dieser aus verschiedenen Gründen auch auf Abstand bedachten Patientinnen und Patienten stellt eine große Herausforderung dar. Aber nicht nur darin ist ein großer Belastungsfaktor beruflicher Arbeit zu sehen. Die Tatsache, dass naturgemäß die Konvergenz menschlicher Bedürfnisse ins Unendliche weist, was bei einem schweren Krankheitsleiden teilweise drastisch hervortreten kann, führt bei den Adressaten nicht selten zu Überlastungserscheinungen, die mit verstärkter Distanz, Apathie, aber auch mit zunehmender Konfliktgeneigtheit der Person einhergehen können. Hinzu kommt, dass die Institution Krankenhaus mit zunehmend ökonomisierten und bürokratisierten Behandlungsabläufen eine gesundheitspolitisch propagierte Patientenorientierung in Pflege und Medizin strukturell unterminiert. Vom Selbstverständnis der Berufsgruppe Pflege, vom Interaktionskontext, aber auch von den objektiven Belastungsmerkmalen pflegerischen Handelns her ist ›Bedürfnisorientierung‹ mit höchst widersprüchlichen Zuschreibungen belegt.

Die mit diesem Band vorgelegten Untersuchungen von Christiane Pinkert greifen jenen widersprüchlichen Zusammenhang auf. Ausgehend von ihrer arbeitsteiligen Organisation im Krankenhaus, ihren noch immer stark auf den Arzt ausgerichteten assistierenden Funktionen, war bislang wenig geklärt, inwieweit pflegerische Handlungen auch bedürfniskonform sind. Es ist eines der Verdienste der Studie, dass sich die Autorin zunächst einmal mit Grundlagen soziologischer Bedürfnistheorien beschäftigt. Ihnen zufolge stellen Bedürfnisse keine reinen, sozusagen beobachtungsneutralen Tatsachen dar. Sie werden vielmehr in Abhängigkeit von zeitlichen, kontextuellen und personalen Faktoren sozial konstruiert und insoweit auch im Kontext von Interaktionen zugeschrieben – eine Erkenntnis, die uns unter anderem seit Einführung soziologischer Rollentheorien vertraut ist. Analytisch macht sich Christiane Pinkert diese

Einsicht zunutze, wobei sie sich auf die Bedürfnislage von Frauen mit einer Brustkrebserkrankung und deren Interpretation aus Sicht des betreuenden Pflegepersonals konzentriert.

Es sollte nicht unerwähnt bleiben, dass die vermehrte psychoonkologische Beschäftigung mit Problemen an Brustkrebs erkrankter Frauen dazu geführt hat, dass das Thema Patientinnen- und Patientenbedürfnisse zu einem mehr und mehr beachteten wissenschaftlichen Thema avanciert ist. Fokussiert werden in der vorliegenden Studie die Bedürfniseinschätzung und -interpretation seitens betreuender professioneller Pflegekräfte. Konzeptionell lässt sich dabei die Autorin von einer kritischen Einsicht leiten, welche besagt, dass Bedürfnistheorien US-amerikanischer pflegewissenschaftlicher Provenienz zwei komplementäre Missverständnisse zugrunde liegen: zum einen eine zu starke Defizitorientierung, die gewissermaßen als Grundlage expertokratischer Ansprüche fungiert; zum anderen eine Tendenz der Dekontextualisierung, welche Verstehensprozesse (insbesondere bei äußerungsunfähigen Patienten) erheblich erschwert. Insoweit stellt sich die Frage, welche kognitiv-emotionalen Einflussfaktoren (zum Beispiel auch Intuitionen) bei der Wahrnehmung von Bedürfnissen eine spezifische Rolle spielen; welche Bedeutung wiederum spezifische Merkmale der Situation und der pflegerischen Interaktion für die Deutung von Bedürfnissen in Ansehung ihres Konstrukt-Charakters haben.

Unter zahlreichen Erkenntnissen der vorliegenden, methodisch sehr sorgfältig und umsichtig durchgeführten Studie möchte ich einige wenige, für die pflegerische Praxis hochrelevante unterstreichen: Pflegekräfte sollten sich darüber im Klaren sein, bestimmte Coping-Stile wie: ›Selbstverschließung‹, ›Abwehr‹, ›Verdrängung von Ängsten‹, nicht als Zeichen unkooperativen Verhaltens zu deuten, sich dadurch beruflich nicht infrage stellen zu lassen. Die pflegerische Dyade ist oftmals durch Ambivalenzen geprägt. Dieser Tatsache werden immer noch vorhandene, problematische Grundeinstellungen professioneller Pflegekräfte nicht gerecht, die bereits vor Jahrzehnten Antje Grauhan als unprofessionelles ›Familienmodell‹ der Pflege akzentuiert hat. Der Wunsch, zu Patientinnen und Patienten eine vertrauensvolle Beziehung zu knüpfen, ist legitim und fachlich zu begrüßen. Intimität darf aber nicht als Vehikel einer auf diese Weise zu erlangenden Selbstbestätigung fungieren. Ein Mangel emotionaler Distanzierungsfähigkeit birgt verschiedene Risiken: projektive Fehleinschätzungen, nicht beherrschbare emotionale Belastungen, Selbstüberforderung. Angesichts ambivalenter Voraussetzungen der Beziehungsgestaltung und ihrer therapeutischen Bedeutsamkeit (›Arbeitsbündnis‹) plädiert Christiane Pinkert für die Entwicklung von Fähigkeiten, zwischen je nach Situation verschieden auslegbaren Rollen balancieren zu können. Die Übernahme situativ variierender Rollen gehört zu einer emotional gewiss aufwendigen Beziehungsgestaltung. Und diese wiederum ist in einem dynamischen Zusammenhang mit sich wechselseitig beeinflussender Wahrnehmung und Interpretation von Bedürfnissen zu betrachten.

Neben dem differenzierten wissenschaftlichen Ertrag ihrer Untersuchung und der praktischen Relevanz ihrer Ergebnisse möchte ich besonders auch die konzise, sich nicht in Weitläufigkeit verlierende Darstellungsweise der Studie ausdrücklich hervorheben. Ich bin mir sicher, dass sie auch aus diesem Grunde eine breite Leserschaft in Wissenschaft, beruflicher Bildung und Praxis finden wird. Wir freuen uns, dass mit diesem Band eine weitere beachtliche klinische Studie in unserer Schriftenreihe erscheinen kann.

Osnabrück, im März 2015 Hartmut Remmers

1. Einleitung

Diese Studie widmet sich der Frage, wie Pflegende in Krankenhäusern die Bedürfnisse von Patientinnen[1] mit Brustkrebs wahrnehmen. Brustkrebs als eine schwerwiegende und als existentiell bedrohlich erlebte Krankheit, führt zu langwierigen und komplexen Behandlungsmaßnahmen und bei den Betroffenen zu vielfältigen Ängsten, Einschränkungen und Unterstützungsbedürfnissen. In der Zeit der Krankenhausbehandlung und darüber hinaus benötigen die betroffenen Frauen daher eine Versorgung, die ihren Bedürfnissen gerecht wird. Pflegende übernehmen neben körperbezogenen Hilfeleistungen, zum Beispiel bei der Mobilisation oder dem Verbandwechsel, auch wichtige Aufgaben bei der Beratung und psychosozialen Unterstützung der betroffenen Frauen. Denn die in den letzten Jahren zunehmende Spezialisierung vor allem bei der medizinischen Behandlung von Frauen mit Brustkrebs hat auch die pflegerische Versorgung dieser Frauen verändert und zu mehr spezifischer Expertise der Pflegenden geführt. Dabei stellt die Orientierung an den Bedürfnissen der Patientinnen eine wesentliche Zielsetzung pflegerischer Versorgung dar.

Die Bedürfnisse von Frauen mit Brustkrebs im Hinblick auf die professionelle Unterstützung sind mittlerweile gut erforscht. Sie umfassen ein breites Spektrum von Erwartungen und Wünschen. Allerdings weisen Studien auch darauf hin, dass die Bedürfnislagen der Frauen von den Professionellen, denen sie im Verlauf ihrer Behandlung begegnen, nicht immer erkannt werden und dementsprechend unbefriedigt bleiben. Unbefriedigte Bedürfnisse können jedoch zu negativen Auswirkungen auf die Lebensqualität und das Wohlbefinden der betroffenen Frauen führen. Sie sind darüber hinaus ein Indikator für eine unzureichende Versorgungsqualität.

1 Zum Sprachgebrauch: Da die Befragten in dieser Studie ausschließlich weibliche Pflegekräfte waren, die ausschließlich weibliche Patientinnen betreut haben, ist immer dort, wo von diesen Personen die Rede ist, die weibliche Schreibweise gewählt worden. Das gilt ebenso für die konkrete Person der Forscherin, die diese Arbeit angefertigt hat. An allen anderen Stellen, zum Beispiel im theoretischen Teil, ist die männliche Schreibweise verwendet worden, die sowohl weibliche als auch männliche Personen einschließt.

Es stellt sich also die Frage, wie Bedürfnisorientierung gelingen kann, d. h. wie der Prozess der Bedürfniswahrnehmung verläuft, welchen Einflüssen er möglicherweise unterliegt und welche Konsequenzen er für das pflegerische Handeln hat. Die Beantwortung dieser Fragen, die von der empirischen Untersuchung erwartet wird, soll Einblicke in pflegerisches Handeln ermöglichen und somit einen Beitrag zu einer an den Bedürfnissen der Patientinnen ausgerichteten Pflege leisten.

1.1 Hintergrund

Seit vielen Jahren wird in der Krankenpflege die Orientierung der pflegerischen Versorgung an den Bedürfnissen der Patienten propagiert. Das Selbstverständnis der beruflichen Pflege legt eine Beschäftigung mit den Wünschen und Bedürfnissen von kranken Menschen nahe. Denn

> »Pflege definiert sich als eine Dienstleistung professioneller Hilfe für Menschen, die bedingt durch Erkrankungen, Behinderungen, Leiden oder Gebrechen Einschränkungen bis hin zum Verlust ihrer bio-psycho-sozialen Integrität erleben« (Remmers et al., 2004: 27).

Die daraus sich ableitenden Grundbedürfnisse z. B. nach Sicherheit, Autonomie und erfolgreicher Krankheitsbewältigung bilden einen wesentlichen Ansatzpunkt pflegerischen Handelns (ebd.). Die Ausrichtung der pflegerischen Unterstützung an den Bedürfnissen der Patienten schließt ebenso die Erleichterung eines friedvollen Todes ein (Henderson, 1977).

Die Ausrichtung pflegerischer Konzepte an den *Bedürfnissen* der Patienten wird zumeist unter dem Terminus »Patientenorientierung« diskutiert. Das Konzept der Patientenorientierung stellt eine der »normativen Leitlinien« pflegerischer Praxis dar (Stemmer, 2001: 15). Neben der Bedürfnisorientierung wird darunter auch die Förderung der Autonomie und Ko-Produktionspotenziale der Patienten verstanden (Stemmer, 2001).

Bereits seit mehreren Jahrzehnten wird im deutschen Gesundheitswesen eine Debatte über das Thema Patientenorientierung geführt. In den Anfängen der Auseinandersetzung mit diesem Thema spielte vorrangig die Kritik an den »Humanitätsdefiziten« der Krankenversorgung, also an mangelnder Patientenorientierung, eine Rolle (Wanner, 1993: 192). Ähnlich wie in den USA, wo die Ursprünge der »Patientenorientierten Pflege« in der Publikation »Patient-Centered Approaches to Nursing« von Abdellah et al. (1960) gesehen werden, wurde in Deutschland die als unzureichend empfundene Krankenversorgung zum Ausgangspunkt für Reformbemühungen der Pflege. Die Kritik bezog sich vor allem auf drei Ebenen.

Dazu zählte zunächst die »reduktionistische Sichtweise der Medizin« (Stemmer, 2001: 134), die sich ihrem naturwissenschaftlichen Paradigma folgend vor allem auf somatische Prozesse fixierte und dabei psychosoziale Aspekte und die Bedeutung biografisch-lebensweltlicher Erfahrungen weitgehend unbeachtet ließ. Dieser verkürzten Perspektive wollte die Pflege mit einer »ganzheitlichen« Patientenorientierung ein Unterstützungsangebot entgegensetzen, das sich quasi für alle Patienten-Bedürfnisse zuständig erklärt.

Ferner bedeutete die Hinwendung zum Patienten und seinen Bedürfnissen auf strukturell-organisatorischer Ebene eine Abwendung von Formen der Arbeitsorganisation, die sich vor allem an den Erfordernissen der Institution und der Medizin orientierten (Funktionspflege). Kritisiert wurde an der Funktionspflege das Fehlen von personenbezogenen Kontakten und individueller Kommunikation mit dem Patienten (Wanner, 1993). Durch patientenorientierte Pflegeorganisationsmodelle, wie zum Beispiel die sogenannte Bezugspflege, sollte diesen Defiziten entgegengewirkt werden.

Schließlich wurde auf qualifikatorischer Ebene auch die Verengung der Pflegeausbildung auf die Versorgung von Akutkranken kritisiert. Diese berücksichtige zu wenig den sich abzeichnenden Wandel im Krankheitsspektrum hin zu mehr chronischen und Alterskrankheiten. Daraus abgeleitet wurde die Notwendigkeit einer reformierten Pflegeausbildung, die den veränderten qualifikatorischen Anforderungen Rechnung trägt (Wanner, 1993).

In den Diskussionen der letzten Jahre spielt die Patientenorientierung unter Aspekten der Qualitätssicherung und -verbesserung und ökonomisch motivierten Überlegungen zur Kundenorientierung noch immer eine wichtige Rolle. Die Ausrichtung des Versorgungsgeschehens an den Bedürfnissen der Patienten wird nunmehr zur Marketingstrategie, der Patient zum »Bedürfnisträger«, dessen Zufriedenheit eine messbare Qualitätskennzahl darstellt. Die Ökonomisierung der Patientenorientierung lässt sich auch am sprachlichen Umgang mit den Bedürfnissen der Patienten beobachten. So wird unter Bedürfnis ein quasi irrationaler, da subjektiv empfundener Mangel verstanden, aus dem durch Konkretisierung bzw. durch die Definition als *Bedarf* eine ökonomische Kategorie wird. In den Expertendiskursen ist deshalb heute häufig von *Bedarfen* die Rede, die einen scheinbar objektiven Mangel feststellen, der durch materielle, soziale oder sonstige Güter befriedigt werden kann. Im ökonomischen Verständnis wird schließlich, beim Vorhandensein entsprechender Kaufkraft, aus dem Bedarf die Nachfrage.

Ob sich jedoch der Anspruch der Pflege, patientenorientiert zu sein, tatsächlich heute in pflegerischem Handeln realisiert, wird kritisch bewertet. So konstatiert Stratmeyer (2002), die »›Ganzheitlichkeit‹ bzw. ›Patientenorientierung‹ der Pflege (...) (seien) Mythen, die sich zwar zur rhetorischen Abgrenzung von der Medizin und zur Feindbildkonstruktion« (ebda.: 239) eigneten, jedoch an der mangelnden theoretischen Konzeptualisierung und den fehlenden psycho-sozialen Kompetenzen der Pflegenden scheiterten.

Tatsächlich sind und waren sämtliche Pflege-Konzepte, die die Idee der patientenorientierten Pflege umzusetzen versuchten, vielfältiger Kritik ausgesetzt. Dazu zählt unter anderem das vielen Konzepten zugrunde liegende Bild eines hilflosen, schwachen und unselbständigen Patienten, da in der Zuständigkeit Pflegender für sämtliche Bedürfnisse der Patienten die Gefahr liegt, dass durch den »implizierten Modus der Wissensverteilung (unwissende Laien vs. wissende Professionelle) (…) durch die Hintertür aus der Patientenorientierung eine Expertenorientierung wird« (Stemmer, 2001: 155). Schließlich erweise sich der Anspruch, das pflegerische Handeln ausschließlich auf die Bedürfnisse der Patienten auszurichten, als grenzenlos. Pflegende seien so gezwungen, auf der Grundlage persönlicher Wertvorstellungen und tradierter Regeln (die mitunter nicht bewusst oder transparent sind), Grenzen zu ziehen (Stemmer, 2001).

Eine zentrale und grundlegende Kritik betrifft die Tatsache, dass wesentliche Annahmen, Konzepte und Begriffe, die im Zusammenhang mit Patientenorientierung bedeutsam sind, nicht definiert, abgeleitet, theoretisch begründet oder kritisch reflektiert worden sind (Wanner, 1993). Diese Kritik bezieht sich auch auf den Bedürfnis-Begriff, der zwar eine zentrale Stellung innerhalb der theoretischen Auseinandersetzung in der Pflege und auch im praktischen Tun hat, aber wenig reflektiert scheint.

1.2 Forschungsfragen und -ziele

Die dargestellte Bedürfnisorientierung der Pflege ist Anlass und Ausgangspunkt für die Entwicklung einer spezifischen Fragestellung für die vorliegende Arbeit. Das Forschungsinteresse richtet sich dabei auf die Mikroebene von Pflege, also die direkte Interaktion zwischen Pflegeperson und gepflegter Person. Wie gestaltet sich dort Bedürfnisorientierung, welche Strategien und Einflussfaktoren spielen dabei eine Rolle, was heißt eigentlich Bedürfnisorientierung konkret für das pflegerische Handeln?

Gespeist wird dieses Interesse aus eigenen, langjährigen Erfahrungen und Erlebnissen als professionell Pflegende. Rückblickend gesehen waren es vor allem die negativen Erfahrungen und Erlebnisse von misslungener Bedürfnisorientierung, die den Anlass dazu gegeben haben, den Blick einmal genau auf die Prozesse zu richten, in denen Bedürfnisorientierung hergestellt wird. In Erinnerung geblieben sind zum Beispiel Situationen, in denen Patienten nur eingeschränkt oder gar nicht in der Lage waren, ihre Bedürfnisse zu artikulieren. Wie soll es da gelingen, zu wissen, was der Kranke gerade braucht? Ebenso kam es vor, dass die Einschätzung eines Patienten und eines Gesundheitsprofessionellen darüber, was denn als Bedürfnis deklariert werden kann, durchaus differierte oder miteinander konkurrierte. Sind alle von den Patienten geäußerten Wünsche auch Bedürfnisse, die es zu befriedigen gilt? Weiß der Patient denn immer so genau, was am besten für ihn ist oder können das erfahrene Professionelle nicht besser einschätzen? Was heißt denn Bedürfnisorientierung konkret, wenn Patienten Bedürfnisse äußern, die nicht in den Behandlungsablauf passen oder »unvernünftig« scheinen, z. B. das Bedürfnis nach Essen oder Wasser bei Diät oder Flüssigkeitsrestriktion? Ebenso war der formalisierte Umgang mit (vor-)definierten Patientenbedürfnissen und die unreflektierte Art darauf einzugehen, zum Beispiel durch standardisierte Pflegepläne, oft irritierend. Sind Bedürfnisse nicht etwas ganz Individuelles, das sich nicht in Checklisten niederschlägt und denen man auch nicht mit immer gleichen Handlungsroutinen begegnen kann? Schließlich gab es auch Momente der Entrüstung, wenn manche Patienten die Pflegenden offensichtlich für die Befriedigung sämtlicher Bedürfnisse zuständig sahen, die diese eindeutig nicht zu ihrem Aufgabenbereich zählten, wie z. B. das Bedürfnis nach Zärtlichkeit.

Bedürfnisse werden im Kontext dieser Arbeit zunächst nicht als Faktum verstanden, sondern als von Kontext, Zeit und Akteuren abhängige, soziale Konstruktionen. Das, was Pflegende tun, wenn sie Bedürfnisse von Patienten wahrnehmen, erfragen, interpretieren, anerkennen usw., hat auch immer etwas zu tun mit dem Kontext, in dem dies geschieht. Zu diesem Kontext gehören die institutionellen Rahmenbedingungen und Hierarchien, die persönlichen und professionellen Voraussetzungen der Pflegenden wie z. B. Wissen und Wertvorstellungen und auch der »Bedürfnisträger« selbst, also der Patient und die Art seiner Erkrankung oder sein Alter. Das Erkenntnisinteresse richtet sich auf den *Prozess der Konstruktion von Bedürfnissen.*

Der pflegerische Kontext in dem die Arbeit entstanden ist, ist dabei nicht völlig frei gewählt. Denn die diese Studie leitenden Forschungsfragen und auch ein Teil der Daten sind im Zusammenhang eines größeren Forschungsprojektes entstanden, in dem die Verfasserin dieser Arbeit als wissenschaftliche Mitarbeiterin tätig war[2]. Die Betrachtung eines spezifischen Ausschnitts von Pflege, nämlich die Pflege von Frauen mit Brustkrebs, soll daher exemplarisch untersucht werden. Denn die Frage, wie Bedürfnisse konstruiert werden, stellt sich ja generell und nicht nur in den pflegerischen Situationen, in denen Bedürfniseinschätzungen als schwierig gelten, z. B. bei nicht auskunftsfähigen Patienten.

2 Forschungsprojekt an der Universität Osnabrück: »Patientinnen mit Brustkrebs im perioperativen Bereich der Primärtherapie: Belastungen und Krankheitsverarbeitung sowie Bedürfnisse gegenüber pflegerischer Betreuung«, Finanzierung durch die Deutsche Krebshilfe e.V., Laufzeit: November 2004 bis September 2007.

Forschungsfragen

Die wesentlichen Fragen, die die Erhebung und Analyse der Daten geleitet haben, sind folgende:
- Wie, auf welchem Weg, mit welchen Mitteln nehmen Pflegende die Bedürfnisse von Patientinnen wahr?
- In welchem Kontext findet die Bedürfniswahrnehmung statt? Welchen Einfluss hat der soziale, berufliche und private Kontext der Pflegenden auf die Bedürfniswahrnehmung?
- Welche Konsequenzen hat die Bedürfniswahrnehmung für die Pflegenden und die Patientinnen?

Forschungsziele

Es ist das Ziel der Studie, den Prozess der Bedürfniskonstruktion zu rekonstruieren und zu verstehen und in einem empirisch fundierten theoretischen Modell darzustellen. Wenn Wirkzusammenhänge, Bedingungen, Strategien, Kontextfaktoren und Konsequenzen, die bei der Ausrichtung der Pflege an den Bedürfnissen der Patienten von Bedeutung sind, beschrieben werden können, dann wird dadurch ein wesentlicher Teil von professioneller Pflege sichtbar und erklärbar. Es wird davon ausgegangen, dass die Erkenntnisse, die nur in dem Kontext Gültigkeit besitzen, in dem sie erhoben worden sind, auch für die Pflegekontexte, die hier nicht angesprochen sind, Erklärungshinweise geben können. Die Studie kann damit einen Beitrag leisten zur Theorieentwicklung in der Pflege. Insbesondere sollen die Ergebnisse der Studie aber auch für Pflegepraktiker verständlich und hilfreich sein und an ihren beruflichen Erfahrungen anknüpfen. Die Ergebnisse der Arbeit können von Bedeutung sein:
- zur Grundlegung pflegerischer Interventionen
- für die Aus- und Weiterbildung in der Pflege
- für weitergehende Forschungsarbeiten (z. B. im Bereich der Beziehungsgestaltung und Interaktion)

Insofern können die Erkenntnisse der vorliegenden Forschungsarbeit auch die Pflegepraxis bereichern.

1.3 Aufbau der Arbeit

Die Arbeit ist in zwei Teile gegliedert. Im ersten Teil werden die theoretischen Grundlagen der Arbeit dargelegt, der zweite Teil ist der empirischen Untersuchung gewidmet.

Nach der Einleitung (Kapitel 1), die zunächst den Hintergrund der Studie (Kapitel 1.1) und die Zielsetzung der Arbeit darlegt (Kapitel 1.2), folgen in Kapitel 2 die theoretischen Grundlagen der Arbeit. Begonnen wird mit der Vorstellung von bedürfnistheoretischen Annahmen verschiedener wissenschaftlicher Disziplinen (Kapitel 2.1). Dabei wird versucht, Fragen der Definition und Klassifikation von Bedürfnissen zu beantworten sowie unterschiedliche Standpunkte bezüglich der Universalität bzw. Kontext- und Kulturspezifik von Bedürfnissen darzulegen. Danach folgt eine Übersicht über pflegewissenschaftliche Perspektiven auf die menschlichen Bedürfnisse (Kapitel 2.2). Dies geschieht einerseits durch eine kurze Darstellung der sogenannten Bedürfnistheorien der Pflege von Henderson, Abdellah, Orem und Roper/Logan/Tierney. Darüber hinaus wird der bedürfnistheoretische Ansatz des Pflegeprozessmodells sowie die Bedürfnisklassifikation von Maslow erläutert. Daran schließt sich ein Überblick über unterschiedliche Strategien der Bedürfnis-Wahrnehmung an (Kapitel 2.3). Hier werden sowohl standardisierte Needs Assessments in den Blick genommen sowie Intuition und Empathie als emotional-kognitive Strategien der Bedürfniswahrnehmung beleuchtet. Es folgt ein Abschnitt zur Erkrankung Brustkrebs (2.4), der vor allem statistische Daten zur Prävalenz, Inzidenz und Mortalität aufzeigt und eine Übersicht über die Behandlungsoptionen und deren Folgen für die betroffenen Frauen. Schließlich wird im Kapitel 2 kurz der Forschungsstand zu den spezifischen Bedürfnissen von Frauen mit Brustkrebs dargelegt (Kapitel 2.4.1). Im Sinne einer Literaturübersicht werden dabei die in Studien ermittelten Bedürfnisse von Frauen mit Brustkrebs dargestellt sowie Studien vorgestellt, die unbefriedigte Bedürfnisse und Unterschiede in der Bedürfniseinschätzung zwischen den Betroffen und Pflegenden erhoben haben. Abschließend werden die Ergebnisse der theoretischen Auseinandersetzung zusammengefasst (2.4.2).

Der empirische Teil der Arbeit beginnt mit Kapitel 3, in dem zunächst die methodologische Forschungsperspektive dargelegt und die Auswahl der Grounded Theory Methodologie (GTM) als Methodologie und Methode begründet wird (Kapitel 3.1). In der Darstellung des Forschungsprozesses im Kapitel 3.2 wird dann einerseits Bezug genommen auf die forschungstheoretischen Grundlagen, die die Erhebung und Analyse der Daten geleitet haben. Darüber hinaus wird der Forschungsprozess so dargelegt, wie er in der vorgelegten Untersuchung verlaufen ist. In Kapitel 3.3 wird anhand der Gütekriterien qualitativer Forschung aufgezeigt, wie in der vorliegenden Arbeit versucht wurde, die Nachvollziehbarkeit der Ergebnisse zu gewährleisten und die empirische Verankerung der Taten darzustellen. Vor allem der Darlegung der Rolle der Forscherin und ihrer reflektierten Subjektivität wird ausführlich Raum gegeben. Kapitel 3.4 widmet sich dann den ethischen Kriterien, die den Umgang mit den Forschungsteilnehmerinnen bestimmt hat. In Kapitel 4 folgt die Darstellung der Ergebnisse der Datenanalyse. Die drei Kategorien, die die Analyse hervorgebracht hat, werden zunächst deskriptiv und ausführlich dargelegt. Die erste Kategorie - Beziehung als Begleitung - folgt in der Beschreibung der Struktur des Codierparadigmas, ist also in Kontext, Ursachen, intervenierende Bedingungen, Strategien und Konsequenzen unterteilt (Kapitel 4.1). In dieser Kategorie wird der Prozess der Beziehungsgestaltung beschrieben. Für die zweite Kategorie - das Selbstkonzept der Pflegenden - ist auf Grund methodischer Überlegungen eine andere Strukturierung vorgenommen worden (Kapitel 4.2). Die Struktur dieser Kategorie erfolgt durch die Gliederung in Entwicklung, Inhalte und Funktionen des Selbstkonzeptes. Die Darstellung der dritten Kategorie - Die Patientin kennenlernen - folgt dann wieder dem Codierparadigma (Kapitel 4.3). Sie beschreibt Wahrnehmungs- und Schematisierungsprozesse der Pflegenden im Hinblick auf die Patientinnen. Das Kapitel endet mit der Zusammenführung der Analyseergebnisse zu dem zentralen Phänomen (4.4). In der abschließenden Diskussion (Kapitel 5) werden die Ergebnisse der Studie im Lichte von Forschungen und Theorien betrachtet, in einer Schlussfolgerung zusammengefasst (Kapitel 6) und die Relevanz der Ergebnisse für die Pflegepraxis skizziert (Kapitel 7). Die Arbeit endet mit einigen Bemerkungen zur methodischen Begrenzung der Studie (Kapitel 8).

2. Theoretische Grundlagen

Die theoretische Auseinandersetzung mit dem Bedürfnisbegriff sowie mit Möglichkeiten der Bedürfniswahrnehmung ist im Sinne der Grounded Theory Methodologie als Schärfung der theoretischen Sensibilität und als Darlegung des eigenen theoretischen Vorverständnisses zu verstehen, insbesondere in dem Abschnitt zu den pflegewissenschaftlichen Betrachtungen.

2.1 Bedürfnistheoretische Ansätze

Alle Menschen haben Bedürfnisse und den Anspruch oder die Hoffnung, diese auch in angemessener Weise erfüllen zu können. Im alltäglichen Miteinander formulieren wir unsere Bedürfnisse als Wunsch oder Verlangen und setzen darauf, dass uns die Mittel, die wir zur Erfüllung unserer Bedürfnisse benötigen, auch zur Verfügung stehen. Was der oder die Einzelne als Bedürfnis betrachtet, scheint individuell verschieden zu sein. Für manche ist der Wunsch nach Unabhängigkeit ein dringendes Bedürfnis, für andere ist es das Verlangen nach materiellen Gütern. Scheinbar gibt es jedoch auch Bedürfnisse, die für alle Menschen gleichermaßen gelten. Dies sind zum Beispiel die Bedürfnisse nach Nahrung, Gesundheit oder sozialer Anerkennung. Grundsätzlich erscheint die Liste der möglichen Bedürfnisse unbegrenzt zu sein. Werden Bedürfnisse nicht erfüllt oder sind Menschen nicht selbständig oder allein in der Lage ihre Bedürfnisse zu befriedigen, stellt sich die Frage, ob ihre Bedürfnisse legitim sind bzw. wer für die Befriedigung der Bedürfnisse zuständig ist.

Trotz oder gerade wegen ihrer Allgegenwärtigkeit sind Bedürfnisse vielfach Gegenstand theoretischer und wissenschaftlicher Betrachtungen. Denn die Frage nach den menschlichen Bedürfnissen betrifft ein Thema,

> »das alle Bereiche menschlichen Lebens berührt, das den Grundbestimmungen der menschlichen Individualität und Persönlichkeit sowie den sozio-historischen

Grundproblemen der zunehmenden Vergesellschaftung gleichermaßen nahesteht« (Hondrich & Vollmer, 1983: 10).

Daher ist es naheliegend, dass sich seit jeher Wissenschaftler unterschiedlicher Disziplinen mit diesem »Grundproblem menschlichen Lebens« (ebda.) beschäftigt haben.

Ausgangspunkt für die Überlegungen zu verschiedenen Bedürfniskonzepten ist die anthropologische Frage nach dem Wesen des Menschen. Daran schließen Vorstellungen unterschiedlicher Wissenschaftsdisziplinen an. Die Psychologie etwa geht der Frage nach, wie menschliche Triebe oder Motive das Handeln des Menschen beeinflussen, die Soziologie diskutiert menschliche Bedürfnisse im Zusammenhang mit Fragen nach Macht und Anerkennung und die Ökonomie in Bezug auf Bedarf und Nachfrage, um nur einige Beispiele zu nennen.

Der Bedürfnis-Begriff ist ein konstitutiver und integrativer, wenn auch uneindeutiger Grundbegriff der Humanwissenschaften. Uneindeutig ist er deshalb, weil die theoretischen Positionen und empirischen Erkenntnisse, die in den verschiedenen Wissenschaftsrichtungen hervorgebracht wurden, zu konkurrierenden Konzepten und verwirrend vielfältigen Interpretationen von Bedürfnissen geführt haben (Dean, 2010).

Da es auch innerhalb der einzelnen Wissenschafts-Disziplinen und gesellschaftlichen Kontexte nicht jeweils einen bedürfnistheoretischen Ansatz, sondern mehrere zum Teil sich widersprechende Ansätze und Perspektiven gibt, wird die folgende Skizzierung einiger wesentlicher Positionen nicht disziplinspezifisch strukturiert, sondern entlang der zentralen Fragestellungen, die die theoretischen Auseinandersetzungen und empirischen Forschungen der verschiedenen Disziplinen mit dem Bedürfnisbegriff geleitet haben.

2.1.1 Bedürfnisdefinitionen

Die Existenz von Bedürfnissen ist unstrittig. Problematisch ist jedoch ihre Bestimmung. Denn Bedürfnisse werden als theoretische Konstrukte verstanden und sind somit nicht direkt beobachtbar (Lederer, 1980). Das Vorhandensein eines Bedürfnisses kann lediglich indirekt aus den Mitteln der Bedürfnisbefriedigung geschlossen werden, oder aus den Anzeichen, z. B. Frustration, die durch unbefriedigte Bedürfnisse entstehen (Lederer, 1980). Eine allgemeine Definition des Bedürfnis-Begriffs scheint schwierig zu sein. In verschiedenen Ansätzen finden sich stattdessen Auflistungen mehr oder weniger abstrakter Bedürfnisse bzw. der Versuch einer Klassifizierung von Bedürfnissen.

Bei der Klassifizierung von Bedürfnissen lassen sich nach Meran (1987) Ansätze, die Bedürfnisse nach qualitativen Gesichtspunkten einzuteilen versuchen, von solchen unterscheiden, die Bedürfnisse eher nach ihrer quantitativ erfassbaren Dringlichkeit anordnen. Der erste Ansatz betrachtet Bedürfnisse in Bezug auf die Ziele, die mit ihrer Befriedigung verfolgt werden. Diese finden sich vor allem in Lebensimperativen wie Gesundheit, Wohlstand, oder Selbstverwirklichung. Meran (1987) entdeckt diesen Ansatz zum Beispiel in der »aristotelische(n) Vorstellung eines von einem natürlichen Zweck bestimmten Lebens« (ebda.: 24), in den Arbeiten der Philosophen der »Erlanger Schule«, die zwischen Begehren als beliebigem Wollen und Bedürfen im Sinne von Begehren zum Zweck des Überlebens unterscheiden sowie in der Klassifizierung von Maslow, für den das Bedürfnis nach Selbstverwirklichung den höchsten Zweck menschlichen Lebens darstellt. Kritisch betrachtet Meran (1987) an diesen Ansätzen der Einteilung von Bedürfnissen die implizit mitschwingenden Wertvorstellungen darüber, was denn ein richtiges Leben sei. Da diese Vorstellungen je nach Standpunkt verschieden seien, könnten sie demnach nicht zu einer einheitlichen Klassifizierung führen (ebda.). Der zweite Ansatz, Bedürfnisse in Bezug auf die Intensität anzuordnen, mit der sie befriedigt werden, steht nach Meran (1987) in der Tradition des Hedonismus. Dementsprechend ist menschliches Handeln einzig durch die Maximierung von Lust bzw. Vermeidung von Unlust motiviert. Diese Sichtweise findet sich vor allem in der Ökonomie wieder, deren Bedürfnisbegriff sich auf alles bezieht, was Menschen beim Streben nach Lustgewinn begehren. Eine Einteilung von Bedürfnissen erfolgt auf der Grundlage individueller, subjektiver Präferenzen. Somit erscheinen Bedürfnisse an sich als gleichrangig, beliebig und in ihrer Anzahl grenzenlos. Darin gründet sich auch die Kritik Merans an diesem Ansatz, dass durch die Unbestimmtheit der Bedürfnisse eine Bewertung und ein Vergleich und somit auch eine Klassifizierung nicht möglich seien (ebda.).

Eine weitere Möglichkeit der Klassifikation von Bedürfnissen liegt in der Differenzierung in sog. Grundbedürfnisse (basic or fundamental needs) und sekundäre Bedürfnisse. Grundbedürfnisse werden als lebensnotwendige Bedürfnisse verstanden, deren Befriedigung zur Aufrechterhaltung physischer Gesundheit und zum Überleben zwingend notwendig ist (Fortin, 1999; Gasiet, 1981). Dabei werden nicht immer nur rein biologische Bedürfnisse (Atemluft, Nahrung usw.) als lebensnotwendig erachtet, sondern auch Bedürfnisse z. B. nach sozialer Anerkennung oder Sinngebung (Gasiet, 1981). Jedoch scheint die Grenze, die zwischen den Grundbedürfnissen und den sekundären Bedürfnissen gezogen wird, nicht eindeutig, sondern labil und je nach theoretischer Position oder gesellschaftlichen Wertvorstellungen variabel zu sein. Verschiedentlich wird auch eine Hierarchisierung von Bedürfnissen vorgeschlagen. Eine der bekanntesten Bedürfnishierarchien ist von dem amerikanischen Psychologen Maslow entwickelt worden. Dieser sieht in dem Bedürfnis nach Selbstverwirklichung ein allen anderen Bedürfnissen überlegenes, das erst befriedigt werden kann, wenn die in der Hierarchie auf niedrigerer Stufe angesiedelten Bedürfnisse erfüllt worden sind.[1]

2.1.2 Universelle versus kulturspezifische Bedürfnisse

Auf die Frage, ob alle Menschen dieselben Bedürfnisse haben, geben Vertreter verschiedener Bedürfnistheorien unterschiedliche Antworten. Nach einer Einteilung von Dean (2010) lassen sich die unterschiedlichen Standpunkte zwei Ansätzen zuordnen: Bedürfnisse werden entweder als inhärente Bedürfnisse (inherent needs) aufgefasst, die dem Menschsein innewohnen oder als solche, deren Erscheinungsform und Vorkommen von Experten, Politikern oder durch gesellschaftliche Diskurse gedeutet werden (interpreted needs). Dabei ist diese Zweiteilung nicht als exklusiv und konträr zu verstehen, da durchaus Wechselbeziehungen zwischen beiden Standpunkten bestehen (Dean, 2010).

Inhärente Bedürfnisse

Die Ansätze, die davon ausgehen, dass Bedürfnisse zur Natur des Menschen dazugehören, unterscheiden sich in ihren impliziten Vorstellungen vom menschlichen Individuum und von der Funktion der Bedürfnisse. In den klassischen Instinkt-Theorien der Psychologie beispielsweise wird der Mensch als ein psychologisches Wesen (psychological being) verstanden, dessen Verhalten durch Bedürfnisse in Form von Motiven oder Trieben/Instinkten aktiviert und orientiert wird. Die Bedürfnisse richten sich demnach auf alles, was dem körperlichen, geistigen und ontologischen Wohlergehen (ontological well-being) dient (Dean, 2010). Auch wenn die Vorstellung der Vertreter der Instinkttheorie, dass alle menschlichen Aktivitäten biologisch determiniert sind, längst durch die Erkenntnis bereichert wurde, dass das menschliche Verhalten sozial und kulturell beeinflusst wird, bleibt die Annahme bestehen, dass die menschliche Natur – und damit auch die menschlichen Bedürfnisse – überall und zu jeder Zeit im Wesentlichen gleich ist (Klineberg, 1980).

Weiterhin gibt es Ansätze, die Bedürfnisse als konstitutive Merkmale dem Wesen des Menschen zurechnen. Diese Vorstellung findet sich zum Beispiel in den frühen Arbeiten von Karl Marx wieder. In seiner Konzeption vom guten Leben ist die spezielle Ausprägung der menschlichen Bedürfnisse ein grundsätzliches Element neben Aspekten wie Selbstverwirklichung, produktive Tätigkeit und der Vorstellung, dass der Mensch ein gesellschaftliches Bezie-

1 Weitere Bedürfnisklassifikationen finden sich bei Obrecht (2005. Tabelle 1, S. 19).Auch Dean (2010) bietet ein Glossar mit verschieden klassifizierten Bedürfnissen an (S. xii – xvii).

hungswesen ist (Petersen, 2003). Die anthropologische Idealvorstellung Marx' vom menschlichen Individuum ist der wahre oder der *eigentliche* Mensch. Dieser besitzt eine Vielzahl an Fähigkeiten, deren Entfaltung darauf ausgerichtet ist, sich selbst zu verwirklichen. Seine Bedürfnisse sind objektiv gültig und »zeichnen sich dadurch aus, dass sie hinsichtlich materieller Gegenstände begrenzt sind, während die immateriellen Bedürfnisse umfangreich ausfallen« (Petersen, 2003). Das heißt, konsumorientierte Aktivitäten werden zugunsten von subjektivem Wohlbefinden, der aktiven Betätigung und der Weiterentwicklung der menschlichen Fähigkeiten zurückgedrängt. Diese Vorstellungen bilden das normative Fundament des Gesamtwerkes von Marx (Petersen, 2008).

In der (sozial-) politischen Debatte über Bedürfnisse ist vor allem die universalistische Perspektive von Doyal und Gough (1991) prominent. Die beiden Autoren, ein Medizinethiker und ein Wirtschaftswissenschaftler, gehen davon aus, dass das Bedürfniskonzept sowohl dazu benutzt wurde, sozialpolitische Entscheidungen zu rechtfertigen, als auch um diese zu kritisieren. Dabei sei die Bezugnahme auf die Bedürfnisse der Menschen häufig auch missbraucht worden. Denn sowohl individualistische Gesellschaften, die davon ausgehen, dass jeder Mensch selbst am besten weiß, was gut für ihn ist und dass subjektive Bedürfnisse durch den Markt reguliert und befriedigt werden, hätten den Menschen geschadet wie kollektivistische Staaten, die sich in autoritärer und paternalistischer Weise für die Befriedigung universeller Grundbedürfnisse ihrer Bürger zuständig sehen. Als Beispiel hierfür werden die Staaten des früheren Ostblocks genannt. Doyal und Gough (1991) entwickelten auf der Grundlage dieser Kritik ihre Theorie menschlicher Bedürfnisse, die das Vorhandensein universeller Bedürfnisse postuliert, aber für sich beansprucht, eine glaubwürdige Alternative sowohl zum Neoliberalismus als auch zum Konservativismus darzustellen. Sie stellen in dieser Theorie zwei Grundbedürfnisse in den Mittelpunkt, die für alle Menschen in unterschiedlichen Gesellschaften und zu jeder Zeit Gültigkeit besitzen: Gesundheit und Autonomie. Aus diesen Grundbedürfnissen leiten sie Konsequenzen ab für die gesellschaftlichen Bedingungen, die zur Bedürfnisbefriedigung erforderlich sind und die als beständige Aufgabe sozialpolitischer Entscheidungen angesehen werden (Dean 2010). Dazu zählen z.B. die Bereitstellung von Mitteln zur Erlangung eines Einkommens und einer Behausung oder Unterkunft, Zugang zur Gesundheitsversorgung, Bildung sowie eine sichere Umgebung. Die Mittel zur Bedürfnisbefriedigung, sogenannte satisfier, sind nach Doyal und Gough (1991) kulturspezifisch, d.h. sie hängen vom jeweiligen sozioökonomischen und kulturellen Kontext ab.

Interpretierte Bedürfnisse

Relativistische Positionen, die davon ausgehen, dass Bedürfnisse veränderbar und kontextabhängig sind, rücken vor allem den Prozess der Bedürfnisbildung, Bedürfnisidentifikation und Bedürfnisbefriedigung in den Mittelpunkt (Dean, 2010). Interpretierte Bedürfnisse stehen nicht für das Bedürfnis an sich, so wie es von einem Individuum wahrgenommen wird, sondern für Bedürfnisse, die von Beobachtungen, Wertungen, kulturellen Symbolen, Analysen oder gesellschaftlichen Diskursen abgeleitet werden.

Einerseits wird Bedürfnissen eine kulturspezifische Bedeutung zugeschrieben. So hängt das Verständnis davon, was als Bedürfnis gelten kann, von den jeweiligen Gegebenheiten ab, es variiert im Verlauf der Zeit und zwischen verschiedenen Kulturen. Ebenso wird angenommen, dass mit der zivilisatorischen Entwicklung immer neue Bedürfnisse entstehen. Diese Bedürfnisse erscheinen als beobachtbare Normen oder Erwartungen darüber, wie Menschen leben, wie sie sich verhalten und in Erscheinung treten sollten (Dean, 2010).

Konzeptionen interpretierter Bedürfnisse finden sich auch in sozialpolitischen Perspektiven. Eine viel beachtete Taxonomie sozialer Bedürfnisse hat Bradshaw (1977) vorgelegt, in der er zwischen vier Bedürfniskategorien unterscheidet. Zunächst benennt er *normative* Bedürfnisse. Diese werden auf der Grundlage von Expertenurteilen durch Fachleute definiert. Es wird ein wünschenswerter Standard festgelegt und die aktuelle Situation von Personen oder Gruppen daran gemessen. Erreichen diese den Standard nicht, werden sie als bedürftig angesehen. Beispiele solcher Standards sind Messinstrumente zur Einschätzung der Ernährungssituation, sozialer Isolation und ähnliche. Die zweite Kategorie bilden *gefühlte* Bedürfnisse. Hier kommen subjektiv empfundene Bedürfnisse und Wünsche zum Tragen. Sie spielen dort eine Rolle, wo aus einem partizipatorischen Verständnis heraus soziale Angebote entwickelt und auf die Bedürfnisse der Empfänger abgestimmt werden. Drittens werden *zum Ausdruck gebrachte* Bedürfnisse oder Ansprüche genannt. Diese können sich in Forderungen nach bestimmten Leistungen oder Unterstützungen ausdrücken, die durch Abstimmungen, Kampagnen oder andere Formen der Beteiligung von Einzelnen oder Gruppen vorgebracht werden. Die vierte Kategorie bilden die *komparativen* Bedürfnisse. Die Grundlage der Bedürfnisinterpretation liefern Ungleichheiten, die zwischen unterschiedlichen Gruppen oder Menschen in Bezug auf die Verteilung von Ressourcen oder Leistungen bestehen. Wenn z. B. einer Gruppe von Menschen oder einer Region Leistungen nicht zur Verfügung stehen, die für vergleichbare Gruppen oder Regionen bereitgestellt werden, so ergibt sich daraus ein Bedürfnis für die benachteiligte Gruppe. Dean (2010) nennt den Ansatz Bradshaws pragmatisch, da er nicht theoretisch fundiert ist, sondern aus Beobachtungen sozialer Praxis abgeleitet ist.

Darüber hinaus identifiziert Dean (2010) auch theoretische Debatten, die die soziale Konstruktion von Bedürfnissen thematisieren. So gehen z.B. Theoretiker, die der poststrukturalistischen Tradition zugerechnet werden, davon aus, dass soziale Wirklichkeit erst durch Diskurse/diskursive Praxis, also durch ein sprachlich produziertes Verständnis von Wirklichkeit, intersubjektive Bedeutung erlangt. Als ein Vertreter dieser Denkrichtung wird Michel Foucault genannt, der sich in seinen Arbeiten zwar nicht explizit mit den menschlichen Bedürfnissen auseinandersetzte, jedoch viel dazu beigetragen hat, den Einfluss von Macht und Herrschaft auf Sozialpolitik und Institutionen darzulegen. Die Auffassung davon, dass Bedürfnisse gesellschaftlich und ideologisch konstruiert werden, lässt sich nach Dean (2010) auf diesen Denkansatz zurückführen.

Auch Nancy Fraser, eine amerikanische Philosophin, beschäftigte sich in ihrem bekannten Werk »Unruly Practices. Power, Discourse and Gender in Contemporary Social Theory« (1989) mit der Interpretation von Bedürfnissen. Sie analysiert die »Politik der Bedürfnisinterpretation« (Fraser, 1994: Kapitel 7) aus einer feministischen Perspektive und zeigt auf, dass verschwiegene Normen und implizite Annahmen beim Diskurs über die Bedürfnisse von Frauen eine Rolle spielen. Fraser kritisiert, dass sozialstaatlichen Praktiken und sozialpolitischen Entscheidungen »eine Aura der Faktizität« (Fraser, 1994: 225) anhaften würde, was jedoch die Tatsache verstellt, dass die Bedürfnisse, um die es dabei geht, interpretativ konstruiert sind. Das heißt, die diesen Interpretationen zugrunde liegenden Normen und Annahmen sind weder vorgegeben noch unanfechtbar. Bedürfnisinterpretationen können vielmehr, so Fraser, politisch umstritten, unangemessen und interessengeleitet sein. Sie stellen Aspekte männlicher Herrschaft dar und lassen »die Fragen danach, was die verschiedenen Gruppen von Frauen wirklich brauchen und wessen Interpretationen der Bedürfnisse von Frauen maßgeblich sein sollen« außer Acht (Fraser, 1994: 224). Fraser klassifiziert drei gesellschaftlich wichtige Arten des Sprechens über Bedürfnisse: (1) »Expertendiskurse«, geführt z.B. von Sozialarbeitern und Therapeuten, (2) »oppositionelle Diskurse«, die innerhalb sozialer Bewegungen wie z.B. von Feministinnen, Lesben und Schwulen, Farbigen, und Arbeitern stattfinden und (3) »Reprivatisierungsdiskurse« als Versuch, »neu problematisierte Bedürfnisse wieder in ihre früheren häuslichen oder offiziell ökonomische Enklaven zu repatriieren« (Fraser, 1994: 241 ff.).

Schließlich lassen sich auch Positionen ausmachen, die zwischen beiden Ansätzen vermitteln bzw. eine Zweiteilung der Bedürfnisse in sowohl universelle als auch kulturspezifische Bedürfnisse vorschlagen. So beschreibt der deutsche Bedürfnisforscher Karl Otto Hondrich (1983) eine Aufgliederung der Bedürfnisse in zwei Gruppen: die erste Gruppe umfasst »solche, die allen Artgenossen gemein sind«, diese nennt er Grundbedürfnisse. Die zweite Gruppe bilden solche, »die sich je nach Umwelt von Kultur zu Kultur, von Individuum zu Individuum unterscheiden« (ebda.: 31). Diese nennt Hondrich Bedürfnisorientierungen oder Ansprüche (Hondrich & Vollmer, 1983).

2.1.3 Bedürfnisse und Rechte

Das Einnehmen einer Position in der Frage nach der Universalität/Objektivität oder Relativität/Subjektivität von Bedürfnissen scheint bedeutsam zu sein, weil sich je nach Standpunkt daraus auch *Rechte* ableiten lassen, einen Anspruch auf die Erfüllung bestimmter Bedürfnisse zu haben, bzw. sich die *Verpflichtung* beispielsweise von Staat und Gesellschaft ergibt, für die Erfüllung grundlegender menschlicher Bedürfnisse Sorge zu tragen. Eng verknüpft mit den oben skizzierten Positionen ist daher die Frage nach der Rechtfertigung und Legitimation von Bedürfnissen. Auch hier lassen sich unterschiedliche Positionen skizzieren. So schlägt zum Beispiel Fraser eine Theorie der Rechtfertigung von Bedürfnisinterpretationen vor. Diese Theorie müsse sowohl prozedurale als auch folgenorientierte Überlegungen beinhalten. Demnach sind die besten Bedürfnisinterpretationen solche, »die mittels kommunikativer Prozesse erreicht werden, welche den Idealen von Demokratie, Gleichheit und Fairness möglichst nahe kommen« und solche, »die nicht einige Gruppen gegenüber anderen« benachteiligen (Fraser, 1994: 281 f.).

Dean (2010) entwickelt ein heuristisches Modell, das die Relationen von Rechten und Bedürfnissen veranschaulichen soll. In Analogie zu seiner Unterscheidung in inhärente und interpretierte Bedürfnisse identifiziert er zwei Möglichkeiten, Bedürfnisse in Rechte zu übersetzen. Inhärente Bedürfnisse werden nach Dean (2010) in doktrinäre Rechte überführt, also solche, die uns quasi naturgemäß gewährt werden. Identifizierte Bedürfnisse führen zu anspruchsorientierten Rechten, die auf der Grundlage von Forderungen, Anträgen und Abkommen definiert werden (Dean, 2010).

In aktuelleren (entwicklungs-) politischen Diskussionen wird das Konzept der Grundbedürfnisse zunehmend abgelöst von Konzepten wie »Quality of Life« und »Human Development«. Das heißt, die eher defizitorientierte Perspektive der Bedürftigkeit weicht Gerechtigkeitsvorstellungen, die anstelle von basic needs vielmehr basic rights proklamieren (Becker & Jahn, 2006).

2.1.4 Zusammenfassung

Die hier dargestellten unterschiedlichen Perspektiven und Konzeptionen menschlicher Bedürfnisse machen deutlich, dass der wissenschaftliche und gesellschaftliche Diskurs über Bedürfnisse ausgesprochen heterogen ist. Die

Auseinandersetzung mit Bedürfnissen erfüllt in unterschiedlichen Kontexten verschiedene Funktionen: sie dient der Erklärung menschlichen Handelns, der Planung politischer und gesellschaftlicher Aktivitäten, der Steuerung von Angebot und Nachfrage. Konsens scheint darüber zu bestehen, dass es »elementare, unverzichtbare Grundbedürfnisse (gibt), ohne deren Befriedigung menschliches Leben nicht möglich und der gesellschaftliche Lebensprozess intergenerativ nicht fortsetzbar ist« (Becker & Jahn, 2006: 198).

2.2 Der Bedürfnisbegriff der Pflege

Nach Holmes und Warelow (1997) gibt es zwei Gründe, warum menschliche Bedürfnisse eine wichtige Rolle für die berufliche Pflege spielen. Einerseits stehen diese im Mittelpunkt sozialstaatlicher Fürsorge, zu der die Gesundheitsversorgung und mit ihr auch die Pflege zählt. Insofern ist die Auseinandersetzung mit Bedürfnissen eine wichtige politische Aufgabe. Andererseits beeinflussen vielfältige Bedürfnistheorien die theoretische Fundierung und damit auch die praktische Ausübung von Pflege, sodass eine kritische Reflexion unabdingbar ist. Obwohl menschliche Bedürfnisse und deren Befriedigung als Determinanten professionellen Pflegehandelns betrachtet werden (Endacott, 1997; Mägi & Allander, 1981; Yura & Walsh, 1988), mangelt es an einer klaren und uneindeutigen Definition des Begriffs *Bedürfnis*, die sowohl die Pflegepraxis als auch die Theorieentwicklung der Pflege leitet. Im Folgenden wird daher der Versuch unternommen, den pflegetheoretischen Diskurs zum Bedürfnisbegriff zu skizzieren, um die theoretischen Orientierungen und die disziplinspezifische Perspektive auf den Bedürfnisbegriff zu rekonstruieren. Als erstes erfolgt daher ein Blick zurück auf die Entwicklung und inhaltliche Ausgestaltung von Pflegetheorien und ihre implizite oder explizite Thematisierung von menschlichen Bedürfnissen im Kontext professioneller Pflege. Dabei wird auch die Arbeit von Maslow skizziert, da sie die pflegetheoretischen Entwicklungen nicht unwesentlich beeinflusst hat. Daran schließt sich eine Auseinandersetzung mit dem sogenannten Pflegeprozess-Modell an, da dieses vor allem für die Pflegepraxis prominente Problemlösungsmodell unter anderem auf einer Theorie menschlicher Bedürfnisse aufbaut.

2.2.1 Pflegetheorien

Die in dieser Arbeit dargelegte Studie geht davon aus, dass Bedürfnisorientierung in der praktischen Ausübung von Pflege in Erscheinung tritt. In einer theoretischen Rahmung des Gegenstandsbereichs dient der Blick auf pflegewissenschaftliche Erkenntnisse dazu, die in Theorien zum Ausdruck gebrachten Wertvorstellungen und ihre theoretischen Vorannahmen bezüglich wesentlicher Pflegephänomene zu beleuchten. Auch wenn die hier zu besprechenden Theorien nicht vornehmlich dazu gedacht waren, praktische Handlungsanleitung für die Ausübung von Pflege bereitzustellen, so wirken einige von ihnen dennoch bis heute in die Pflegepraxis hinein. Eine kurze Skizzierung von Pflegetheorien soll daher der Orientierung dienen.

Die Entwicklung von Pflegetheorien hat vor allem in den USA im Zeitraum zwischen 1950 und 1980 stattgefunden. Die theoretische Auseinandersetzung mit dem Gegenstand von Pflege im Rahmen von Ausbildung und Management hatte deutlich gemacht, dass das Pflegehandeln und die pflegerischen Phänomene, die dieses Handeln begründeten, so komplex sind, dass sie nicht auf das biomedizinische Modell als Grundlage reduziert werden konnten. Beeinflusst von philosophischen Strömungen der damaligen Zeit und Paradigmen anderer wissenschaftlicher Disziplinen entstand eine Reihe bis heute prominenter Pflegetheorien. Viele in dieser Zeit entwickelten Pflegetheorien erheben für sich den Anspruch, Antworten auf zentrale Fragen der Pflegepraxis zu geben und als Anleitung für pflegerisches Handeln zu dienen. Sie unterscheiden sich jedoch in ihren Grundannahmen, ihren zentralen Konzepten und theoretischen Perspektiven (Meleis, 1991). Daher sind als Konsequenz daraus Kategorisierungen von Pflegetheorien entstanden, um diese durch theoretische Systematisierung voneinander abgrenzen, miteinander vergleichen und in ihrer Aussagefähigkeit und Reichweite beurteilen zu können (Kim, 1999: 11). Die Einteilung von Pflegetheorien in *Bedürfnistheorien, Interaktionstheorien und Ergebnistheorien* geht auf Meleis (1991) zurück.

Die Akademisierung der Pflege in Deutschland hat im Vergleich zu den USA eine noch recht junge Tradition. Pflegebezogene Studiengänge wurden in größerer Zahl erst seit den 1990er Jahren etabliert. Dementsprechend hat sich die Theoriediskussion in Deutschland zunächst fast ausschließlich auf amerikanische Pflegetheorien konzentriert und eine eigene Theorieentwicklung bisher nur spärlich entwickelt. Anfangs sind die amerikanischen Pflegetheorien recht interessiert und zum Teil auch unreflektiert aufgenommen worden. Von dem großen (wissenschaftlichen) Interesse zeugen unter anderem die Ausrichtung internationaler Pflegetheoriekongresse in Deutschland und die Übersetzung und Analyse zahlreicher Originalwerke. Auch in der Pflegepraxis fanden die amerikanischen Pflegetheorien Beachtung. Nicht selten wurde versucht, praktisches Pflegehandeln nach einer bestimmten Theorie auszurichten (»wir pflegen noch Orem«), also Theorien in praktische Handlungsanleitungen zu übersetzen. Dieses Theorieverständnis verkennt jedoch, »dass Theorien (mit Rücksicht auf ihre Begründungs- und Erklärungsfunktionen) ohnehin unmittelbar weder getestet noch angewandt werden können« (Remmers & Friesacher, 1997: 5).

In der pflegewissenschaftlichen Diskussion wurde bald klar, dass ein unkritischer Import amerikanischer Theorien auch »Fehlentwicklungen des pflegetheoretischen Diskurses« (Moers & Schaeffer, 2003: 61) mit übernehmen würde. Außerdem vernachlässigt eine bloße Übernahme »fremder« Theorien die kontextspezifischen Besonderheiten von professioneller Pflege in Deutschland. Daher wird für die Theoriebildung in Deutschland eine Abkehr von sogenannten Theorien großer Reichweite zugunsten von situationsbezogenen oder Theorien mittlerer oder kleiner Reichweite favorisiert (Moers & Schaeffer, 2003).

2.2.2 Pflegewissenschaftliche Bedürfnistheorien

Im Kontext dieser Arbeit sind vor allem die sogenannten Bedürfnistheorien von Interesse. Nach der Systematisierung von Meleis zählen dazu die Theorien von Henderson, Abdellah und Orem. In neueren Publikationen wird auch die Theorie von Roper et al. (1980) dazugerechnet (Brandenburg, 2004). Das Gemeinsame dieser Theorien liegt in dem Verständnis davon, was als Auslöser oder Anlass für pflegerisches Handeln angesehen werden kann. Pflege ist demnach immer dann erforderlich, wenn ein Mensch bedingt durch Krankheit oder Behinderung (vorübergehend) nicht in der Lage ist, grundlegende menschliche Bedürfnisse selbstständig zu befriedigen. Welche Bedürfnisse in diesem Kontext von Bedeutung sind, wird in den genannten Theorien jeweils unterschiedlich spezifiziert.

Die Theorie von Virginia Henderson, *Basic Principles of Nursing Care* (1960), beschreibt die besonderen Aufgaben der Pflege, die darin bestehen, gesunde oder kranke Menschen bei den Aktivitäten zu unterstützen, die diese üblicherweise selbstständig und ohne Hilfe ausführen könnten, wenn sie über die nötige Energie, Willenskraft und Kenntnis verfügen würden. Das Ziel der pflegerischen Unterstützung ist laut Henderson die schnellstmögliche Wiederherstellung der Eigenständigkeit und Unabhängigkeit des Patienten (Evers, 1997b).

In der Theorie von *Faye Glenn Abdellah et al.* (1960) ist das Konzept der 21 Pflegeprobleme von zentraler Bedeutung. Sie beschreibt in ihrem theoretischen Werk vor allem die Rolle und Aufgaben von Pflegenden. Diese beinhalten, ausgehend vom Erkennen der jeweiligen Pflegeprobleme, die Planung entsprechender Pflegeinterventionen, die der Befriedigung individueller Bedürfnisse dienen und die Patienten darin unterstützen sollen, ihre Selbstständigkeit zu bewahren und ihre gesundheitlichen Einschränkungen und Probleme zu bewältigen. Anders als die von Henderson formulierten Grundbedürfnisse sind die

Pflegeprobleme in Abdellahs Werk weniger patientenzentriert als vielmehr auf die Pflegekraft und ihre Aufgaben und Kompetenzen fokussiert. Dennoch weisen Abdellahs Pflegeprobleme große Ähnlichkeit mit den von Henderson benannten Aktivitäten auf (Fortin, 1999).

Die theoretische Arbeit von Dorothea Orem ist in ihrem umfassenden Werk *Nursing: Concepts of Practice* (1971) dargelegt. Das zentrale Konzept in Orems Theorie ist das der Selbstpflege. Damit sind alle Handlungen gemeint, die ein Mensch ausführen muss, um »Leben und Gesundheit zu erhalten, von Krankheiten oder Verletzungen zu genesen und mit ihren Auswirkungen umzugehen« (Evers, 1997a: 105). Diese Handlungen richten sich auf das Erreichen bestimmter Ziele, die Orem Selbstpflegeerfordernisse nennt. Menschen erwerben im Laufe ihres Lebens durch Lernprozesse Selbstpflegekompetenzen, die in bestimmten Situationen, z. B. im Falle von Krankheit oder Behandlung, nicht ausreichend entwickelt sind oder dem situativen Bedarf an Selbstpflege nicht genügen. Dieses Selbstpflegedefizit stellt den Anlass für professionelle Pflege dar (Evers, 1997a). Orem hat ihre Theorie als eine allgemeine Theorie der Pflege verstanden, die dazu dienen sollte, Pflegende in der Entwicklung und Bestätigung von pflegerischem Wissen zu unterstützen sowie das Lehren und Lernen der Pflege zu leiten (Orem, 1997).

Beeinflusst durch die Arbeit amerikanischer Pflegewissenschaftlerinnen, insbesondere durch die Theorie von Henderson, hat die britische Pflegewissenschaftlerin Nancy Roper, unter Mitarbeit von Winifred W. Logan und Alison J. Tierney, in den 1970er Jahren das Modell der Lebensaktivitäten entwickelt (Roper et al., 1980). Das Modell von Roper et al. hat auch die pflegetheoretischen Entwicklungen in Deutschland beeinflusst. So finden sich die Lebensaktivitäten in dem AEDL- (Aktivitäten und Existentielle Erfahrungen des Lebens) Strukturierungsmodell von Monika Krohwinkel (1993) ebenso wie in den ATL (Aktivitäten des täglichen Lebens) von Liliane Juchli (1983).

2.2.3 Der bedürfnistheoretische Hintergrund der Bedürfnistheorien der Pflege

Die Bezeichnung der genannten Theorien als Bedürfnistheorien erfolgte als nachträglicher Versuch einer Klassifizierung unterschiedlicher Denkschulen in der Theorieentwicklung. Die Pflegetheoretikerinnen selbst haben in ihren Werken meist auf eine theoretische Auseinandersetzung mit Bedürfnistheorien oder auf eine Definition des Bedürfnisbegriffs verzichtet. Doch ihr Entwurf eines pflegebedürftigen Menschen als Träger hierarchisch geordneter Bedürfnisse, der vorübergehend unfähig ist, (selbstständig) für die Befriedigung dieser Bedürfnisse zu sorgen und deshalb pflegerischer Unterstützung bedarf, geht zumindest implizit auf die bedürfnistheoretischen Arbeiten von Abraham Maslow zurück.

Die Bedürfnispyramide nach Maslow

Maslow, ein amerikanischer Psychologe (1908 – 1970), war einer der Begründer und neben Carl Rogers einer der bekanntesten Vertreter der humanistischen Psychologie. Diese psychologische Bewegung verstand Maslow als Gegenentwurf »zu dem analytisch-sezierend-atomistisch-Newtonianischen Verfahren des Behaviorismus und der Freud'schen Psychoanalyse« (Maslow, 2008: 7). Er kritisierte an diesen klassischen Psychologierichtungen vor allem »die Menschenbilder, die sie hervorbrachten« (ebda.: 7). Maslows Theorie geht von der Annahme aus, dass der Einzelne »ein integriertes, organisiertes Ganzes ist« (Maslow, 2008: 46), der nicht auf einzelne Funktionen zu reduzieren ist. Bedürfnisse betreffen demnach den ganzen Menschen und nicht nur bestimmte Einheiten wie Organfunktionen, Emotionen, Wahrnehmung usw..

Auf der Grundlage dieser Annahme entwickelte Maslow eine Bedürfnisklassifikation, in der fünf Bedürfnisstufen nach ihrer Rolle in der Persönlichkeitsentwicklung hierarchisch angeordnet werden. Die unterste Stufe bilden die physiologischen Bedürfnisse wie z.B. das Bedürfnis nach Nahrung. Auf der zweiten Stufe folgen Bedürfnisse nach Sicherheit, Stabilität, Geborgenheit und Schutz. Die nächste Stufe beschreibt Bedürfnisse nach Zugehörigkeit und Liebe, während auf der vierten Stufe die Bedürfnisse nach Achtung angesiedelt sind, zu denen die Bedürfnisse nach Stärke, Leistung und Kompetenz zählen. Auf der höchsten Stufe sieht Maslow die Bedürfnisse nach Selbstverwirklichung.

Diese sogenannte Bedürfnispyramide impliziert, dass eine Bedürfnisbefriedigung nie komplett, sondern nur stufenweise möglich ist. Außerdem folgt die Klassifizierung dem Prinzip der relativen Vormächtigkeit, was besagt, dass Bedürfnisse einer höheren Stufe erst dann handlungsbestimmend werden, wenn die Bedürfnisse der niedrigeren Stufen befriedigt worden sind (Maslow, 2008).

Die in den Bedürfnistheorien aufgelisteten Probleme/Bedürfnisse lassen sich am ehesten den Maslowschen Grundbedürfnissen zuordnen (Stufe 1 – 4). Vor allem für Abdellah und Henderson scheinen die Bedürfnisse der Selbstverwirklichung (Stufe 5) nicht in den Zuständigkeitsbereich der Pflegenden zu gehören. Lediglich Orem hat in ihren Bedürfniskatalog auch Bedürfnisse der Selbstentwicklung aufgenommen (Meleis, 1991).

Auch wenn auf die Typologie von Maslow bis heute in der Pflege (-wissenschaft), aber auch in anderen Kontexten, z.B. in der Pädagogik oder der Sozialpolitik, Bezug genommen wird, ist die Hierarchisierung von Bedürfnissen vielfach kritisiert und auch empirisch widerlegt worden. Heute wird davon ausgegangen, dass alle Bedürfnisse prinzipiell gleichwertig sind und dass sich eine Rangordnung je nach Situation und den sich daraus ergebenden »Bedürfnisspannungen« (Hondrich & Vollmer, 1983: 63) ergibt. So können Menschen z.B. durchaus ihre Sicherheitsbedürfnisse zugunsten der Befriedigung ihrer

Bedürfnisse nach Anerkennung ignorieren (Dean, 2010). Insofern erscheint es verwunderlich, dass die Übernahme des Maslowschen Ansatzes in die Bedürfnistheorien der Pflege ohne kritische Reflexion erfolgte.

Eine weitere Frage, die in den allgemeinen Theorien menschlicher Bedürfnisse kontrovers diskutiert wird, nämlich ob Bedürfnisse universell oder sozial konstruiert sind, stellte sich den Bedürfnistheoretikerinnen so nicht. Zwar unterstellt Fortin (1999) vor allem den Arbeiten von Abdellah und Henderson, dass sich darin die Vorstellung zeige, Bedürfnisse seien politisch bestimmt und würden sozial und kulturell geprägt. Allerdings lassen sich vielmehr die Motive, die die Bedürfnistheoretikerinnen angetrieben haben, als politisch motiviert betrachten. Denn mit ihren Theorien wollten sie eine Veränderung der Pflegeausbildung und -praxis herbeiführen, die sich einerseits von der Medizin und ihrem naturwissenschaftlichen Paradigma abwendet und die andererseits zu einem eigenen Wissenskorpus und Tätigkeitsbereich für die Pflege führt. Die formulierten Bedürfnisse an sich erscheinen dagegen eher universell.

2.2.4 Bedürfnistheorien und die Rolle der Pflegenden

Die Bedürfnistheorien gehen allesamt von der Frage aus: Was tun Pflegende? Die Beantwortung dieser Frage führt zur Beschreibung der Funktion einer Pflegekraft, die darin besteht, Bedürfnisse einzuschätzen und den kranken Menschen bei der Erfüllung seiner Bedürfnisse zu unterstützen.

In dieser Rolle der Pflegekraft sieht Powers (1999) Voraussetzungen erfüllt, die Pflegende zu sozialen Handlungsträgern machen. Diese Funktion legitimiert Pflegende, einen scheinbar objektiven Bedarf zu ermitteln, eine Behandlung bzw. pflegerische Intervention vorzuschreiben und das Ergebnis anhand messbarer Kriterien zu bewerten. Nach Powers wird sozialen Handlungsträgern die Verantwortung übertragen,

> »herrschende Ideologien unserer Kultur durchzusetzen (...). Eines der herrschenden Ideologeme unserer westlichen Gesellschaft ist die empirisch-analytische Wissenschaft, die männerzentriert ist und auf Macht basiert, und die den Wert der Effizienz, die Standardisierung, die Vorhersagbarkeit und die Kontrolle als Grundannahmen vertritt« (Powers, 1999: 45).

In ihrer kritischen Einschätzung kommt Powers zu dem Schluss, dass die ursprünglich mit den Bedürfnistheorien intendierte Patientenorientierung verfehlt wird. Stattdessen würde den Pflegenden Macht und Kontrolle zugestanden, gesellschaftlich akzeptierte Bedürfnisse zu befriedigen.

2.2.5 Das Pflegeprozessmodell nach Yura und Walsh

Eine ausführliche Auseinandersetzung mit Theorien menschlicher Bedürfnisse und ihrer Bedeutung für die Pflege findet sich in der Arbeit von Yura & Walsh (1988). Auf die beiden amerikanischen Pflegewissenschaftlerinnen geht die Entwicklung des Pflegeprozess-Modells zurück, dem bis heute prominentesten Problemlösungs- und Handlungsmodell der Pflege. Yura & Walsh (1988) entwerfen eine eigene Theorie menschlicher Bedürfnisse, die zusammen mit Rückgriffen auf Erkenntnisse z. B. der Systemtheorie oder von Entscheidungsfindungs-Theorien die Grundlage des Pflegeprozesses bilden. Sie definieren ein Bedürfnis als eine innere Spannung, die sich in einem zielorientierten Verhalten ausdrückt, das solange andauert, bis das angestrebte Ziel, die Bedürfnisbefriedigung, erreicht ist (Yura, 1986). Deduktiv hergeleitet aus verschiedenen Bedürfnis-Theorien, z. B. von Maslow, Alderfer, Galtung u. a., entwickeln sie ein Rahmenkonzept bestehend aus 35 Bedürfnissen, das speziell für die Ausübung von Pflege von Bedeutung sein soll. Sie gruppieren diese 35 Bedürfnisse in drei Kategorien: Überleben (survival) (n=15), Nähe (closeness) (n=10) und Freiheit (freedom) (n=10). Die Aufgabe der Pflegekraft sehen Yura und Walsh darin, auf der Grundlage der vordefinierten Bedürfnisse Patientendaten zu erheben (Assessment), die auf potentielle oder aktuelle Pflegediagnosen (Pflegeprobleme und Ressourcen) hindeuten. Pflegediagnosen werden von Yura und Walsh mit teilweise oder komplett unerfüllten Bedürfnissen gleichsetzt. Aus der Problemerfassung folgt die Formulierung eines Ziels durch die Pflegekraft, das letztlich in der Bedürfniserfüllung besteht (Pflegeziel). Es werden die Maßnahmen festgelegt, die zur Bedürfniserfüllung notwendig sind (Pflegemaßnahmenplanung), diese werden durchgeführt (Pflege) und schließlich wird die Zielerreichung am Grad der Bedürfniserfüllung gemessen (Evaluation). Dieser Regelkreis, ausgehend vom Assessment bis zur Evaluation führend, wird als das Pflegeprozess-Modell bezeichnet.

2.2.6 Kritik am Bedürfnisbegriff der Pflege

Die Bedürfnistheorien insgesamt sind vor allem wegen ihrer Defizitorientierung und ihrer überwiegenden Fokussierung auf physische Bedürfnisse bzw. weitgehenden Ausblendung psychischer Bedürfnisse kritisiert worden. Die Behandlung von Defiziten als Aufgabe von Pflegenden wird auch deshalb kritisiert, weil diese, entgegen der ursprünglichen Intention der Theoretikerinnen, das biomedizinische Modell widerspiegelt und einen reduktionistischen Blick von Pflege offenlegt (Friesacher, 2006; Powers, 1999).

Ein weiterer wesentlicher Kritikpunkt ist die mit diesen Bedürfniskonzepten ausschließlich den Professionellen zugestandene Definitionsmacht von Patientenbedürfnissen und die damit verbundene Zuschreibung von Tätigkeitsfeldern der Pflege. Powers (1999) schreibt dazu:

> »Der Prozess der Beurteilung und Erfüllung von Bedürfnissen verhindert, dass zuvor geformte Wertentscheidungen, die ohne die jeweilige Zustimmung des individuellen Patienten gefällt und ohne Diskussion durchgesetzt wurden, als solche entlarvt werden« (ebda.: 51).

In einer Kritik an der Theorie von Orem schreibt auch Remmers (2000): »Die vielfach monierte Defizitorientierung (...) erweist sich bei Lichte besehen auch als Selbstprämierung einer die Bedingungen ihres Tätigwerdens ausschließlich definierenden Profession« (ebda.: 147). Auch Meleis (1991) übte Kritik an den Bedürfnistheorien, indem sie darauf hinwies, dass die Einschätzung der Gepflegten, der Einfluss der Umgebung und die Rolle der Pflegenden-Patienten-Interaktion in diesen Theorien keine Rolle spielen.

Auch die bedürfnis-theoretische Fundierung des Pflegeprozesses ist vielfach kritisiert worden. Holmes & Warelow (1997) nennen die Festlegung der 35 Bedürfnisse willkürlich, da sie nicht begründet wird. Ebenso wenig nutzen Yura & Walsh (1988) ihre ausführliche Darlegung verschiedenster Bedürfnistheorien für eine theoretische Fundierung ihres eigenen Bedürfnisverständnisses. Vielmehr verbleiben sie bei einer Auflistung von Bedürfnissen, ohne sich in Bezug auf konzeptuelle oder philosophische Fragen nach der Bestimmung von Bedürfnissen zu positionieren. Sämtliche Bedürfnis-Theorien, auf die Yura & Walsh Bezug nehmen, schlagen eine universelle, objektive Konzeption von Bedürfnissen vor. An diesem Ansatz bemängeln Holmes und Warelow (1997) die Tendenz, Patienten-Bedürfnisse zu dekontextualisieren und Faktoren, die außerhalb der Person selbst liegen, bei der Pflegeplanung zu ignorieren. Damit würde die Pflege insgesamt »entpolitisiert« (ebda.: 464). Auch Powers (1999) kritisiert die Definition des Bedürfnisbegriffs von Yura & Walsh (1988). Die innere Spannung, »die von einer Veränderung innerhalb des Individuums herrührt« (Powers, 1999: 43), führe nicht nachweisbar auch zu einer Bedürfnisäußerung.

> »Darüber hinaus verwandelt diese Definition von Bedürfnis als innere Spannung einen sozial-sprachlichen Begriff in eine physische Entität, verortet diese in Individuen und verlangt von Krankenschwestern, sie zu identifizieren, zu benennen und zu behandeln. (...) Dieser Prozess vernachlässigt völlig die sozial-sprachliche, persönliche und interaktive Natur der Feststellung von Bedürfnissen, um eine ›Wissenschaft‹ (Hervorhebung im Original) der Bedürfnisse zu ermöglichen« (ebda.: 44).

Tatsächlich scheint eine Auseinandersetzung mit den sozialen und gesellschaftspolitischen Rahmenbedingungen, die einen wesentlichen Einfluss darauf haben, welche Bedürfnisinterpretationen etabliert werden können, weder für Yura und Walsh (1988) noch für die Bedürfnistheoretikerinnen erforderlich gewesen zu sein.

2.2.7 Zusammenfassung

Die Verwendung des Bedürfnisbegriffs in der Pflegetheorie und -praxis ist von der ausführlichen wenn auch kontroversen Auseinandersetzung vielfältiger Disziplinen mit den menschlichen Bedürfnissen relativ unberührt geblieben. Vielmehr kommt in den theoretischen Überlegungen zum Bedürfnisbegriff fast ausschließlich die Auffassung zum Vorschein, Bedürfnisse seien universell, objektiv und daher messbar und behandelbar.

Grundsätzlich erscheint ein an den Bedürfnissen von Patienten sich ausrichtendes pflegerisches Handeln unabdingbar. Allerdings sollten dabei mindestens zwei Dinge bedacht werden: (1) Bedürfnisse sind nicht einfach Fakten. Ohne eine kritische Reflexion der *philosophischen* Implikationen, die diesem Begriff zugrunde liegen, wird vor allem die normative, objektivierende und damit kontrollierende Funktion der Bedürfnisse bestärkt; (2) eine tatsächliche Orientierung von Pflegenden an den Bedürfnissen von Patienten müsste den Patienten in den Mittelpunkt stellen, müsste Pflegenden ein Verstehen von Bedürfnisäußerungen im jeweiligen Kontext der Patienten ermöglichen, auch wenn diese den objektiven Experteneinschätzungen zuwider laufen, anstatt ihnen eine Liste vordefinierter Bedürfnisse an die Hand zu geben, an denen sie sich abarbeiten können. Eine Beteiligung des Patienten an der Bedürfnisdefinition und an den zugrunde liegenden Wertentscheidungen verhindert, dass Bedürfnisse ein zweckrationales Mittel bleiben, das vor allem dazu dient, das Tätigwerden von Pflegekräften zu legitimieren. Hier setzt das Erkenntnisinteresse der Arbeit an.

2.3 Wahrnehmen und Erkennen von Patientenbedürfnissen

Wenn man davon ausgeht, dass die Bedürfnisse von Patienten der Anlass pflegerischen Handelns sind, dann stellt sich die Frage, wie diese Bedürfnisse wahrgenommen und erkannt werden können. Die dargelegten sogenannten Bedürfnistheorien der Pflege lassen sich nicht einfach in pflegerische Interaktionen operationalisieren, auch wenn das vielfach in der pflegerischen Praxis versucht wird. Theorien dienen der Beschreibung, Erklärung und Vorhersage bestimmter Phänomene und nicht der »Anwendung« in der Praxis. Zur Erhebung oder Wahrnehmung von Patientenbedürfnissen in der Praxis bedarf es also eines Verfahrens oder Prozesses, um die spezifischen Bedürfnisse eines individuellen Patienten in einer konkreten Pflegesituation zu erfassen.

Es finden sich in der pflegerischen Literatur und Praxis Ansätze der Bedürfniserfassung in Form professioneller Einschätzungen anhand standardisierter, festgelegter Kriterien. Dazu zählen unter anderem der Pflegeprozess und die Pflegediagnostik, bezogen auf größere Gruppen bzw. Gruppen von Menschen mit spezifischen Erkrankungen vor allem auch sogenannte Needs Assessments. Auf der anderen Seite werden Wahrnehmungsprozesse beschrieben, die auf der kognitiv-emotionalen Ebene stattfinden. Dazu gehören den Professionellen zugeschriebene Kompetenzen wie z. B. Intuition und Empathie.

Im Folgenden soll exemplarisch ein Überblick über Needs Assessments im Kontext der Pflege von Frauen mit Brustkrebs sowie über wahrnehmungsbezogene Konzepte gegeben werden.

2.3.1 Needs Assessments bei Frauen mit Brustkrebs

Gesundheitsbezogene Needs Assessments sind in der Regel Bedarfsanalysen. Diese zielen darauf ab, konkrete Unterstützungsmaßnahmen bzw. Gesundheitsprogramme für Bevölkerungsgruppen zu planen. Sie dienen darüber hinaus als Grundlage für die Priorisierung des Ressourceneinsatzes. Auch in der Versorgungsplanung für Frauen mit Brustkrebs werden spezifische Needs Assessments eingesetzt. Hierbei handelt es sich nicht nur um Bedarfsanalysen, sondern auch um Instrumente zur Erfassung individueller Bedürfnisse der jeweiligen Patientin.

Für die Erfassung der Bedürfnisse von Krebspatienten oder speziell auch von Frauen mit Brustkrebs existiert eine ganze Reihe von Needs Assessments. Diese Needs Assessments sind in der Regel standardisierte Fragebogen in Form von Selbsteinschätzungsinstrumenten. Ihr Nutzen wird darin gesehen, dass sie einen systematischen und unverzerrten Blick auf die Bedürfnisse der Patienten gestatten (Tamburini et al., 2000). Weiterhin ermöglichen sie das Aufdecken von unausgesprochenen Bedürfnissen, da Krebspatienten ihre Besorgnisse und Probleme häufig nicht mitteilen und vor allem psychosoziale Bedürfnisse gegenüber den Behandelnden verschweigen (Wen & Gustafson, 2004). Da unerfüllte Bedürfnisse zu Unzufriedenheit und der Beeinträchtigung von Wohlbefinden und Lebensqualität führen können, bieten Needs Assessments eine gute Grundlage für die gezielte Planung der Behandlung und Versorgung von Krebspatienten (Schmidt-Büchi et al., 2008). Allerdings scheint vor allem bei sensiblen Themen ein offenes und einfühlsames Gespräch sinnvoller zu sein als das Ankreuzen auf einem standardisierten Fragebogen (Eicher, 2010).

Auch für die Erfassung der speziellen Bedürfnisse von Frauen mit Brustkrebs existieren standardisierte Instrumente wie zum Beispiel der Supportive Care Needs Survey SCNS (Module: Breast Cancer) (Bonevski et al., 2000), der Toronto Information Needs Questionnaire - Breast Cancer TINC-BC (Harrison et al., 1999) oder die Self-Assessed Support Needs of women with breast cancer Scale SASNS (Lindop & Cannon, 2001). Diese werden zum Teil in der Forschung, aber auch in der klinischen Versorgung eingesetzt (Eicher, 2010).

Kritisiert wird an den meisten Instrumenten ihre fehlende theoretische Fundierung (Schmidt-Büchi et al., 2008; Wen & Gustafson, 2004). Ohne eine konzeptuelle Definition von Bedürfnis erscheint die Aussagefähigkeit und Vergleichbarkeit der Ergebnisse von Needs Assessments zumindest eingeschränkt.

2.3.2 Emotional-kognitive Bedürfniswahrnehmung

Erfahrene Pflegende sind häufig in der Lage, Veränderungen im Zustand eines Patienten oder spezifische Bedürfnisse zu erahnen, ohne dass der Patient explizit Symptome oder Empfindungen äußert (Morse et al., 1994). Die Kompetenz sich in den Patienten hinein zu fühlen oder unbestimmte Signale deuten zu können, wird in der pflegefachlichen Literatur mit unterschiedlichen Begriffen belegt. Morse (1994) hat die sieben am häufigsten dafür gebrauchten Begriffe einer umfassenden Konzeptanalyse unterzogen. Die von ihr untersuchten Konzepte sind: Intuition (intuition), Empathie (emotional empathy), Rückschluss (inference), Verständnis (knowing), Gegenübertragung (counter transference), Mitleiden (compathy) und Verkörperung (embodiment). Zu diesen Konzepten lässt sich eine mehr oder weniger theoretische, pflegewissenschaftliche Diskussion nachzeichnen. Vor allem die Konzepte Intuition und Empathie haben viel Aufmerksamkeit erfahren. Sie werden im Folgenden erläutert.

2.3.2.1 Intuition

Das Konzept der Intuition ist in der pflegewissenschaftlichen Auseinandersetzung keinesfalls eindeutig definiert. Ganz im Gegenteil existieren differierende Definitionen von Intuition, die einen zusammenfassenden Überblick über das Konzept und die diesbezüglichen Forschungen erschweren (Morse et al., 1994; Rew & Barrow, 2007). Die Schwierigkeit zu definieren, was Intuition genau ist, welche Charakteristika Intuition kennzeichnen oder wo der Ursprung von Intuition ist, führt häufig auch dazu, dass Intuition als eine unzuverlässige und wenig professionelle Fähigkeit angesehen wird (McCutcheon & Pincombe, 2001). Kritiker fordern daher eine empirische Überprüfung des Konzeptes vor allem mit Hilfe quantifizierender Studien (Rew & Barrow, 2007).

In einigen Arbeiten wird Intuition verstanden als eine spezielle Form des

Wissens (Green, 2012), über das Pflegende unabhängig von vernunftmäßigen Erklärungen und Begründungen verfügen (Benner & Tanner, 1987; Rew & Barrow, 2007; Scheffer & Rubenfeld, 2000). Der Prozess des intuitiven Erkennens zeichnet sich dadurch aus, dass er schwer verbalisierbar ist und sich unbewusst vollzieht (Benner & Tanner, 1987; Young, 1987). Obwohl davon ausgegangen wird, dass Intuition ein kognitiver Prozess ist, wird in den meisten Definitionen die gleichzeitige Anwesenheit von Emotionen betont (Gobet & Chassy, 2008). Einige Autoren verstehen Intuition als einen Weg der Entscheidungsfindung (Green, 2012; Rew & Barrow, 2007) in komplexen Situationen, deren Entwicklung und Ausgang unklar ist und nicht vorhergesagt werden kann (Green, 2012). Durch eine ganzheitliche Erfassung solcher Problemsituationen sind Pflegende intuitiv in der Lage, Lösungen herbeizuführen (Gobet & Chassy, 2008). Vor allem Benner et al. (1987) haben den Begriff der Intuition eng mit der Erfahrung der Pflegenden verknüpft. In ihrem Stufenkonzept zur Pflegekompetenz ist Intuition eine Fähigkeit, die vor allem Experten der Pflege zugeschrieben werden kann:

> »Mit ihrem großen Erfahrungsschatz sind Pflegeexpertinnen und -experten in der Lage, jede Situation intuitiv zu erfassen und direkt auf den Kern des Problems vorzustoßen, ohne viel Zeit mit der Betrachtung unfruchtbarer Alternativdiagnosen und -lösungen zu verlieren« (Benner, 1995: 50).

Da Intuition offenbar schwer fassbar ist, wurde in der Literatur ebenso der Frage nachgegangen, ob sie lern- und lehrbar ist. Einige Autoren sind der Ansicht, dass Intuition einen Teil menschlicher Erfahrungen ausmacht, aber diejenigen, die sie besitzen, über eine ganz besondere Gabe verfügen (Morse et al., 1994). Andere dagegen sind der Ansicht, dass Intuition unterstützt und verbessert werden (Green, 2012) oder durch Erfahrung angeeignet werden kann (Benner & Tanner, 1987). Wie aber jungen unerfahrenen Pflegekräften Intuition beigebracht werden kann, bleibt unklar. Haggerty and Grace (2008) (zitiert nach Green, 2012) konstatieren, dass Intuition »can be cultivated but not taught« (ebda.: 239).

Schließlich kann auch gefragt werden, welche Effekte intuitives Vorgehen oder Entscheiden von Pflegenden für die Patienten hat. Führt diese Fähigkeit unweigerlich zu besseren Ergebnissen für den Patienten oder zu den richtigen Lösungswegen? Tatsächlich wird in der Literatur überwiegend beschrieben oder geschlussfolgert, dass den Patienten die intuitiven Fähigkeiten der Pflegenden zugutekommen (Green, 2012; McCutcheon & Pincombe, 2001; Morse et al., 1994). Dabei wird jedoch vorausgesetzt, dass Intuition auf Erfahrung und Wissen beruht und somit die Wahrscheinlichkeit groß ist, dass keine falschen Entscheidungen getroffen werden.

Für die Pflege(-wissenschaft) scheint trotz aller begrifflichen Unschärfen unstrittig zu sein, dass Intuition »als implizites Wissen ein wesentliches Element pflegerischer Expertise darstellt« (Friesacher, 2008: 229).

2.3.2.2 Empathie

Auch das Konzept der Empathie in der Pflege ist vieldeutig. Für die deutschsprachige pflegewissenschaftliche Auseinandersetzung mit dem Empathiebegriff und die Untersuchung des Stellenwerts empathischer Kompetenzen in der Pflegepraxis hat Bischoff-Wanner (2002) in jüngster Zeit den umfangreichsten Beitrag geleistet. Im Folgenden wird daher vor allem auf diese Arbeit Bezug genommen.

Bei allen Unterschieden in Bezug auf die Definition von Empathie kann man nach Bischoff-Wanner (2002) zunächst davon ausgehen, dass Empathie »ein Weg oder Mechanismus der sozialen Kognition ist, also eine Erkenntnisfunktion hat« (ebda.: 104). Wie es jedoch gelingen kann, die Situation und Befindlichkeit eines Anderen zu erkennen, wird mit unterschiedlichen Empathiekonzepten zu erklären versucht. Bischoff-Wanner (2002) identifiziert vier Aspekte von Empathie, die in der Literatur und im Empathieverständnis verschiedener Fachdisziplinen zu finden sind: (1) die affektive Empathie, die als ein stellvertretendes Nachempfinden der Gefühle eines anderen verstanden wird, (2) die kognitive Empathie, die für eine bewusste, kognitive Perspektivübernahme steht, (3) die kommunikative Perspektive, die vor allem in der Klienten zentrierten Psychologie untersucht wird und die Kommunikation empathischen Verstehens beschreibt und schließlich (4) die motivationale Perspektive, die in der Altruismusforschung einen Stellenwert hat.

In der angloamerikanischen Pflege haben sich in den letzten 40 Jahren verschiedene Empathiebegriffe herausgebildet, auf deren Grundlage auch empirische Forschungen durchgeführt wurden. In einer ausführlichen Konzeptklärung auf der Grundlage von angloamerikanischer pflegewissenschaftlicher Literatur haben Kunyk und Olson (2001) das Konzept der Empathie offengelegt und untersucht. Sie fanden verschiedene Empathie-Konzepte vor, die scheinbar unterschiedliche Dimensionen oder Perspektiven von Empathie widerspiegeln. So findet sich Empathie in der Literatur beschrieben als eine natürliche, menschliche Gabe, die nicht erlernt werden kann oder aber als professionelle Fähigkeit, die vor allem auf erlernten Kommunikationsstrategien basiert. Daneben existieren Empathie-Konzepte, die den Beziehungs- (empathy as special relationship), den Kommunikations- (empathy as communication process) oder den Fürsorge-Aspekt (empathy as caring) betonen. Kunyk und Olson (2001) kommen zu dem Schluss, dass es in der Pflegewissenschaft derzeit noch kein ausgereiftes Konzept der Empathie gibt, da die fünf von ihnen beschriebenen

Konzeptualisierungen noch viele Unstimmigkeiten und Widersprüche aufweisen.

Auch Bischoff-Wanner (2002) kritisiert die mangelnde Klarheit des Empathiebegriffs und die ungenaue begriffliche Trennung von ähnlichen Konzepten wie zum Beispiel Mitgefühl. Sie entwickelt daraufhin eine eigene Definition von Empathie für die Pflege:

> »Empathie in der Pflege ist ein kognitiver, bewusster und willentlicher Akt der Perspektivübernahme, die sich als sozial-kognitive Fähigkeit in drei zusammenhängende Komponenten teilen lässt: wahrnehmend (Erkennen und Interpretieren von Hinweisreizen), sozial-kognitiv (Erkennen der Gedanken, Motive, Intentionen, Bedeutungen und des Verhaltens) und affektiv (Erkennen von Gefühlen)« (ebda.: 272).

Die ausdrückliche Betonung der kognitiven Aspekte in Bischoff-Wanners Definition bleibt jedoch auch nicht unumstritten. Denn die Entwertung der »Relevanz eines vorab als pflegespezifische Besonderheit charakterisierten Körperwissens« (Hülsken-Giesler, 2007: 98) verlagert die affektiven Aspekte der Empathie als nicht berufsrelevant in »die Sphäre der Privatheit« (ebda.). Somit erscheint die »empathische Erfahrung als kognitive Erkenntnis (...) letztlich tiefer in der eigenen Vorstellung vom Fremden begründet, als in der Besonderheit des Gegenüber« (ebda.: 99).

In Bezug auf mögliche Effekte eines empathischen Umgangs von Pflegekräften mit Patienten werden vor allem die daraus resultierenden pflegerischen Interventionen betont, die dazu dienen können, den Bedürfnissen der Patienten angemessen zu begegnen (Kunyk & Olson, 2001). Insofern wird Empathie eine therapeutische Funktion zugeschrieben. Bischoff-Wanner (2002) findet in zahlreichen Publikationen Hinweise auf den angenommenen Nutzen von Empathie: Verbesserung der Pflegenden-Patient-Beziehung und Individualisierung von Pflege, Förderung von Selbsterkenntnis und Wohlbefinden und Reduzierung von Angst, Schmerz und Depression.

Die Befunde machen deutlich, dass es bisher keinen spezifischen Empathie-Begriff in der Pflege gibt. Vorhandene Konzepte sind komplex und multidimensional (Mercer & Reynolds, 2002; Reynolds et al., 2000) und fokussieren mal mehr auf kognitive, mal verstärkt auf affektive Aspekte. Dennoch wird die

> »empathische Kompetenz, also die Fähigkeit, innerhalb eines beruflichen Kontextes stellvertretend die Perspektive und Gefühlswelt eines anderen Menschen nachzuvollziehen und danach zu handeln, (...) als Teil einer professionellen Berufsauffassung und Expertenpflege betrachtet (...)« (Bischoff-Wanner, 2002: 16).

2.4 Kontext Brustkrebs

In Deutschland erkranken jährlich rund 70.000 (im Jahr 2010) Frauen neu an Brustkrebs. In den letzten Jahren ist die Inzidenz, also die Anzahl der Neuerkrankungen stetig gestiegen, für das Jahr 2014 werden 75.200 Neuerkrankungen geschätzt. Brustkrebs ist mit einem Anteil von 29 % die häufigste Krebserkrankung bei Frauen in Deutschland. Das mittlere Erkrankungsalter beträgt 64 Jahre. Von den erkrankten Frauen versterben jährlich ca. 17.000 an Brustkrebs (Husmann et al., 2010). Die Mortalitätsrate ist trotz gestiegener Inzidenz in den letzten 10 Jahren unverändert geblieben. Diese Tatsache wird vor allem auf Fortschritte in der Therapie und nur in geringem Umfang auf die Einführung eines Mammografie-Screenings zur Früherkennung, also der flächendeckenden Reihenuntersuchung von Frauen im Alter zwischen 50 und 69, zurückgeführt (Becker, 2001).

Die Behandlung der betroffenen Frauen erfolgt seit einigen Jahren fast ausschließlich in sogenannten Brustzentren und umfasst eine Reihe von medizinischen, pflegerischen und psychosozialen Behandlungskonzepten. Die gängigen medizinischen Interventionen umfassen neben operativen Verfahren wie der teilweisen oder kompletten Brustentfernung oder dem Brustwiederaufbau auch Pharmakotherapie, z. B. Chemo- oder Hormontherapie und Radiotherapie, also die Bestrahlung der betroffenen Areale. Häufig besteht die Behandlung aus einer individuell auf die spezifische Erkrankungssituation, wie z. B. Tumorgröße, histologische Besonderheiten des Tumors, Ausbreitung und evtl. Vorhandensein von lokalen oder Fern-Metastasen usw., zugeschnittene Kombination verschiedener Interventionen. Die Behandlung kann sich deshalb über einen längeren Zeitraum, meist mehrere Monate, erstrecken. Üblicherweise werden lediglich die operativen Eingriffe im stationären Setting durchgeführt, die anderen Therapieschritte erfolgen in der Regel ambulant. Weiterhin gehört zum Therapieregime die psychosoziale Unterstützung der betroffenen Frauen, die sowohl von Gesundheitsprofessionellen, d. h. Psychoonkologen, Sozialarbeiterinnen und Pflegenden als auch und oft in erster Linie von den Angehörigen geleistet wird.

Für die betroffenen Frauen resultieren sowohl aus der Diagnose, die häufig wie ein Todesurteil empfunden wird, als auch aus den zum Teil erheblich beeinträchtigenden Behandlungen und ihren Folgen, vielfältige Belastungen und Krisen. Neben körperlichen Störungen wie Übelkeit und Erbrechen oder Fatigue können auch psychische Begleiterscheinungen wie Angst und Depression auftreten. Der Verlust bzw. die operative Veränderung der Brust, der mit einer Chemotherapie einhergehende Haarausfall und therapiebedingte Veränderungen des sexuellen Erlebens führen nicht selten zu Störungen des Selbst- und Körperbildes (Marquard, 2008).

Der hier dargelegte und für die Studie mitbestimmende Kontext stellt einen spezialisierten Bereich pflegerischer Arbeit dar. Zwar orientiert sich die pflegerische Versorgung vorrangig an der Bedeutung, die die akute Erkrankung für die alltägliche Lebensgestaltung hat und ist somit phänomen- und nicht krankheitsspezifisch. Dennoch sind mit der Betreuung und Begleitung von Frauen mit Brustkrebs spezifische Anforderungen an das Pflegepersonal verbunden, die sich von anderen Bereichen akutpflegerischer Arbeit unterscheiden mögen. Bei der Bewertung der Ergebnisse der Studie insbesondere in Bezug auf ihre Aussagefähigkeit und mögliche Übertragbarkeit auf andere pflegerische Aufgabenfelder sind diese Rahmenbedingungen also zu berücksichtigen.

2.4.1 Literaturübersicht

Die Bedürfnisse von Brustkrebspatientinnen sind gut erforscht. Diesbezügliche Studien fokussieren vor allem auf die Erfassung spezifischer Bedürfnisse oder auf die Untersuchung unbefriedigter Bedürfnisse (unmet needs). Ein weiterer Schwerpunkt im Kontext der pflegerischen Versorgung stellt die Erfassung von Unterschieden zwischen der Bedürfniseinschätzung der betroffenen Frauen und der Fremdeinschätzung durch Pflegekräfte dar. Im Folgenden wird ein kurzer Überblick über den Forschungsstand gegeben.

2.4.1.1 Bedürfnisse

Die Bedürfnisse der betroffenen Frauen beziehen sich überwiegend darauf, mit den Einschränkungen, Konsequenzen und Veränderungen, die die Erkrankung und ihre Behandlung mit sich bringen, umzugehen und negative Auswirkungen auf die Lebensqualität und das Wohlbefinden zu vermeiden oder zu bewältigen. Die in Studien ermittelten Bedürfnisse von Frauen mit Brustkrebs werden häufig den Kategorien: Informationsbedürfnisse, emotionale/psychosoziale Bedürfnisse und Unterstützungsbedürfnisse bei der Alltagsbewältigung zugeordnet. Die Informationsbedürfnisse umspannen ein breites Spektrum an Themen. Die betroffenen Frauen benötigen Informationen zur Behandlung und deren Nebenwirkungen, zur Prognose und Lebenserwartung, zu möglichen Risiken von Familienmitgliedern ebenfalls an Krebs zu erkranken, sowie zu Selbsthilfegruppen oder alternativen Behandlungsmethoden (Schmidt-Büchi et al., 2008). Darüber hinaus sind Informationen zum Brustaufbau sowie möglichen körperlichen Einschränkungen von Bedeutung (Lindop & Cannon, 2001). Zu den emotionalen Bedürfnissen zählt unter anderem der Wunsch nach einer klaren Kommunikation mit Professionellen, das Bedürfnis nach dem Aufrechterhalten von Unabhängigkeit und Kontrolle sowie nach dem Austausch von Erfahrungen mit ebenfalls Betroffenen (Lindop & Cannon, 2001). Die alltagspraktischen Unterstützungsbedürfnisse umfassen die Hilfe bei finanziellen, berufsbedingten oder Transportproblemen (Boman et al., 1997; Chantler et al., 2005).

Die Erfassung von spezifischen Bedürfnissen von Frauen mit Brustkrebs wird zum Teil auch im Kontext von a) unterschiedlichen Krankheitsstadien oder -verläufen, b) im Kontext unterschiedlicher Behandlungsmethoden oder ihrer Nebenwirkungen oder c) in Bezug auf bestimmte Patientinnenpopulationen untersucht. So sind zum Beispiel kurz nach dem Feststellen der Erkrankung Informationen bezüglich der Diagnose, Prognose und den Effekten der Operation und Chemotherapie wichtig, während im späteren Verlauf der Erkrankung Informationen zu Hormontherapie, Bestrahlung und gesundem Lebenswandel als Überlebende vorrangig sind (Chantler et al., 2005). Jüngere Patientinnen äußern vermehrt den Wunsch nach Informationen (Kahán et al., 2006; Lindop & Cannon, 2001) vor allem zu Fragen der Sexualität, Fortpflanzung und Verhütung (Thewes et al., 2004) sowie der beruflichen Weiterentwicklung und damit verbundener finanzieller Konsequenzen (Thewes et al., 2004). Die Informationsbedürfnisse der Frauen beziehen sich im Wesentlichen auf die spezifischen Nebenwirkungen der Behandlung wie z. B. kognitive Störungen oder Infertilität nach Chemotherapie (Kirkman et al., 2013; Landmark et al., 2008; Munir et al., 2011) oder Hautveränderungen nach Radiotherapie (Halkett et al., 2009). Auch kulturelle Faktoren oder das Vorhandensein sozialer Unterstützung beeinflussen die Bedürfnislagen der Frauen (Vivar & McQueen, 2005). Insgesamt zeigen diese Forschungen, dass die Bedürfnisse der betroffenen Frauen sehr individuell und variabel sind und multifaktoriell beeinflusst werden.

In einer eigenen Studie zu den Unterstützungsbedürfnissen von Frauen mit Brustkrebs während der Phase der stationären Primärtherapie sind vor allem Bedürfnisse hinsichtlich einer fachlich korrekten Versorgung, zum Beispiel im Bereich des Schmerzmanagements, Wünsche nach einer kontinuierlichen und verlässlichen Begleitung, nach einer bedürfnisgerechten Kommunikation, die durch Aufrichtigkeit und Zugewandtheit gekennzeichnet ist sowie nach emotionaler Unterstützung und Fürsorglichkeit ermittelt worden (Pinkert et al., 2008).

2.4.1.2 Unbefriedigte Bedürfnisse

Das Messen von unbefriedigten Bedürfnissen wird häufig als eine Möglichkeit gesehen, neben der Erhebung von Lebensqualität oder Zufriedenheit die Qualität der onkologischen Versorgung zu erfassen, bzw. Hinweise für die Entwicklung und Priorisierung von gezielten Interventionen zu erhalten (Sanson-Fisher et al., 2000). Unbefriedigte Bedürfnisse werden entweder als Probleme erfasst, die durch die gegebenen Unterstützungsleistungen nicht gelöst wurden oder als Service- oder Dienstleistung, die nicht zur Verfügung standen (von Heymann-Horan et al., 2013). Die in Studien errechneten Prävalenzraten dieser unbefriedigten Bedürfnisse weisen eine große Spannbreite auf. Es lässt sich aber schlussfolgern, dass fast die Hälfte der Patientinnen Bedürfnisse angeben, die nicht befriedigt wurden (Akechi et al., 2011; Lam et al., 2011; McGarry et al., 2013; Park & Hwang, 2012; von Heymann-Horan et al., 2013). Für Frauen mit Brustkrebs zählen zu den unbefriedigten Bedürfnissen vor allem Informationsbedürfnisse (Heyman-Horan et al., 2013; Lam et al., 2011; Park & Hwang, 2002), gefolgt von psychosozialen (Aranda et al., 2005; Lam et al., 2011) und alltagspraktischen Unterstützungsbedürfnissen (Lam et al., 2011). Auch bei dem Versuch, unbefriedigte Bedürfnisse zum Beispiel nach Alter oder Krankheitsstadium zu spezifizieren, zeigte sich, dass diesbezügliche Studienergebnisse uneindeutig sind und auf eine große Variabilität und Kontextabhängigkeit der unbefriedigten Bedürfnisse hinweisen (von Heymann-Horan et al., 2013).

Neben der Einschätzung, dass unbefriedigte Bedürfnisse auf unzureichende Unterstützungsangebote hinweisen, zeigte sich in Studien auch, dass sie mit negativen Auswirkungen auf die Lebensqualität oder das Wohlbefinden der Patientinnen assoziiert sein können. Gut informierte Patientinnen zeigen zum Beispiel eine höhere Lebensqualität und weniger Angst und Depressionen, als Patientinnen mit weniger befriedigten Bedürfnissen (Akechi et al., 2011; Husson et al., 2011).

2.4.1.3 Bedürfnisse in Fremd- und Selbsteinschätzung

Die Gegenüberstellung von Selbsteinschätzungen der betroffenen Frauen und Fremdeinschätzungen durch Pflegende in Bezug auf die Bedürfnisse wird ebenso in einigen Studien fokussiert. Hierbei zeigt sich überwiegend, dass es Diskrepanzen zwischen diesen Einschätzungen gibt.

Als Gründe für das Nichterkennen von Bedürfnissen werden zum Beispiel Kommunikationsprobleme vermutet (Beatty et al., 2008; Nakaguchi et al., 2013). Während Pflegende eher davon ausgehen, dass Patientinnen ihre Wünsche und Bedürfnisse äußern, erwarten die Patientinnen, dass die Pflegenden diese Bedürfnisse von sich aus erkennen. Ein weiterer Grund wird darin gesehen, dass Pflegende die Bedürfnisse, deren Befriedigung sie nicht ermöglichen können, auch nicht gezielt erheben (Beatty et al., 2008). Weiterhin wird angenommen, dass bei der Wahrnehmung von Patientinnen-Bedürfnissen durch Pflegende deren eigene Relevanzsetzungen mehr im Vordergrund stehen als die Bedürfnisse der Patientinnen (Lei et al., 2011).

2.4.2 Zusammenfassung und Fazit

In der pflegerischen Versorgung spielen die Bedürfnisse von Patienten eine zentrale Rolle, da sie Anlass und Ausgangspunkt pflegerischen Handelns sind. Im Kontext dieser Arbeit wird davon ausgegangen, dass über elementare Grundbedürfnisse hinaus, die allen Menschen gemein sind, auch Bedürfnisse existieren, die zeitlich und kulturell geprägt, veränderbar und individuell verschieden sind. Ebenso wird vorausgesetzt, dass es interpretativ konstruierte Bedürfnisse gibt, die auf der Grundlage von Expertenurteilen definiert werden. Diesen normativen Bedürfnissen können soziale Normen und Annahmen innewohnen, die nicht explizit zum Ausdruck kommen.

Pflegetheoretische Arbeiten zu den menschlichen Bedürfnissen, wie zum Beispiel die sogenannten Bedürfnistheorien beeinflussen sowohl die theoretische Fundierung als auch die praktische Ausübung von Pflege. Dabei katalogisieren Pflegetheorien nicht nur Bedürfnisse von Patienten, sondern leiten aus diesen Bedürfnissen auch pflegerische Aufgaben ab, die der Erfüllung der Bedürfnisse dienen sollen. Der Bedürfnisbegriff der Pflege ist mehrfach kritisiert worden, da er einerseits lediglich auf physische Bedürfnisse fokussiert und andererseits ausschließlich den Pflegenden die Definitionsmacht zugesteht. Insofern vernachlässigen Pflegetheorien den Umstand, dass Bedürfnisse interaktiv festgestellt werden, das heißt, dass Patienten an der Bedürfnisdefinition und den zugrunde liegenden Wertentscheidungen beteiligt sind. Insgesamt sagen die Pflegetheorien wenig darüber aus, wie die spezifischen Bedürfnisse von Patienten wahrgenommen und erkannt werden können.

Wenn Pflegende für die Planung und Durchführung von pflegerischen Interventionen zur Bedürfnisbefriedigung zuständig sein sollen, müssen sie jedoch über Kompetenzen des Wahrnehmens und Erkennens von Bedürfnissen verfügen. Die Nutzung von standardisierten Instrumenten, die wiederum auf vordefinierten Bedürfnissen beruhen, ist dabei nur eine Möglichkeit. Darüber hinaus benötigen Pflegende Fähigkeiten, um sich in ihr konkretes Gegenüber einzufühlen und die individuellen Bedürfnisäußerungen einer Patientin verstehen und deuten zu können. Empathie und Intuition als kognitiv-affektive Erkenntniswege werden in diesem Zusammenhang einerseits als wesentliche Elemente pflegerischer Expertise betont, andererseits aber auch als schwer fassbare, unbewusste und damit wenig professionelle Fähigkeiten betrachtet.

Forschungen zu den Bedürfnissen von Frauen mit Brustkrebs legen den Schluss nahe, dass deren Bedürfnisse individuell, variabel und von äußeren Einflüssen, wie Krankheitsverlauf, soziale Unterstützung, Nebenwirkungen der Therapie und vieles mehr, abhängig sind. Darüber hinaus machen die Studien deutlich, dass viele Bedürfnisse der betroffenen Frauen unbefriedigt bleiben. Eine mögliche Ursache für das Nicht-Wahrnehmen von Bedürfnissen oder für zu

Tage tretende Diskrepanzen zwischen der Bedürfniswahrnehmung der Patientinnen und der Pflegenden wird in Kommunikationsproblemen sowie in fehlendem Wissen der Pflegenden hinsichtlich möglicher Probleme und Bedürfnisse von Brustkrebspatientinnen gesehen. Unbefriedigte Bedürfnisse führen zu negativen Auswirkungen auf das Wohlbefinden und die Lebensqualität der Patientinnen und können somit als ein Indikator für ungenügende Pflegequalität gelten.

Die theoretische Auseinandersetzung mit unterschiedlichen Bedürfnistheorien, Wahrnehmungswegen und konkreten Patientinnenbedürfnissen wirft Fragen danach auf, wie in ganz konkreten Interaktionen zwischen Brustkrebspatientinnen und Pflegenden die Bedürfnisse der Patientinnen zum Ausdruck kommen und wie Pflegende diese wahrnehmen, erkennen und einschätzen. Diesen Fragen wird in der empirischen Untersuchung nachgegangen.

3. Methodologie und Forschungsprozess

In diesem Kapitel wird zunächst die Forschungsperspektive dargelegt und die Grounded Theory als Methodologie und Methode vorgestellt und ihre Auswahl begründet. Daran folgt die detaillierte Beschreibung des Forschungsprozesses.

3.1 Forschungsperspektive

Die in dieser Arbeit eingenommene Forschungsperspektive ist geprägt von interaktionistisch, verstehend-interpretativen Denkweisen. Die Grundzüge dieser erkenntnistheoretischen Position, die dem Symbolischen Interaktionismus zuzurechnen sind, sollen im Folgenden dargelegt werden.

Soziale Wirklichkeit wird verstanden als in gemeinsamer sozialer Interaktion hergestellte Wirklichkeit. Wahrnehmungsgegenstand ist keine vom Betrachter unabhängige objektive Wirklichkeit. Vielmehr wird wahrgenommenen Objekten (Ereignissen, Situationen, Personen) ein Bedeutungs- und Sinngehalt zugeschrieben, der »in vielfältigen (System-) Zusammenhängen erzeugt, von subjektiven Voraussetzungen und apriorischen Konzepten gefiltert und bestimmt« wird (Breuer, 2009: 20). Menschen handeln »Dingen gegenüber auf der Grundlage der Bedeutungen (...), die diese für sie besitzen« (Bude & Dellwing, 2013: 64).

Für die methodologische Ausrichtung dieser Arbeit bedeutet dies, dass das Erkenntnisinteresse auf das Verstehen sozialen Handelns und die Rekonstruktion von Interaktionsprozessen gerichtet ist. Die subjektive Sichtweise der handelnden Akteure, ihre Wahrnehmungen und Deutungen, Sinnzuschreibungen und Alltagstheorien stehen im Zentrum der Aufmerksamkeit. Eine so verstandene Forschungsperspektive führt konsequenterweise zur Wahl einer sogenannten qualitativen sozialwissenschaftlichen Forschungsmethode. Unter dem Oberbegriff »qualitative Forschung« werden jedoch Ansätze zusammengefasst, die sich in Bezug auf ihre theoretischen Annahmen, ihr Gegenstandsverständnis und die Methoden der Datenerhebung und -analyse durchaus voneinander unterscheiden. Dennoch lassen sich Kennzeichen und Prinzipien benennen, die ihnen gemeinsam sind. Diese sollen im Folgenden skizziert werden.

3.1.1 Qualitative Forschung

In der qualitativen Forschung ist die Grundhaltung der Forscherin von Offenheit geprägt. Diese Offenheit gilt für den gesamten Forschungsprozess und ist gekennzeichnet durch wenig strukturierte Erhebungsinstrumente, den Verzicht auf eine theoretische Vorstrukturierung des Gegenstandsbereichs und die Formulierung von zu überprüfenden Hypothesen sowie eine offene, d. h. interpretative, weitgehend induktive Analyse der Daten. Dabei ist mit Offenheit gegenüber dem Gegenstand nicht etwa eine theoretische Voraussetzungslosigkeit gemeint, also das Fehlen oder Ignorieren von Vorwissen und Vorannahmen. Vielmehr geht es darum, Vorwissen und Vorannahmen explizit zu machen, in Frage zu stellen und die Fähigkeit zu haben, Vorannahmen zu revidieren und über Bekanntes hinaus zu schauen, um Neues zu entdecken.

Das Forschungsinteresse richtet sich häufig auf das *Alltagsgeschehen* und das Alltagswissen der Untersuchungspartner. Ihre Deutungen und ihre reflexiven Fähigkeiten werden ernst genommen. Ziel ist das Verstehen und Erklären der internen Logik ihrer Handlungen, ihrer Erfahrungen und der Bedeutungen, die sie diesen Erfahrungen beimessen (Flick et al., 2000; Lettau & Breuer, 2009). Dabei spielt der *Kontext* des Gegenstandes eine wichtige Rolle. Dieser wird nicht als Störvariable verstanden, vielmehr werden die Daten in ihrem natürlichen Kontext erhoben und im Kontext ihrer Entstehung, möglicherweise auch im Kontext der Biografie des Untersuchungspartners, analysiert. Das Erkenntnisinteresse ist dabei vor allem auf den Einzelfall konzentriert. Phänomene werden in ihrer Vielfältigkeit und in ihrem Facettenreichtum erfasst und verstanden. Verallgemeinernde oder zusammenfassende Vergleiche oder Gegenüberstellungen von Fällen/Phänomenen erfolgen allenfalls in einem zweiten Schritt. Das Datenmaterial bilden häufig Texte wie zum Beispiel Feld- oder Beobachtungsnotizen oder Interviewtranskripte (Flick et al., 2000).

Ebenso wichtig ist die Person der Forscherin. Sie ist selbst an der Herstellung der Untersuchungssituation beteiligt, ist als Person mit ihren sozialen, kulturellen biografischen usw. Merkmalen leibhaftig anwesend und kann ihre Wirkung auf die Untersuchungspartner nicht neutralisieren. Ebenso wenig bleibt sie unbeeinflusst von den Äußerungen und Verhaltensweisen der Untersuchungspartner. Gleiches gilt für das Untersuchungsobjekt. Das untersuchte Phänomen

> »ist nicht etwas, das *nur außerhalb* der Forscherin liegt, sondern etwas, das in sie gleichsam hineinreicht, nämlich durch die Gefühle (Erlebnisse) und körperlichen Reaktionen, die die Forscherin qua ihres Personseins hat und die in ihr ausgelöst werden« (Muckel, 1996:67).

Die Subjektivität der Forscherin ist im Verständnis der qualitativen Forschung kein Fehler, den es zu beheben, zu kontrollieren oder zu minimieren gilt. Vielmehr stellt die (Selbst-)Reflexion der Forscherin über ihre eigene Beteiligung und ihre Interaktion mit dem Untersuchungsfeld bzw. den Untersuchungspartnern eine unverzichtbare Erkenntnisquelle dar (Breuer, 2003). Das Ziel der qualitativen Forschung ist die Entdeckung von Neuem und die Vermehrung von Wissen. Daher steht am Ende der Forschungsbemühungen häufig ein Beitrag zur Theoriebildung.

Für die vorliegende Studie ist die Grounded Theory Methodologie gewählt worden, da ihre theoretischen Annahmen dem Erkenntnisinteresse der vorliegenden Arbeit einen passenden theoretischen Rahmen geben. Außerdem bietet ihr Auswertungsprozedere einerseits eine Struktur, die den Analyseprozess nachvollziehbar macht und andererseits genügend Offenheit, von dieser Struktur begründet abzuweichen. Diese Voraussetzungen kamen auch den begrenzten Kenntnissen der Forscherin in der praktischen Anwendung dieses Codierverfahrens entgegen.

3.1.2 Die Grounded Theory Methodologie (GTM)

Die Arbeit an der Entwicklung der Grounded Theory als Forschungsstil begann in den frühen 1960er Jahren, als die amerikanischen Soziologen Barney Glaser und Anselm Strauss Studien zum Thema Sterben und Tod in Krankenhäusern durchführten. Diese gemeinsame Forschungsarbeit mündete in eine Theorie: »Awareness of Dying«. In einer späteren Publikation der beiden Begründer der GTM ist dann durch nachträgliche Ausarbeitung und Reflexion der eigenen Forschungspraxis die Grounded Theory Methodologie dokumentiert worden (Mey & Mruck, 2007a).

Die beiden Begründer der Grounded Theory Methodologie entstammen unterschiedlichen wissenschaftstheoretischen Schulen. Während Glaser der von Paul Lazarsfeld geprägten »Columbia School« mit methodischem Schwerpunkt auf quantitativer Forschung entstammt, war Strauss Schüler von Blumer und daher wissenschaftstheoretisch im Symbolischen Interaktionismus in der Tradition der Chicagoer Schule beheimatet (Mey & Mruck, 2007a). Dennoch verband beide die Kritik an der damaligen Vorherrschaft quantitativer, »an den Kriterien ›objektiver‹ (Hervorhebung im Original) Wissenschaften orientierten

Sozialforschung« (Strübing, 2004: 65) sowie an einer aus ihrer Perspektive eher bescheidenen, weil explorativ-deskriptiven, und methodologisch unzureichenden qualitativen Forschung (Mey & Mruck, 2007a: 12). Glaser und Strauss beabsichtigten die Entwicklung einer Methode, die durch solide Datenanalyse und Theorieentwicklung zu ebenso beachtenswerten Ergebnissen kommen sollte wie die üblichen statistisch-quantitativen Methoden (Bryant & Charmaz, 2007: 33). Sie begründeten einen Forschungsstil, der die »Formulierung erklärend-verstehender Theorien des erforschten Gegenstandsbereichs zum Ziel« (Strübing, 2004: 49) hat. Mittlerweile gehört die GTM zum Grundbestand qualitativer Sozialforschung.

3.1.2.1 Theoretische Sensibilität

Zum Umgang mit theoretischem Vorwissen gibt es in den methodologisch orientierten Werken zur GTM zum Teil widersprüchliche Äußerungen. Während einerseits postuliert wird, dass die Kategorien aus den Daten »emergieren« sollen, d. h. dass sie nicht von bereits bestehenden Theorien oder Literatur zum Gegenstandsbereich »kontaminiert« werden sollen (Glaser & Strauss 1998 zitiert nach Strübing, 2004: 56), wird andererseits jedoch darauf verwiesen, dass die berufliche oder persönliche Erfahrung des Forschers, die Kenntnis der Fachliteratur und vorgängiger Theorien die Fähigkeit des Forschers erhöht, analytischen Tiefgang und eine theoretische Sensibilität für das Entdecken von relevanten Konzepten zu entwickeln (Strauss & Corbin, 1996).

Aus epistemologischer Sicht ist eine völlig voraussetzungslose, von dem Einfluss jeglicher Theorie und Erfahrung unberührte (der Forscher als tabula rasa) empirische Beobachtung nicht möglich (Kelle, 2007). Auf dieser Erkenntnis beruht auch die von Strauss und Strauss/Corbin formulierte, explizit positive Bewertung von Vorwissen. Sie schlagen folgende Strategien vor, die den Forscher davor schützen sollen, bereits bestehende Kategorien an das Datenmaterial heranzutragen: (a) regelmäßiges Zurücktreten von den Daten, (b) beständige Skepsis gegenüber allen theoretischen Erklärungen und (c) Befolgen der Forschungsverfahren und -regeln (Strauss & Corbin, 1996).

3.2 Der Forschungsprozess

Forschungsmethoden dienen zum einen einer regelgeleiteten Erhebung und Auswertung von Daten und zum anderen der Transparenz des Analyseprozesses und der Nachvollziehbarkeit von Ergebnissen. Dennoch ist das strikte Anwenden von Methoden selten möglich und sinnvoll. Erhebungs- und Analysemethoden müssen gelegentlich modifiziert werden, um sie dem Untersuchungsgegenstand oder dem Forschungsfeld anzugleichen, denn »Methodenanwendung ist insbesondere für qualitativ-empirische Forschungsarbeiten auch immer Methodenentwicklung« (Bargfrede et al., 2009: 51). Um eventuelle Modifikationen offenzulegen, wird im Nachfolgenden neben der Darstellung der jeweiligen forschungstheoretischen Grundlagen auch der Forschungsprozess, wie er sich für die vorliegende Untersuchung gestaltet hat, dokumentiert und begründet.

3.2.1 Datenerhebung

Entgegen der sonst üblichen Vorgehensweise im Forschungsprozess, die aus einer sequenziellen Abfolge von Planung, Datenerhebung, Datenanalyse und Theoriebildung besteht, folgt die GTM einer völlig anderen Forschungslogik: Datenerhebung und Datenanalyse folgen einander in ständigem Wechsel. Bereits nach der ersten Datenerhebung, z. B. nach dem ersten Interview, beginnt die Analyse und Theoriebildung. Diese wiederum steuert die Auswahl weiterer zu erhebender Daten. Dieses Vorgehen nennt man in der GTM theoretical sampling. Im Einzelnen beinhaltet dieses Vorgehen, dass Entscheidungen im Hinblick auf die Größe und Zusammensetzung der Stichprobe nicht bereits zu Beginn der Untersuchung, sondern fortlaufend im Prozess des Datensammelns und -analysierens gefällt werden. Die Auswahl der zu untersuchenden Fälle (Personen, Daten, Ereignisse) wird auf der Grundlage des jeweiligen Erkenntnisstandes und der Theorieentwicklung getroffen. Dabei sind solche Daten von Interesse, die den entstehenden Konzepten und Kategorien neue Facetten hinzufügen oder bestehende Konzeptualisierungen erweitern oder absichern können.

In der vorliegenden Studie konnte diesem Prinzip nicht durchgängig gefolgt werden. Dies war vor allem darin begründet, dass ein Teil der Daten zunächst im Rahmen eines Drittmittelprojektes, das einem anderen methodischen Ansatz folgte, relativ zügig erhoben werden musste. Im späteren Verlauf der Untersuchung wurde versucht, die Auswahl der Interviewpartnerinnen so zu gestalten, dass im Hinblick auf sich bis dahin herausbildende vorläufige Kategorien eine Kontrastierung möglich erschien. Diese Einschränkungen, die sich vor allem auf die Entdeckung von Ähnlichkeiten und Kontrasten auswirkte, wurden versucht zu kompensieren, indem für die herausgearbeiteten Merkmale und Dimensionen innerhalb des Samples nach Vergleichen gesucht wurde. Diese Vorgehensweise wird u. a. auch von Truschkat et al. (2005) als eine Möglichkeit des Sampelns vertreten: »Es geht also beim theoretischen Sampling nicht unbedingt darum, die Datenbasis zu erhöhen, sondern es können auch aus der bestehenden Datenbasis heraus Vergleiche hergestellt werden« (Truschkat et al., 2005: 15).

3.2.1.1 Auswahl eines geeigneten Erhebungsverfahrens

Der Schwerpunkt der GTM liegt auf einer speziellen Art der Analyse qualitativer Daten zum Zweck der Theoriebildung. Welche Materialien dabei als Daten dienen und wie diese gesammelt oder erhoben werden, bleibt eher unbestimmt. So können beispielsweise Interviewtranskripte, Beobachtungsprotokolle oder existierende Dokumente wie z. B. Tagebücher und Briefe Datenquellen darstellen (Strauss, 1998).

Da das Erkenntnisinteresse der vorliegenden Forschung den Perspektiven von Pflegenden auf ihr berufliches Handeln galt, wurde ein Erhebungsverfahren gewählt, das diesen Protagonisten zum Sprechen verhilft. Qualitative Interviews bieten die Möglichkeit, »Situationsdeutungen oder Handlungsmotive in offener Form zu erfragen, Alltagstheorien und Selbstinterpretationen differenziert und offen zu erheben« (Hopf, 2000: 350). Für die Studie sind teilstandardisierte, leitfadengestützte Interviews durchgeführt worden. Die Auswahl dieses Interviewverfahrens begründet sich damit, dass die ersten Interviews im Rahmen eines größeren Forschungsprojektes entstanden sind, das weitergehende Fragestellungen als die in dieser Arbeit verfolgten beinhaltete. Es sollte daher durch einen Leitfaden (s. Interviewleitfaden 1 im Anhang) sichergestellt werden, dass alle Themenbereiche in den Interviews auch zur Sprache kommen. Im weiteren Verlauf der Studie sind dann Interviews ausschließlich für die Dissertation erhoben worden. Auch diese Interviews folgten einem Leitfaden (s. Interviewleitfaden 2 im Anhang), der sich nun aber auf die vorläufigen Kategorien, die aus der Analyse der ersten Interviews gewonnen wurden, stützte.

3.2.1.2 Das Feld

Die in dieser Studie befragten Pflegenden arbeiteten und handelten in einem spezifischen Kontext, der die äußeren Rahmenbedingungen der Untersuchung mit bestimmt hat: 1. das Setting Krankenhaus und 2. die spezifische Versorgungseinheit »Brustzentrum«.

Krankenhaus

Die Kernleistungen der Institution Krankenhaus bestehen aus der Diagnostik, Therapie und Pflege von kranken Menschen. Die Organisation der Arbeit erfolgt vorrangig in den drei Säulen Medizin, Pflege und Verwaltung. »Takt- und Strukturgeber des Krankenhauses ist im Wesentlichen die Medizin. Nach ihren fachlichen Untergliederungen ist das Haus diversifiziert (…)« (Stratmeyer, 2002: 116). Deutlich zu erkennen ist dieser Umstand aktuell daran, dass die in den letzten Jahren zunehmend zu verzeichnende Spezialisierung in der Medizin zu einer starken Zergliederung innerhalb einzelner Fachabteilungen, wie zum Beispiel der Inneren Medizin, der Chirurgie usw., geführt hat. So ist ein Chirurg heutzutage auf die operative Behandlung weniger Organe oder nur eines Organs spezialisiert. Die Organisation der medizinischen Fachabteilungen eines Krankenhauses hat sich diesen Gegebenheiten angepasst, indem disziplinübergreifend sogenannte Organzentren gebildet wurden. In diesen Organzentren behandeln die jeweiligen Spezialisten sämtlicher Fachabteilungen Patienten mit bestimmten Organerkrankungen, z. B. des Darms oder der Brust. Aus Gründen der Qualitätssicherung wurden an das Versorgungskonzept der Organzentren auch Anforderungen bezüglich der Fachexpertise der dort tätigen Gesundheitsprofessionellen, insbesondere der Mediziner und Pflegenden, der Mindestanzahl der operativen Eingriffe oder der Teilnahme an klinischen Studien geknüpft.

Brustzentrum

Die pflegerische Betreuung von Patienten, die von ihrem Selbstverständnis her an pflegerischen Phänomenen und nicht an medizinischen Diagnosen orientiert ist, hat sich zwangsläufig dieser Ausrichtung angepasst. In einem Brustzentrum arbeiten also Pflegende, die ausschließlich Patientinnen mit einer Brusterkrankung betreuen. Diese Konzentration auf eine Patientinnengruppe hat den Wunsch oder den Bedarf an spezialisierter Qualifikation auch bei den Pflegenden hervorgerufen. Es haben sich mittlerweile einige Weiterbildungsangebote für Pflegende etabliert, die eine Qualifizierung von Pflegenden zu Pflegeexpertinnen für Brusterkrankungen, den sogenannten Breast Care Nurses, nach meist britischem Vorbild anbieten. Ziel und Inhalt dieser Weiterbildung ist unter anderem die Beratung und Begleitung von brustkrebskranken Frauen und ihren Familien, die Vernetzung von Hilfsangeboten, die Erfassung von psychosozialem Unterstützungsbedarf und die Durchführung von Fallbesprechungen (Gerlach & Wiedemann, 2010). Breast Care Nurses sind Expertinnen,

> »die emotionale, körperliche und psychosoziale Bedürfnisse betroffener Frauen gekonnt einschätzen und erkennen, sie verständlich informieren, auf Befindlichkeiten eingehen, Bedürfnisse befriedigen und (…) es Betroffenen mit gezielten Pflegeinterventionen erleichtern, sich an die mit der Erkrankung verbundenen Veränderungen und Beeinträchtigungen anzupassen« (Eicher & Marquard, 2008: Buchrücken).

3.2.1.3 Zugang zum Feld

Die Interviewpartnerinnen arbeiteten als Pflegende in insgesamt vier nordwestdeutschen Kliniken. Die Kontaktaufnahme mit den Kliniken erfolgte einerseits über den Projektleiter des universitären Forschungsprojektes. Primäre

Ansprechpersonen waren die Pflegedienstleitungen der jeweiligen Einrichtungen. Sie gaben ihre Zustimmung zur Teilnahme an dem Projekt, was für die ersten drei Kliniken auch bedeutete, im Rahmen des Uni-Projektes bei der Auswahl von Patientinnen als Interviewpartnerinnen mitzuwirken. In den am Uni-Projekt beteiligten Kliniken mussten auch die Chefärzte der jeweiligen Abteilungen einbezogen und um Zustimmung gebeten werden, da im weiteren Verlauf auch Patientinnen in die Untersuchung einbezogen wurden.

Im Rahmen der vorliegenden Untersuchung wurden später Interviewdaten auch außerhalb des Uni-Projektes erhoben. Hier erfolgte der Zugang zum Feld über den Kontakt zu einer Studienkollegin, die in einem Brustzentrum arbeitete. Sie erfragte die Bereitschaft und Motivation der Pflegenden, als Interviewpartnerinnen zur Verfügung zu stehen. Da diese gegeben war, wurde die Pflegedirektorin der Klinik schriftlich um Erlaubnis gebeten, die Interviews durchzuführen. Neben dem Führen von Interviews wurde auch die Zustimmung zu einer mehrtägigen Hospitation auf der Station gegeben. Dies diente der Forscherin zur Sensibilisierung für das spezifische Forschungsfeld Brustzentrum.

Insgesamt war der Weg ins Feld unproblematisch und weitgehend widerstandsfrei. Das mag im ersten Fall daran gelegen haben, dass die Pflegedirektorinnen einer Zusammenarbeit mit der Universität in einem Forschungsprojekt gegenüber grundsätzlich positiv eingestellt waren. Im zweiten Fall war vermutlich der Zugang über einen Gatekeeper ausschlaggebend.

3.2.1.4 Die Interviews

Im Rahmen der Studie sind insgesamt 16 Interviews mit Pflegenden aus vier Krankenhäusern in Nord-West-Deutschland durchgeführt worden. Die ersten zwölf Interviews fanden 2005 statt, die restlichen vier Interviews Anfang 2007. Die ersten Interviews sind im Rahmen eines Forschungsprojektes von zwei wissenschaftlichen Mitarbeiterinnen zu gleichen Teilen, alle über das universitäre Forschungsprojekt hinausgehenden Interviews von einer Person durchgeführt worden.

3.2.1.5 Das Sample

Samplingstrategien folgen dem Prinzip der Eignung und der Angemessenheit (Morse, 1995). Eignung bezieht sich auf die Auswahl der Teilnehmer. Diese sollen Wissen und Erfahrung in Bezug auf das zu untersuchende Phänomen haben, über die Fähigkeit verfügen, zu reflektieren und sich zu artikulieren, sowie die Bereitschaft besitzen, an der Untersuchung teilzunehmen.

Für die vorliegende Studie wurden zusätzlich folgende Einschlusskriterien festgelegt: (1) eine dreijährige Ausbildung zur Gesundheits- und Krankenpflegerin, Gesundheits- und Kinderkrankenpflegerin oder Hebamme und (2) die Tätigkeit im Brustzentrum bzw. auf einer gynäkologischen Station.

Das zweite Prinzip der Angemessenheit bezieht sich auf die Menge der gesammelten Daten. Es sollten genügend Daten vorliegen, um eine dichte Beschreibung des Phänomens zu entwickeln. Üblicherweise werden solange Daten gesammelt, bis Datensättigung erreicht ist, d.h. bis von der Erhebung neuer Daten kein weiterer Erkenntnisgewinn zu erwarten ist. In der hier berichteten Studie erschienen insgesamt sechszehn Interviews ausreichend Datenmaterial darzustellen, um die zentralen Phänomene in ihren Dimensionen beschreiben zu können.

3.2.1.6 Die Interviewpartnerinnen

Die Interviewten wurden vor dem Interview über die Studie und den ungefähren Ablauf des Interviews in einem persönlichen Gespräch informiert. Sie konnten in diesem Gespräch Fragen stellen und eventuelle Unklarheiten ansprechen. Anschließend unterzeichneten beide Interviewteilnehmerinnen, Interviewte und Forscherin eine schriftliche Einverständniserklärung.

Die Interviewpartnerinnen waren im Durchschnitt 39 Jahre alt (Spannweite: 23 – 55), hatten durchschnittlich 17 Jahre Berufserfahrung (Spannweite: 3,5 – 35), davon 6,5 Jahre (Spannweite: 1 – 33) in der pflegerischen Betreuung von Brustkrebspatientinnen. Zwei Interviewteilnehmerinnen hatten eine Ausbildung zur Breast Care Nurse, eine hatte eine onkologische Fachweiterbildung absolviert. Fortbildungen zum Thema »Pflege von Brustkrebspatientinnen« hatten 6 Teilnehmerinnen besucht. Zwei Interviewpartnerinnen verfügten über eine Ausbildung zur Gesundheits- und Kinderkrankenpflegerin, die Übrigen waren Gesundheits- und Krankenpflegerinnen.

Die soziodemografischen Merkmale sowie die Angaben zur Berufsbiografie wurden von den Interviewpartnerinnen am Ende des Interviews mittels Kurzfragebogen erfragt (siehe Tabelle 1: Stichprobe).

3.2.1.7 Die Interviewsituation

Sämtliche Interviews fanden an den jeweiligen Arbeitsstätten der Interviewten statt. Für die Gespräche wurde ein separater, ruhiger Raum auf der Station oder auch außerhalb gewählt, sodass die Interviews weitgehend frei von äußeren Störungen verliefen. Da jedoch die Interviews fast ausschließlich während der Dienstzeit der Interviewpartnerinnen durchgeführt wurden, fiel es einigen von ihnen nicht leicht, für die Zeit des Interviews die »draußen« herrschende Arbeitshektik auszublenden.

Üblicherweise gestaltete sich der Gesprächsverlauf so, dass zunächst even-

Tabelle 1: Stichprobe

	KA1	KA2	KA3	KA4	KA5	KB2	KB3	KB4	KB5	KC1	KC2	KC3	KE1	KE2	KE3	KE4
Geschlecht	w	w	w	w	w	w	w	w	w	w	w	w	w	w	w	w
Alter	29	55	51	23	30	50	42	36	35	39	53	35	53	29	35	25
Berufserfahrung (Jahre)	10	35	33	4	4,5	34	10	10	14	21	33	12	24	7	14	3,5
Ausbildung	GK	GK	GK	GK	GK	GK	GK	GK	GK	GK	GK	GK	GK	GKK	GK	GKK
Weiterbildung Onkologie								X						BN	BN	
Fortbildung zum Thema	X	X	X	X	X									X		
Tätigkeit in derzeitigen Khs. (Jahre)	13	35	33	7	4,5	34	10	10	11	21	22	12	17	3,5	14	3,5
Tätigkeit mit Brustkrebspat. (Jahre)	10	20	33	4	4,5	24	10	10	4	5	8	5	17	3,5	4	1
Interviewlänge (Min)	20	~40	20	20	20	60	30	30	30	20	~40	30	68	88	70	41

GK = Gesundheits- und Krankenpflegerin, GKK = Gesundheits- und Kinderkrankenpflegerin; BN = Breast Care Nurse tuell noch offene Fragen der Interviewten von der Forscherin beantwortet wurden und ein langsames Einfinden in eine Gesprächssituation durch Alltagskonversation angebahnt wurde. Zum Teil kamen in diesen Vorgesprächen die derzeitige Arbeitssituation der Befragten zur Sprache, aber auch Anliegen und Vorgehensweise des Forschungsprojektes sowie Fragen zur Person der Forscherin, z. B. ob sie selbst schon einmal in der Pflege tätig war. Das Interview wurde dann mit einer Einstiegsfrage eröffnet (Interviewleitfaden s. Anhang). Darauf folgten zum Teil längere Erzählpassagen, die durch Nachfragen und mit Hilfe des Leitfadens im weiteren Verlauf fokussiert bzw. weiter angeregt wurden. Einige Interviewpartnerinnen hatten jedoch Schwierigkeiten, ausführliche Erzählungen zu produzieren. In diesen Fällen mussten Erzählimpulse durch häufigeres Nachfragen gegeben werden. Zum Abschluss des Interviews wurde noch einmal eine offene Frage gestellt (»Gibt es etwas, was Sie erzählen möchten, das noch gar nicht zur Sprache gekommen ist?«). Einige Interviewpartnerinnen wurden dadurch ermutigt, noch einmal einen spezifischen Aspekt ihrer Erzählungen zu betonen. Gelegentlich ergab sich ein Nachgespräch, das sich in den Inhalten nicht wesentlich von den Vorgesprächen unterschied.

Die Dauer der Interviews variierte zwischen 20 und 90 Minuten, wobei die durchschnittliche Länge 40 Minuten betraf. Alle Interviews wurden mit dem Einverständnis der Interviewten auf Tonband aufgenommen und später wortwörtlich transkribiert.

Die Gesprächsatmosphäre während der Interviews variierte. Während einige Interviewpartnerinnen sichtlich aufgeregt und nervös schienen, waren andere entspannt und erzählfreudig. Zum Teil wurden die Gründe der Nervosität im Vorgespräch, das dem eigentlichen Interview vorausging, thematisiert. Eine Interviewpartnerin hatte Bedenken, dass ihre Auskünfte nicht anonym bleiben und Vorgesetzte davon Kenntnis erhalten könnten. Andere Interviewpartnerinnen hatten Sorge, die gestellten Fragen womöglich nicht zu verstehen oder etwas Falsches zu sagen. Es kam jedoch auch vor, dass die Interviewten gerne über ihre Arbeit sprachen und sich als Expertinnen verstanden, die bereitwillig über ihr Wissen und ihre Erfahrungen berichteten. In den meisten Fällen waren sich Interviewte und Interviewerin vor dem Gespräch nicht bekannt. Auch das mag die Interviewsituation dahingehend beeinflusst haben, dass einige Gespräche sehr förmlich abliefen und die Interviewerin scheinbar in der Rolle einer externen Begutachterin gesehen wurde. Dort, wo die Interviewerin zunächst einige Tage auf der Station hospitiert hatte, wurde sie in den Interviews eher als Kollegin gesehen. Sie wurde sogleich geduzt und in der Rolle einer Interessierten wahrgenommen.

Die Rahmenbedingungen des Gesprächs und die ersten Eindrücke wurden direkt im Anschluss an das Interview in einem Postskriptum aufgeschrieben. Da davon ausgegangen und auch eindrucksvoll erlebt wurde, dass die Forscherin selbst Teil der Untersuchungssituation war, sollten durch die nachträgliche Beschreibung der Gesprächssituation Ahnungen und Zweifel, Vermutungen und Situationseinschätzungen dokumentiert werden und später zu einem besseren Verständnis einzelner Gesprächspassagen beitragen. Außerdem boten diese Aufzeichnungen Platz für eine kritische Haltung gegenüber der eigenen Beteiligung an der Gesprächssituation (Witzel, 1982).

3.2.1.8 Die teilnehmende Beobachtung

Eine als teilnehmende Beobachtung angelegte Feldphase diente der Sensibilisierung für das spezifische Forschungsfeld Brustzentrum. Die Hospitation erstreckte sich über fünf Tage, an denen die Forscherin sowohl im Frühdienst als auch im Spätdienst Pflegende auf der Station begleitet hat. Die Pflegenden der Station waren über den Zweck der Hospitation unterrichtet und stimmten bereitwillig zu, die Forscherin mitzunehmen und Fragen zu beantworten. Die Forscherin war durch eine pflegespezifische Berufskleidung, die freundlicherweise zur Verfügung gestellt wurde, für Patientinnen und Angehörige sowie die Mitarbeiter anderer Berufsgruppen als zum Team der Pflegekräfte zugehörig erkennbar. Auf diese Weise konnte sie sich relativ unbehelligt auf der Station bewegen und fiel in der Rolle als Beobachterin nicht auf. Hinzu kam, dass sie den Pflegenden dort, wo es angebracht erschien, zur Hand ging und sich in die Arbeitsabläufe einfügte. Sie half zum Beispiel mit, Patientinnen zur Operation in den Operationssaal zu bringen oder die Vitalwerte wie Blutdruck und Puls zu erheben, war bei den Dienstübergaben der Pflegenden, einer Teambesprechung und mehreren Aufnahmegesprächen mit Patientinnen anwesend, durfte bei einer diagnostischen Untersuchung (Stanzbiopsie) zusehen und hatte Zugang zu den pflegespezifischen Dokumentationen. Sie sprach mit verschiedenen Pflegekräften, mit Patientinnen, Ärzten und sonstigen Mitarbeitern des Krankenhauses. Das Beobachtungsinteresse war dabei wenig zielspezifisch, es wurde versucht, das Forschungsfeld durch »nosing around« (Heeg, 1996: 54) zu erkunden. Während der Hospitation wurden wann immer möglich zeitnah Notizen angefertigt und das Erlebte am Ende jedes Tages in ein Tagebuch eingetragen. Auf diese Weise sind Aufzeichnungen entstanden, die Eindrücke vom Arbeitsklima auf der Station, von den Belastungen der Pflegenden, der Arbeitsorganisation, der Gestaltung von Patientinnen-Pflegenden-Kontakten usw. enthalten.

Die Beobachtungen hatten eine wichtige Funktion innerhalb des Forschungsprozesses. Sie halfen, Erzählungen aus den Interviews in den spezifischen Kontext einzuordnen, sie warfen Fragen auf, denen in den nachfolgenden Interviews nachgegangen wurde und sie dienten als Möglichkeit der reflektierten Auseinandersetzung mit den eigenen Präkonzepten. Schließlich sind die

Eindrücke, die von der Erfahrung und dem beruflichen Engagement einzelner Pflegekräfte gewonnen wurden, genutzt worden, um eine in Bezug auf diese Merkmale möglichst heterogene Auswahl an Interviewpartnerinnen zu treffen.

3.2.1.9 Das Datenmaterial

In der Grounded Theory basiert die Theorieentwicklung auf der Analyse von Daten, die auf vielfältige Weise gewonnen werden können. Der Auffassung Glasers folgend (»all is data«) stellen Interviews, Beobachtungen, geschichtliche Dokumente, Fotos, Tagebücher u. a. m. Daten dar, die für die Analyse von Bedeutung sind (Breuer, 2010). In diesem Sinne stellen in der vorgelegten Studie Interviewtranskripte, Beobachtungsprotokolle, Memos und Postskripte das Datenmaterial dar, das im Laufe des Forschungsprozesses die Entwicklung eines theoretischen Modells ermöglicht hat. Dabei sind lediglich die Interviewtranskripte den Codierprozeduren der GTM unterzogen worden. Alle anderen Daten dienten der Sensibilisierung der Forscherin, der Reflexion über Eindrücke und Erlebnisse und der Dokumentation von Ideen und vorläufigen Modellen.

Für die Analyse sind die als Audioaufzeichnungen festgehaltenen Interviews vollständig transkribiert worden. Die Transkription der ersten zwölf Interviews erfolgte durch ein auf wissenschaftliche Arbeiten spezialisiertes Schreibbüro, die restlichen Interviews sind von der Forscherin selbst transkribiert worden. Alle vom Schreibbüro transkribierten Aufzeichnungen sind von der interviewenden Person Korrektur gelesen und ggf. überarbeitet worden. Es sind bei der Transkription nur solche nichtsprachlichen Äußerungen berücksichtigt worden, die für die Analyse auch von Bedeutung waren. Dabei galten folgende Transkriptionsregeln:

I:	Interviewerin
P:	(interviewte) Person
(kann?)	vermuteter Wortlaut
<u>kann</u>	Wortbetonung
(..........)	unverständlich
(lacht)	nichtsprachliche Äußerungen
-	ca. 2 Sekunden Pause
- -	ca. 5 Sekunden Pause
- - -	ca. 10 Sekunden Pause
mhm	bestätigend
hm	überlegend
eheh	verneinend

Die Interpunktion orientierte sich dabei primär an der Sprechweise und nur sekundär an der Satzstruktur: Wenn die Sprecherin eine kurze Gedankenpause machte und den Satz dann fortführte, wurde ein Komma gesetzt, bei einer längeren Gedankenpause ein Punkt. (Beispiel: »Also – das ist immer so eine Gratwanderung zwischen dem, was ich meine, was die Patienten gerne hätten. Und was sie auch anfragen teilweise. Und dem, was man wirklich sagen kann auch. Denn wenn …«).

3.2.2 Datenanalyse

Die Grundlage der Datenanalyse in der GTM bildet das so genannte Konzept-Indikator-Modell. Dieses geht von der Annahme aus, dass in den Daten konkret vorkommende Verhaltensweisen oder Ereignisse sogenannte empirische Indikatoren darstellen, die auf ein Konzept hindeuten. Die Forscherin »codiert« diese Ereignisse, indem sie ihnen einen Begriff zuordnet. Dieser Vorgang ist jedoch nicht als Zuordnen von Textstellen zu (vorher festgelegten) Kategorien zu verstehen. Vielmehr stellt Codieren einen Prozess dar, in dem die Codes in der Auseinandersetzung mit dem Text entdeckt und benannt werden. Durch den weiteren Codierprozess werden dann diese konzeptuellen Codes bzw. Indikatoren zu theoretischen Konzepten verdichtet, die durch fortwährenden Vergleich und weitere Codierarbeit in eine Kategorie münden (können). Auf diese Weise entsteht eine Reihe von Kategorien, die in zu definierenden Beziehungen zueinander stehen. Für die Bestimmung der Art dieser Beziehungen stehen verschiedene Analyseheuristiken zur Verfügung (Strauss, 1998).

Strauss und Corbin entwickelten als Analyseheuristik das sogenannte paradigmatische Modell. Es unterscheidet drei Codierschritte: *offenes*, *axiales* und *selektives* Codieren. Diese Arbeitsschritte stehen in einem hierarchischen Verhältnis zueinander, folgen aber nicht in einer festgelegten Reihenfolge aufeinander, »sie stellen vielmehr verschiedene Umgangsweisen mit textuellem Material dar« (Flick 2002: 258 f. zitiert nach Mey & Mruck 2007b:30).

3.2.2.1 Offenes Codieren

Die »Eröffnung« der Forschungsarbeit beginnt mit dem *offenen* Codieren (Strauss, 1998: 58). Hierbei werden zunächst sehr kurze Textabschnitte betrachtet (siehe Tabelle 2: Beispiel für offenes Codieren). Zu Beginn des Codiervorgangs kann es sinnvoll sein, Zeile für Zeile oder sogar Wort für Wort zu analysieren. Die Analyse wird dabei durch theoriegenerierende Fragen erleichtert: Worum geht es hier genau? Welche Personen, Akteure sind beteiligt? Welche Aspekte des Phänomens werden behandelt, welche werden ausgespart? Welche Bedeutung kommt der raum-zeitlichen Dimension zu? Welche Taktiken und Strategien werden angewendet? Welche Begründung wird gegeben oder lässt sich erschließen? Welche Konsequenzen ergeben sich oder können antizipiert werden? Für den Codiervorgang wird ebenso das Kontextwissen der Forscherin, d.h. ihr Hintergrundwissen über die untersuchten Phänomene sowie ihre Kenntnis der Fachliteratur, genutzt.

In der vorliegenden Arbeit erfolgte die Erhebung und Analyse der Daten in mehreren Schritten: als erstes wurden die Interviews innerhalb des universitären Forschungsprojektes durchgeführt. Diese wurden offen codiert. Die ersten Codierungen führten zu einer Überarbeitung des Interviewleitfadens, der nun ausschließlich auf die Bedürfniswahrnehmung fokussiert war. In einem weiteren Schritt wurden alle Interviews gelesen, um einen ersten Eindruck davon zu erhalten, welche Themen behandelt wurden. Da die im zweiten Schritt erhobenen Interviews in Bezug auf die Fragestellung ertragreicher erschienen, wurde zunächst ein Interview aus dieser Erhebungssequenz sehr genau offen codiert.

Tabelle 2: Beispiel für offenes Codieren

Interviewpassage	Code
Und das finde ich dann eigentlich sehr schade. Ich denke, gerade so in dieser Situation, wenn sie dann wirklich schon mal sich öffnen und uns sprechen möchten und dann eben, ja, keine Zeit dafür ist, ne? Ich find, das ist schon echt schwierig. Manchmal reicht es ja auch, man muss ja gar nicht sprechen, zuhören reicht ja manchmal schon. Also das merkt man dann schon, dass es denen einfach dann auch ein bisschen besser geht, wenn man dann schon wieder: Ich muss weiter. Ja, das ist immer so'n bisschen blöd, wenn man dann irgendwann so mittendrin abbrechen muss. KC3M; 19	Offenheit der Patientinnen Zuhören können Zeitmangel

Es zeigte sich schon bald, dass das Thema *Beziehungsgestaltung* eine prominente Rolle spielte. Auch wenn zu diesem Zeitpunkt noch unklar war, warum dieses Thema so im Vordergrund stand, wo doch vermeintlich nach etwas anderem, nämlich nach Bedürfnissen gefragt wurde, wurde entschieden, nun alle Interviews auf dieses Thema hin zu codieren. Fragen, die dabei an den Text gestellt wurden, waren u.a.:

- Welche Akteure sind an der Beziehungsgestaltung beteiligt, welche Rollen nehmen sie ein bzw. werden ihnen zugewiesen?
- Unter welchen Bedingungen entsteht überhaupt Beziehung?
- Welche Arten von Beziehungen gibt es?

Auf diese Weise entstand ein breit gefächertes Codesystem, das zunächst sehr unübersichtlich erschien (siehe Tabelle 3: Beispiel für Codierungen zu Beziehung).

Tabelle 3: Beispiel für Codierungen zu Beziehung

Beziehung/Zugang/PKS-Interaktion	
	Initiierung/Anlass
	keinen Zugang zur Patientin finden
	konflikthafte Beziehung
	gelungene Beziehung
	Grenzen von Beziehung

3.2.2.2 Axiales Codieren

Beim axialen Codieren werden die entwickelten Kategorien in ein allgemeines Handlungs- und Interaktionsmodell, dem *Codierparadigma*, eingeordnet. Dabei werden die Kategorien dahingehend untersucht, welcher Kontext und welche Bedingungen, Handlungen und Interaktionen, Strategien und Konsequenzen mit dem Auftreten des spezifischen Phänomens verbunden sind (Strauss & Corbin, 1996: 75; Strauss, 1998: 101). Zunächst wird für einzelne Phänomene mit Hilfe des Codierparadigmas ein Zusammenhangsmodell entwickelt. Später werden dann die Beziehungen der Phänomene zueinander in gleicher Weise erklärt. Das Ziel ist schließlich, ein möglichst dichtes Beziehungsnetz auszuarbeiten (Strübing, 2004: 28).

In der vorliegenden Arbeit wurde daher in einem nächsten Analyseschritt die vorläufige Kategorie *Beziehung* auf ihre Eigenschaften und deren Dimensionen hin untersucht. Folgendes Beispiel soll veranschaulichen, wie auf diese Weise die Codierungen an analytischer Dichte zunahmen und Voraussetzungen geschaffen wurden, um die Daten auf abstrakterer Ebene neu zusammenzufügen (siehe Abbildung 1: Eigenschaften und Dimensionen).

Dem Codierparadigma von Strauss und Corbin folgend wurden dann ursächliche Bedingungen, intervenierende Bedingungen, Strategien und Konsequenzen für das zentrale Phänomen herausgearbeitet. Da in Bezug auf die Beziehungsgestaltung die metaphorische Verwendung des Konzeptes »Weg« durch die Interviewpartnerinnen sehr prominent erschien, ist in der Analyse in Anlehnung an Schmitt (1997), der in einer Metaphernanalyse das Beziehungsgeschehen zwischen Klienten und Therapeuten analysiert hat (»Helfen ist auf den Weg bringen«), der Begriff der Beziehungskalibrierung verwendet worden.

Mit Hilfe des Codierparadigmas ist auch das Phänomen »Die Patientin kennenlernen« ausgearbeitet worden. Für die Ausdifferenzierung der Kategorie »verschiedene Rollen einnehmen« hat sich das Codierparadigma als Analyseheuristik nicht als hilfreich erwiesen, da sich ein Prozess, der Ursachen und Bedingungen, Strategien und Konsequenzen aufweist, anhand der Daten nicht rekonstruieren ließ. Inspiriert durch theoretische oder empirische Arbeiten zum Konstrukt des Selbstkonzepts (Jerusalem, 1993; Sellin, 2003) ist bei der Analyse

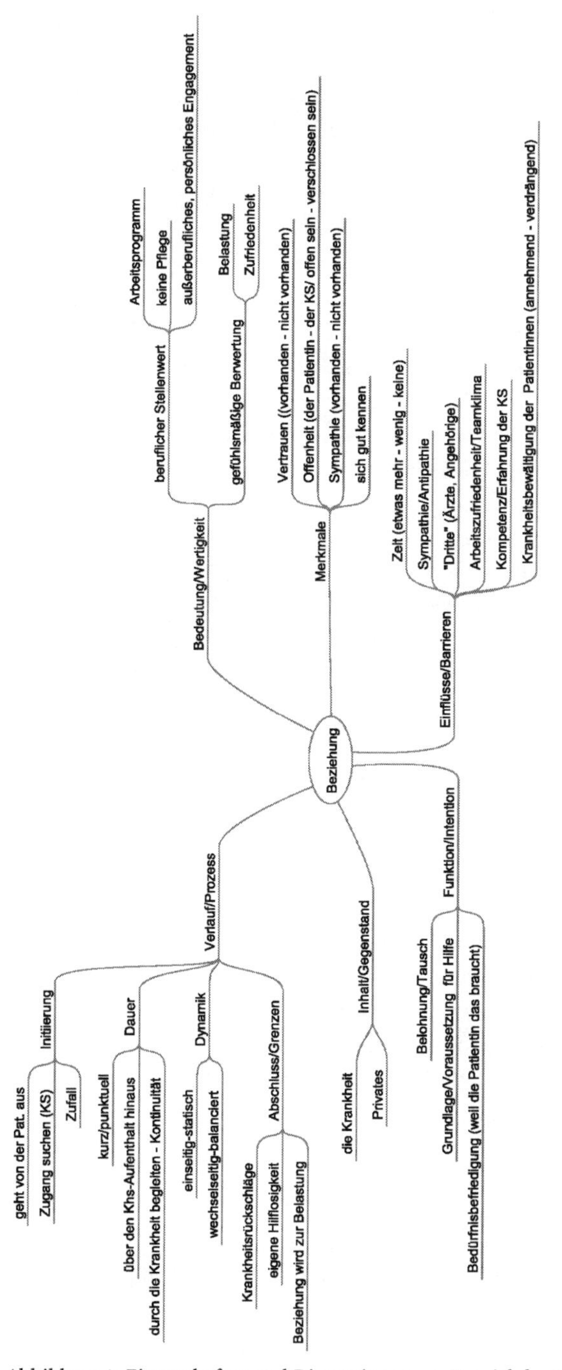

Abbildung 1: Eigenschaften und Dimensionen am Bespiel der Kategorie Beziehung

der Fokus darauf gerichtet worden, wie das Selbstkonzept der Pflegenden beschaffen ist und welche Inhalte es hat. Ferner konnte auch rekonstruiert werden, welche Faktoren die Entwicklung des Selbstkonzeptes beeinflussen und welche Funktionen das Selbstkonzept der Pflegenden in der Betreuung von Frauen mit Brustkrebs hat.

3.2.2.3 Selektives Codieren

Während beim axialen Codieren vor allem die Beziehungen der einzelnen Kategorien untereinander im Vordergrund stehen, zielt das selektive Codieren auf die Entwicklung der *Kernkategorie.* Somit wird durch die unterschiedlichen Codierschritte (offen, axial, selektiv) die Analyse des Datenmaterials immer gezielter und mündet schließlich in die Formulierung eines theoretischen Modells (Mey & Mruck, 2007a: 29 f.). Ist die Kernkategorie festgelegt, müssen alle anderen Kategorien noch einmal überarbeitet werden. Denn durch die Kernkategorie ist endgültig eine einheitliche Analyseperspektive festgelegt, die eine Neujustierung auf die Kernkategorie hin erforderlich macht (Strübing, 2004).

In der vorliegenden Studie wurde nach den Analyseschritten des offenen und axialen Codierens im Zuge des selektiven Codierens die Kategorie »Das Ausbalancieren von Bedürfnissen und den Möglichkeiten der Bedürfnisbefriedigung« herausgearbeitet, die alle anderen zu integrieren vermochte. Daraufhin sind die übrigen Kategorien noch einmal in ihrer Beziehung zur und Erklärungskraft für die Kernkategorie hin analysiert worden. Am Ende dieses Analysevorgangs stand ein theoretisches Modell, das in der Lage ist, den Prozess der Bedürfniskonstruktion zu erklären und vorherzusagen.

Die hier getrennt voneinander dargestellten Codierschritte erwiesen sich in der praktischen Forschungsarbeit nicht zwangsläufig als trennbare Vorgehensweisen und folgten auch zeitlich nicht zwingend aufeinander. Allerdings hat das offene Codieren vorrangig den Anfang der Forschungsarbeit dominiert, während das selektive Codieren erst zum Ende hin stattgefunden hat.

Für eine bessere Handhabbarkeit des Datenmaterials und zur Erleichterung der Übersicht über Codes/Kategorien und zugehörige Textstellen ist die Software MaxQDA 10 verwendet worden.

3.2.2.4 Memos

Neben der analytischen Arbeit mit dem Datenmaterial stellt das konzeptorientierte Schreiben das wesentliche methodische Werkzeug der GTM dar. Bereits mit Beginn der Datenanalyse werden sogenannte Memos, verstanden als »schriftliche Analyseprotokolle« (Strauss & Corbin, 1996: 169) verfasst. Dabei kann es sich um Texte oder Diagramme handeln. Memos sind nicht bloß Aufzeichnungen von Ideen und Einfällen. Sie dokumentieren den inneren Dialog der Forscherin und beinhalten die Ergebnisse von Entscheidungsprozessen, theoretische oder methodische Überlegungen, Hypothesen oder Beschreibungen von Kategorien und ihren Eigenschaften. (Strübing, 2004). Sie stellen damit einen integralen Bestandteil der Theoriebildung dar (Corbin & Strauss, 1990).

Durch das Schreiben nimmt die Forscherin eine analytische Distanz zum Datenmaterial ein, die es ihr ermöglicht, von der reinen Beschreibung der Daten zur Konzeptualisierung zu gelangen. Zu Beginn des Forschungsprojektes können Memos noch sehr fragmentarisch, unzusammenhängend und vorläufig sein. Doch mit dem Fortschreiten der Datenanalyse gewinnen die Memos an Tiefe und Komplexität. Das wiederholte Lesen, Umschreiben und in Beziehung zueinander Setzen von Memos schließlich ist ein wesentlicher Schritt hin zur Theoriebildung (Lempert, 2007; Strübing, 2004).

Viele Memos sind im Verlauf der Datenanalyse als Gedanken oder Fragen an das Material formuliert worden. Darin spiegeln sich erste Ahnungen und Fokussierungen auf ein bestimmtes Phänomen wider. Ein Beispiel zur späteren Kategorie *Beziehung als Begleitung* soll dies veranschaulichen:

Memo »Beziehung« 06.08.2008 21:54:15: Die Beziehungsgestaltung scheint mir hier eine ganz wichtige Rolle zu spielen; wann gelingt sie und wann nicht; für wen ist sie eigentlich wichtig? Für die Patientin? Für die Pflegenden? Beziehungsgestaltung ist Programm: wir arbeiten hier mit Beziehung! Was passiert, wenn keine gute Beziehung gelingt? Was ist überhaupt eine gute und eine schlechte Beziehung zu den Patientinnen? Warum ist das so wichtig?

Um den Gedanken freien Lauf zu lassen ist auch die Methode des Freewriting versucht worden. Die dabei entstandenen Texte sind ebenso als Memos verwendet worden. Folgendes Beispiel zeigt einen Ausschnitt des frei geschriebenen Textes, der zum Thema *Reden* (Kommunikation schien ein wesentlicher Aspekt der Beziehungsgestaltung zu sein) verfasst wurde:

Freewriting »Reden« 05.06.2011: In welchen Situationen wird geredet, in welchen geschwiegen? Und von wem? Ich hab ja immer noch den Eindruck, dass das Reden für die Patientin gut ist, das Schweigen eher nicht. Und für die Pflegenden? Reden ist auch gut, viel mit den Patienten reden. Aber nicht für alle. Manche delegieren Reden gerne an andere Berufsgruppen, manche glauben, dass sie keine Zeit dafür haben und auch keine Qualifikation. Manche glauben, dass sie das nicht dürfen, weil es Arztaufgabe ist. So. Gibt es auch Themen, die ausgeklammert werden? Zeitpunkte, an denen reden auftritt? Beteiligte? Konsequenzen von Reden? Wann ist reden schwer? Wann ist reden leicht? Wer redet sonst noch viel? Und was ist das Gegenteil von reden? Schweigen? Zuhören? Was ist das für ein Reden? Über alltägliches? Rat geben? Informationen verbreiten? Einfach nur schwätzen? Über die Krankheit reden? Reden mit Absicht, oder eher tätigkeitsbegleitendes Reden? Reden, nur so, oder reden mit einem Ziel? Wer ergreift die Initiative? Für wen bedeutet es was? Wer beendet das Reden? Wer entscheidet, worüber geredet wird? Welche Arten von Reden gibt es?

Schon früh wurden mögliche Beziehungen zwischen einzelnen Phänomenen in Grafiken festgehalten (siehe Abbildung 2: Skizze vom 04.09.2011).

Im Nachhinein musste festgestellt werden, dass mit dem Schreiben von ausführlichen Memos doch recht spärlich umgegangen wurde. Das hat den Prozess des Schreibens manchmal erschwert. Dennoch waren die Memos, die im Laufe des Auswertungsprozesses entstanden sind, ein unverzichtbares Werkzeug, um die Analyse zu unterstützen und zu dokumentieren.

3.3 Gütekriterien qualitativer Forschung

Die in der qualitativen Forschung und damit auch in der GTM geforderte Offenheit könnte den Schluss nahelegen, dass die Interpretationsarbeit in Selbsttäuschungen und willkürlichen oder beliebigen Schlussfolgerungen mündet. Ein striktes methodisches Vorgehen soll daher Verzerrungen verhindern. Dennoch kann die Zuverlässigkeit der Ergebnisse allein durch die Anwendung vorgeschriebener Verfahren nicht garantiert werden. Die Forscherin muss sich vielmehr unentwegt fragen, ob sie sich darüber, was ihre Daten auszusagen scheinen, nicht täuscht (Maxwell, 2005). Ebenso muss sie den Forschungsrezipienten darlegen, welche Bewertungskriterien zur Überprüfung der Gültigkeit der Ergebnisse beachtet wurden.

Universelle Gütekriterien, die für jedwede Forschung anwendbar sind, existieren nicht. Denn die Kriterien müssen »unter Berücksichtigung der jeweiligen Fragestellung, Methode, der Spezifik des Forschungsfeldes und Untersuchungsgegenstandes« (Steinke, 2000: 323) formuliert werden. Die Kriterien, die die Durchführung dieser hier dargelegten Studie geleitet haben, werden im Folgenden aufgezeigt. Sie folgen im Wesentlichen den von Steinke (2000) vorgeschlagenen Kernkriterien qualitativer Forschung.

3.3.1 Intersubjektive Nachvollziehbarkeit

Den Forschungsrezipienten wird durch eine möglichst gewissenhafte Dokumentation des Forschungsprozesses die Nachvollziehbarkeit der Ergebnisse erleichtert. Dazu sind an verschiedenen Stellen der Arbeit das Vorverständnis der Forscherin (Kapitel 2), die ausgewählten Erhebungsmethoden, der Kontext der Untersuchung sowie die Auswertungsmethoden (Kapitel 3.2) dargestellt worden. Weiterhin sind im Verlauf der Studie immer wieder ausgewählte Daten oder vorläufige Ergebnisse in interdisziplinären Forschungskolloquien vorge-

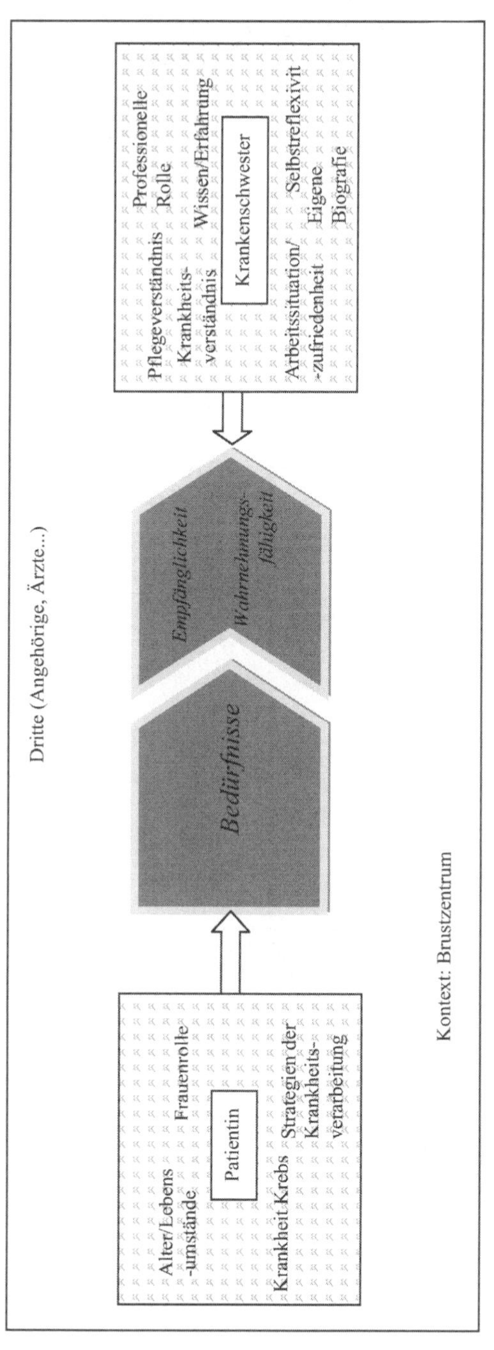

Abbildung 2: Skizze vom 04.09.2011

stellt oder gemeinsam mit anderen Doktorandinnen Auszüge aus Interviewtranskripten codiert worden. Die Interpretation in Gruppen (Kolloquium an der Universität Münster, Kolloquium an der Universität Osnabrück, NetzWerkstatt an der FU Berlin) hat über die Herstellung von Nachvollziehbarkeit hinaus auch eigene blinde Flecken, Ungereimtheiten und Voreingenommenheiten aufgezeigt. Schließlich wurde die Analyse der Daten von den Regeln und Verfahren der Grounded Theory Methodologie geleitet. Die Anwendung von codifizierten Verfahren erleichtert nicht nur eine systematische Analyse, sondern auch die Kontrolle und Nachvollziehbarkeit für die Leser dieser Studie.

3.3.2 Indikation des Forschungsprozesses

Die Entscheidungen für die Wahl des Untersuchungsdesigns, der Samplingstrategien und methodischen Abwägungen im Verlauf der Untersuchung orientierten sich stets an dem Kriterium der Gegenstandsangemessenheit. Diese Entscheidungen sind in den jeweiligen Kapiteln dargelegt.

3.3.3 Empirische Verankerung

Das Ergebnis der Forschung, das theoretische Modell, muss in den Daten verankert sein. Dieses Kriterium findet insofern Beachtung, als die methodischen Schritte der GTM einen ständigen Rückbezug auf die empirischen Daten vorsehen. In der Darstellung der Ergebnisse wird zudem durch die Verwendung zahlreicher Zitate dem Anspruch nach hinreichenden Textbelegen zu genügen versucht.

3.3.4 Reflektierte Subjektivität

Der eigenen Rolle und Subjektivität im Rahmen dieser Forschungsarbeit wurde viel Aufmerksamkeit gewidmet.

In der Rolle als Forscherin wurden Situationen erlebt, mit denen nicht immer leicht umzugehen war. So kam es zum Beispiel häufiger vor, dass die Interviewpartnerinnen mit ihren Erzählungen über ihre Arbeit Erinnerungen an die eigene Tätigkeit der Forscherin als Pflegekraft wachriefen. In diesen Momenten die Perspektive einer Forscherin einzunehmen, die interessiert und scheinbar naiv nachfragt, obwohl sie als Pflegende eigentlich wissen könnte, was gemeint ist, war oft schwer. Die Tatsache, bei einigen Interviewpartnerinnen auf Grund der früheren Pflegetätigkeit als Kollegin wahrgenommen zu werden, erschwerte unschuldige Fragen nach der Bedeutung bestimmter Aussagen (»was meinst Du mit *Das Pflegerische?*«). Zum Teil haben auch die Erzählungen über die von den Interviewpartnerinnen oft als sehr belastend erlebte Arbeit die Forscherin lange nicht losgelassen. Schon während der Interviews entstand das Bedürfnis, die Interviewpartnerin davor schützen zu müssen, ihre Gefühle der Hilflosigkeit oder Trauer auszubreiten, obwohl für die Forscherin genau diese Schilderungen besonders interessant waren. Es gab Situationen, da waren die Anspannung und die tonnenschwere Last der Arbeit der Pflegenden hautnah spürbar. Auch nach den Interviews sind die Eindrücke von zum Teil hoch belasteten Pflegekräften haften geblieben.

Reflexionen über Vorannahmen, die eigene Beteiligung an der Interviewsituation, an Deutungen und theoretischem Vorverständnis wurden vor allem in einem persönlichen Forschungstagebuch niedergeschrieben. Zusätzlich dazu hat sich auch die Zusammenarbeit mit anderen als unabdingbar erwiesen. Vor allem die diese Arbeit über weite Strecken begleitende Interpretationsgemeinschaft einer Online-Arbeitsgruppe der NetzWerkstatt, einem Angebot der Freien Universität Berlin, hat die Forscherin sowohl fachlich als auch ganz persönlich bereichert und ihr eine »*zeitweilige Heimat* (Hervorhebung im Original)« (Mruck & Mey, 1998: 296) gegeben. Darüber hinaus hat auch die Diskussion von Forschungsvorgehen und Teilergebnissen im Doktorandenkolloquium an der Universität Osnabrück sowie vertiefende Gespräche über die eigene Forschungsarbeit mit einzelnen Kolleginnen wesentlich zur kritischen Reflexion der Arbeit, aber auch zur Ermunterung und Bestätigung beigetragen.

3.4 Ethische Überlegungen

Auch die Beachtung ethischer Prinzipien gilt als ein Qualitätsmerkmal guter Forschung (Schnell & Heinritz, 2006). Wichtige forschungsethische Standards sind: die Freiwilligkeit der Teilnahme, der Schutz der Mitwirkenden, die Einschätzung möglicher Risiken oder positiver Folgen der Forschung für den Mitwirkenden, die informierte Zustimmung (Silverman, 2010). Im Folgenden wird dargelegt, in welcher Weise für die Einhaltung ethischer Prinzipien sowohl bei der Planung der Studie als auch bei der Durchführung Sorge getragen wurde.

3.4.1 Freiwilligkeit

Die interviewten Pflegenden sind vor dem Interview darüber informiert worden, dass ihre Teilnahme freiwillig ist und sie jederzeit die Möglichkeit haben, ohne Angabe von Gründen und ohne Nachteile befürchten zu müssen, ihre Teilnahme abzubrechen oder ihre Bereitschaft zu widerrufen. Die jeweiligen Vorgesetzten der Interviewpartnerinnen haben, soweit das für die Forscherin erkennbar war, keinen Einfluss auf die Teilnahmebereitschaft der Pflegenden genommen, sodass von einer freiwilligen Teilnahme ausgegangen werden kann.

3.4.2 Schutz

Vor Beginn der Datenerhebung ist den Mitwirkenden absolute Vertraulichkeit zugesichert worden. Das war insbesondere deshalb von Bedeutung, da Mitarbeiter einer Institution erfahrungsgemäß häufiger die Sorge haben, eventuell negative Äußerungen über z. B. die Vorgesetzten oder den Arbeitgeber, die im Laufe eines Interviews vorkommen können, würden von der Forscherin an Dritte weitergegeben. Weiterhin kann das Zurückführen von Aussagen oder Ergebnissen auf einzelne Personen oder Einrichtungen in späteren Publikationen nicht gewünscht sein. Aus diesem Grund wurde den Teilnehmenden die Anonymität ihrer Daten und das Einhalten des Datenschutzes zugesichert. Eine Anonymisierung der Daten erfolgte in üblicher Weise durch Codierungen, sodass ein Zurückführen der Aussagen auf einzelne Personen nur mit Hilfe der Codes möglich war. Diese waren nur dem Forscherinnenteam zugänglich und werden an der Universität Osnabrück sicher aufbewahrt.

3.4.3 Einschätzung von Risiken oder positiven Folgen

Die Probanden der vorliegenden Studie gehören üblicherweise nicht zu einer vulnerablen Gruppe. Sie wurden als pflegerische Experten in der Betreuung von Frauen mit Brustkrebs angesprochen. Deshalb konnte davon ausgegangen werden, dass sie durch ihre Berufspraxis und den alltäglichen Umgang mit krebskranken Frauen gelernt haben, mit Belastungen umzugehen (Schnell & Heinritz, 2006). Wenn in den Interviews Erlebnisse berichtet wurden, die die Gesprächspartnerinnen emotional belastet haben, ist versucht worden, individuell darauf einzugehen, eine Pause anzubieten oder die Schilderungen gemeinsam mit der Interviewten auszuhalten. Zu jeder Zeit war die Haltung der Forscherin von Wertschätzung sowohl für die fachliche Expertise als auch die zum Vorschein kommenden Zweifel, Schwächen und Widersprüche geprägt.

Alle Interviews endeten mit einem informellen Gespräch, das nicht auf Tonband aufgezeichnet wurde. Die Interviewten hatten so die Gelegenheit, eventuell belastende Schilderungen erneut aufzugreifen oder durch das Erzählen alltäglicher Erlebnisse Abstand davon zu erhalten.

3.4.4 Informierte Zustimmung

Im Vorfeld der Datenerhebung sind alle Interviewpartnerinnen über die Relevanz und die Fragestellung des Projektes informiert worden. In einem persönlichen Gespräch mit der jeweiligen Interviewerin sind sie über Dauer und Ablauf des Interviews, ihre Rechte als Teilnehmende, den Umgang mit den erhobenen Daten und den Möglichkeiten der Einsichtnahme in die Ergebnisse informiert worden. Die Studienteilnehmerinnen und die Forscherin haben eine Einverständniserklärung unterzeichnet und eine Kopie dieser Erklärung ausgehändigt bekommen. Das gesamte Forschungsvorhaben, so wie es an der Universität Osnabrück durchgeführt wurde, ist der Ethikkommission der Universität Osnabrück zur Begutachtung vorgelegt und von dieser genehmigt worden.

4. Ergebnisse

Im Folgenden werden die Ergebnisse dargestellt. Die Kategorien beschreiben zentrale Phänomene, die in Bezug auf die Forschungsfrage von Bedeutung sind. Die Darstellung der Kategorien erfolgt in den Kapiteln 4.1 und 4.3 anhand des Codierparadigmas.

4.1 Mitgehen – Beziehung als Begleitung

Pflegende, die Brustkrebspatientinnen während der stationären Behandlung im Krankenhaus betreuen, verstehen die Auseinandersetzung und Bewältigung der Erkrankung als einen Weg, den die Patientinnen zu gehen haben. Die metaphorische Verwendung des Weg-Begriffes zieht sich durch sämtliche Interviews und macht die Komplexität deutlich, die die Erkrankung in den Augen der Pflegenden hat. Die Konzeptualisierung der Krankheitsverarbeitung als Weg verweist über ihr Verständnis von Bewältigungsstilen hinaus auch auf Beziehungsaspekte und dient den Pflegenden zur Definition ihrer eigenen Rolle bei der Begleitung auf diesem Weg.

Die Behandlung und Bewältigung der Krankheit Krebs werden als Aufgabe verstanden, der sich die Patientinnen zu stellen hat. Vor allem die Beziehungsoffenheit der Patientin und die aktive Verarbeitung der Erkrankung stellen für die Pflegenden Grundvoraussetzungen dar, um eine helfende Beziehung zu der Patientin aufzubauen zu können. Durch die bildhafte Beschreibung eines Weges, den die Patientin zu gehen hat, wird auch die Beziehungskonstellation zwischen Patientin und Pflegender ausgedrückt. Die Pflegenden beschreiben dies durch räumliche Relationen, die auf Nähe und Distanz hindeuten. Ihre Bemühungen um eine Beziehungskalibrierung, das heißt einer Balance zwischen emotionaler Nähe und professioneller Distanz, gehören zu den Strategien der Beziehungsgestaltung. Weiterhin beschreiben die Pflegenden in dem Bild vom Weg auch ihre eigene Rolle, sie begreifen ihre Hilfe als Begleitung, als ein Mitgehen auf diesem Weg. Diese Begleitung ist stets eingebettet in ein Beziehungsgeschehen zwischen Patientin und Pflegekraft.

Im Folgenden wird dargelegt, wie Pflegende Beziehungen zu Patientinnen aufbauen und gestalten. Es werden auch die Grenzen und Rahmenbedingungen thematisiert, in denen Beziehungsgestaltung stattfinden kann. Schließlich führt die Analyse auch zu Konsequenzen des Beziehungsgeschehens aus der Sicht der Pflegenden (siehe Abbildung 3: Beziehung als Begleitung).

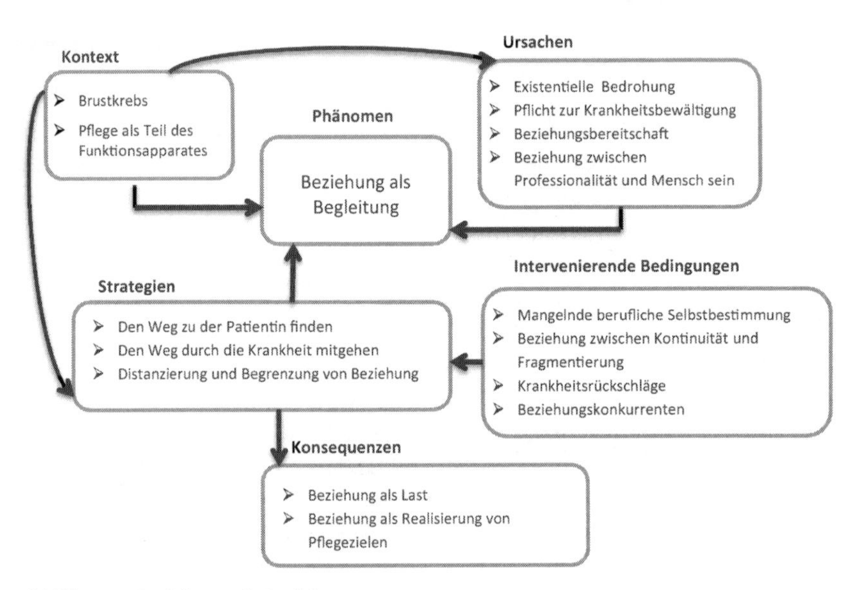

Abbildung 3: Beziehung als Begleitung

4.1.1 Kontext

Die Möglichkeiten der Pflegenden die Patientinnen zu begleiten, finden in einem Kontext statt, der einerseits durch die Erkrankung Krebs geprägt ist und andererseits durch die Verortung der Pflege innerhalb der Institution Krankenhaus.

4.1.1.1 Die Krankheit Brustkrebs

Frauen, die an Brustkrebs erkrankt sind, haben einen zum Teil langen und beschwerlichen Weg der Behandlung vor sich. Neben der Operation zählen Chemotherapie und Bestrahlungen zu den häufigsten Therapieoptionen. Zusätzlich zu diesen medizinischen Strategien der Krankheitsbekämpfung sind auch Strategien der Krankheitsbewältigung überlebensnotwendig. Denn die Erkrankung selbst und ihre Begleiterscheinungen, aber auch die Behandlungen beeinflussen das Wohlergehen und den weiteren Lebensweg der Frauen unter Umständen dauerhaft.

Wie bereits dargelegt, hat die medizinische Diagnose Brustkrebs auch Auswirkungen auf die Ausrichtung der pflegerischen Arbeit sowohl auf der qualifikatorischen wie auch inhaltlichen Ebene. Insofern stellt die Erkrankung für sämtliche Phänomene, die in der pflegerischen Versorgung der Patientinnen eine Rolle spielen, einen allgemeinen Rahmen dar.

4.1.1.2 Pflege als Teil eines Funktionsapparates

Pflegende erledigen Aufgaben, die sich durch institutionell zugeschriebene Zuständigkeiten ergeben. Dazu zählt im Rahmen ihrer Aufgaben die Verantwortung für einen reibungslosen Betriebsablauf und in begrenztem Maße auch die Sicherstellung des Versorgungs- und Behandlungsgeschehens. Beeinflusst werden ihre Aufgaben unter anderem von institutionellen Vorgaben, die sich zum Beispiel auf zeitliche und personelle Ressourcen auswirken.

Scheinbar ist es schwierig für die Pflegenden, ihren eigenen Anspruch an die pflegerische Versorgung gegenüber äußeren Anforderungen durchzusetzen oder mit diesen in Einklang zu bringen. In vielen Interviewpassagen wird deutlich, wie sehr die inhaltliche Ausgestaltung und Strukturierung der pflegerischen Arbeiten Anforderungen untergeordnet werden (müssen), die sich nicht aus den Relevanzsetzungen der Pflege ergeben.

> P: Dann macht man seinen Turn runter, man arbeitet die Sachzwänge ab, aber es bleibt nicht mehr sehr viel Zeit für Gespräche.
>
> I: Was meinen Sie jetzt mit Sachzwänge?
>
> P: Ja, die Abendspritze, die Abendmedikamente, diese Sachen. KB2C

Der Begriff des *Funktionsapparates* ist aus dem Sprachgebrauch einer Interviewpartnerin entlehnt, die sich selbst als Teil einer insgesamt zu funktionierenden Einheit sah und im Kontrast dazu die Krankenhausseelsorgerin als »außerhalb des Funktionsapparates« (KB2C) wahrnahm, da diese sich gezielt und mit viel Zeit um die Patientinnen kümmern konnte, ohne bestimmte Sachzwänge abarbeiten zu müssen.

Pflegende arbeiten mehr oder weniger kooperativ mit Vertretern anderer Berufsgruppen zusammen. Die nicht immer gelingende Kooperation hat auch Auswirkungen auf das Beziehungsgeschehen zwischen Pflegender und Patientin.

> Und dann eine bessere hm – ich denke mal, wir brauchen ein viel besseres Zusammenarbeiten zwischen Ärzten und Pflegenden, dass man sich auch wirklich regelmäßig mal hinsetzt und auch das Ganze mal bespricht, dass eben auch zum Teil vielleicht auch wirklich die Sozialarbeiter dabei sind, eben auch wir von der Pflege, die Ärzte, und dass man das richtig an Fallbeispielen auch bespricht. Also das gibt's bei uns eigentlich gar nicht so. Also ich denke, dass das wirklich wichtig wäre, um eben auch so viel wie möglich über den Patienten sammeln zu können, dass jeder auch seine eigenen Erfahrungen mit einbringt, um so auch eben wirklich individuell am besten abschätzen zu können, was der Patient an sich braucht. Oder dass eben auch die Frau (Sozialarbeiterin des Krankenhauses) mit dabei ist oder so. KB5C

Für das Verständnis des Phänomens, das in dieser Kategorie repräsentiert ist, stellen die Erkrankung der zu pflegenden Patientinnen und die institutionellen Rahmenbedingungen einen allgemeinen Kontext dar.

4.1.2 Ursächliche Bedingungen

Es lassen sich eine Reihe von Faktoren identifizieren, die Voraussetzungen dafür sind, dass Pflegende und Patientinnen überhaupt eine Beziehung zueinander entwickeln. Zunächst ergeben sich aus der *existentiellen Bedrohung* der Patientinnen, die mit einer potentiell tödlich verlaufenden Krankheit konfrontiert sind, aus der Perspektive der Pflegenden auch Erfordernisse für eine tragfähige Beziehung. Auch eine aktive, nicht verdrängende *Krankheitsbewältigung* der Patientin stellt für die Pflegenden eine Grundvoraussetzung für pflegerische Unterstützung dar. Ein weiterer Faktor ist eine grundsätzliche Haltung der Offenheit, sowohl auf Seiten der Pflegekräfte als auch auf Seiten der Patientinnen. Nur wenn beide *beziehungsbereit* sind, entsteht aus einem vorübergehenden Kontakt eine Beziehung. Schließlich ist für die Beziehungsentstehung entscheidend, dass der Beziehung von den Pflegenden ein hoher *(beruflicher) Stellenwert* beigemessen wird. Dabei kann sich in der Wichtigkeit der Beziehung sowohl eine professionelle Haltung widerspiegeln als auch eine ganz persönliche Einstellung.

4.1.2.1 Krebs als Herausforderung – die existentielle Bedrohung der Patientin

Die Brustkrebserkrankung erschüttert die Patientinnen in der Regel zutiefst und führt zu existentiellen Ängsten. Häufig wird eine Krebserkrankung von den Betroffenen mit einer tödlichen Bedrohung gleichgesetzt. Lebensperspektiven geraten ins Wanken, eine Zukunft erscheint ungewiss. Dass mit der Brust ein Organ betroffen ist, das als Ausdruck von Weiblichkeit und Frau sein schlechthin verstanden wird, verstärkt diese Ängste noch. Denn viele Betroffene sehen in der

Erkrankung und den damit einhergehenden Therapien eine Bedrohung ihrer weiblichen Identität.

Die Patientinnen werden während der Krankenhausbehandlung als äußerst verletzlich und in einem emotionalen Ausnahmezustand wahrgenommen. Durch die Diagnose, die Behandlung und die noch unsichere Prognose erleben sie eine Zeit voller Verunsicherung, existentieller Ängste und Unruhe. Die plötzliche Bedrohung durch die Erkrankung entzieht den Patientinnen die bis dahin als selbstverständlich geltende Gewissheit, gesund und unbeschadet durchs Leben zu gehen. Deshalb wünschen sie sich Sicherheit und Stabilität in dieser beunruhigenden Zeit.

> Ich glaube, dass die sich Geduld wünschen und Ruhe. Dass man so ein stabiler Punkt ist, ...im Raum. KC1M

Für die Patientinnen scheint es deshalb wichtig zu sein, trotz aller Ungewissheiten in einer vertrauensvollen Beziehung zu den Pflegenden so etwas wie Schutz zu erfahren, ein Netz, das sie auffängt und hält.

> I: Gut. - - Ah ja, eine Frage ist noch, was die Patientinnen sich von Ihnen wünschen. Von der Pflege wünschen.
>
> P: Ähm, ja halt auch so eine ruhige Art, das ist wirklich ganz wichtig, dass man nicht so mit Hektik da rangeht. Wichtig sind halt auch die Visiten, dass da auch halt eine pflegerische Kraft bei ist. Ähm. Ja, – ja und eben halt so dieses angenommen Fühlen, dieses aufgehoben Fühlen. Dass man wirklich die komplette Betreuung hat, dass man die Patienten vor der OP betreut und hinterher halt eben auch weiterhin mitbetreut. Dass da nicht so ein häufiger Wechsel ist, ja, die Patienten vertrauen einem dann auch viel mehr an. Das wäre natürlich anders, als wenn jeden Tag eine andere Schwester da ist, ne? Ja, was wünschen die Patienten sich noch. – Ja, halt ein offenes Ohr, wenn man halt angesprochen wird, dann muss man sich einfach die Zeit nehmen, ne? Und dann nicht abblocken. KA4C

Auch der Wunsch nach der Präsenz und ständigen Ansprechbarkeit der Pflegenden zeugt von dem Bedürfnis, gut aufgehoben zu sein und sich jederzeit mit seinen Anliegen an vertraute Personen wenden zu können.

Gerade in der Zeit der stationären Behandlung, die meist kurz auf die Diagnosestellung und erste Konfrontation mit der Erkrankung Krebs folgt, sind die betroffenen Frauen zunächst damit beschäftigt, kleine zaghafte Schritte auf dem Weg durch die Behandlung zu gehen. Die Entwicklung von weitreichenden Zukunftsperspektiven ist für die meisten noch undenkbar. Die Interviewten nehmen aber dennoch wahr, dass einige Patientinnen das Bedürfnis nach Ermutigung und dem Aufzeigen von Perspektiven haben.

> (...) dann halt so diese Bedürfnisse halt, über ihre Krankheit zu sprechen, über Probleme zu sprechen, über die Zukunft zu sprechen (...). KE3

Über die Zukunft zu sprechen bedeutet auch, sich eine Zukunft vorstellen können, Hoffnung zu haben und den Wunsch, die ungewisse und belastende Zeit der Behandlung hinter sich zu lassen. Für die Bewältigung aktueller Ängste ist es deshalb für die Frauen existentiell, dass die Pflegenden sie darin unterstützen, sich aktiv und hoffnungsvoll an der Reorganisation ihres Lebens zu beteiligen.

Die Ängste und Belastungen der erkrankten Frauen sind häufig so prominent, dass sie von den Pflegenden nicht übersehen werden können. Übliche, *dem Pflegerischen* zugeordnete Tätigkeiten, treten in den Hintergrund. Technisch-funktionale Handlungen wie das Messen der Vitalparameter oder das Wechseln eines Verbandes erhalten in diesem Kontext einen anderen, untergeordneten Stellenwert. Ein Teil der interviewten Pflegenden fühlt sich durch die emotionale Belastung der Patientinnen aufgefordert, psychosoziale Aspekte stärker in ihre Arbeit mit einzubeziehen.

> Hm. Ähm, hier ist ja ein ganz großer Anteil jetzt nicht unbedingt das Pflegerische, dass man jetzt irgendwie ähm, hat man natürlich auch, pflegerische Sachen, dass es dem Patienten halt so gut geht, aber es ist ja auch oft ganz ähm, diese psychischen Aspekte, die durch, die durch die Erkrankung halt auftauchen, durch die verschiedenen Therapien, oder auch über diese Körperbildveränderungen, die halt oft mit ner Operation einhergehen, dass man den Patienten in dieser Richtung halt Hilfestellung gibt, dass man einfach, da macht man jetzt nicht viel Pflegerisches, aber man kann den Patienten einfach Ideen mit auf den Weg geben, Ratschläge und sie einfach halt unterstützen (...). KE2

Vor allen Dingen für die Pflegenden in den Brustzentren, in denen ja fast ausschließlich krebskranke Patientinnen behandelt werden, ergibt sich eine Verschiebung ihrer Arbeitsschwerpunkte in Richtung psychosoziale Betreuung. Das gehäufte Auftreten von Belastungsreaktionen und die Konzentration auf »nur« eine Erkrankung scheint die Wahrnehmung der Pflegenden für die psychosozialen Bedürfnisse der Pflegenden zu schärfen.

> P: (...) ja gut jetzt bei bei Brustops muss man ja nicht viel pflegen aber so, ja, man man macht sich so im normalen Stationsalltag, wenn man auf einer normalen gemischten Station arbeitet jetzt keine Gedanken über die Psyche der Patienten, es geht darum, sind die Drainagen geleert, ist der Blutdruck in Ordnung, hab ich Temperatur gemessen, hab ich alles schön in die Kurven eingetragen, hat die Patientin alle Untersuchungen bekommen, die sie haben musste, aber so diese ganzen Sachen, die, die nebenbei halt anfallen, so diese psychosozialen Sachen. (...) das sind so Sachen, da hat man sich keine Gedanken gemacht, man hat da einfach so drüberweg gearbeitet, so, die ist operiert, jetzt macht die mal eben noch ne Chemotherapie und das wars, aber was so an exsens... halt diese
>
> I: Existentiell.
>
> P: Genau, was an diesen Sachen so dahintersteckt, da hat man sich keine Gedanken drüber gemacht. KE3

Die Pflegenden einer Station sind regelmäßig auch bei Diagnosegesprächen oder diagnostischen Untersuchungen (z. B. Stanzbiopsie) anwesend und erleben die Reaktion der Patientinnen direkt und hautnah. Diese auch für die Pflegenden emotional belastenden Situationen scheinen sie herauszufordern, sich vermehrt mit den psychosozialen Aspekten der Krankheit Krebs und ihren eigenen Möglichkeiten der pflegerischen Unterstützung auseinanderzusetzen. Eine Möglichkeit oder Notwendigkeit wird in der emotionalen Unterstützung gesehen, für die eine vertrauensvolle Beziehung die Grundlage darstellt.

4.1.2.2 Krebs als Herausforderung – die Pflicht zur Krankheitsbewältigung

Für die Pflegenden ist es unstrittig, dass die erkrankten Frauen sich dem Kampf gegen den Krebs stellen müssen. Resignierende Untätigkeit oder verdrängende Strategien sind den Pflegenden nicht begreiflich. Nur aktive, die Herausforderungen der Erkrankung annehmende Verarbeitungsstile entsprechen in ihren Augen einem verantwortungsvollen Umgang mit der Krankheit. Dazu gehört auch das Annehmen von Hilfe und therapeutischen Interventionen.

> (…) da war eine junge Frau, die hatte schon ein exulzerierendes Mamma-CA, das war schon so weit fortgeschritten, dass man da überhaupt gar keine OP machen konnte, sondern nur noch eine Chemo, um den Tumor eben auch so zu verkleinern. Und an die konnte man auch überhaupt nicht rankommen. Das fand ich auch sehr, sehr schwierig. Weil die auch einen Mann hatte, und auch Kinder hatte, die waren auch nicht alt, irgendwie so zwischen 6 und 11 oder 7 und 11 oder so, und das heißt, die bewusst zugesehen hat, wie der Tumor wuchs und schon alles offen war, und dass sie solche Angst hatte, dass sie einfach nicht zum Arzt gegangen ist, so. Und da hab ich gedacht, wenn man allein ist und nur für sich selber Verantwortung tragen muss, dann kann man das vielleicht irgendwo noch für sich selber vertreten. Aber auch gerade in Bezug auf die Kinder kann ich das überhaupt nicht begreifen, was die gemacht hat.KB5C

Alle Verarbeitungsstile, die keine »ernsthafte« Auseinandersetzung mit der Erkrankung erkennen lassen, sind den Pflegenden suspekt.

> Andere überspielen es direkt, sind sehr, ja, aufgebracht und lachen sehr viel. Und wenn man sie dann auf solche Sachen anspricht, ob sie vielleicht Ängste haben: Nein, das ist überhaupt gar kein Problem, und ich mach das schon so. Also da merkt man schon, dass sie es überspielen und einfach nicht wahrhaben wollen. Das ist wirklich dieses Verstecken hinter der eigenen Krankheit. KA4C

Verdrängenden Strategien werden von den Pflegenden vor allem als schwierig empfunden, weil sie ihnen scheinbar kaum Ansatzpunkte für eine hilfreiche Unterstützung bieten.

> P: Es gibt ja immer Patienten, die verdrängen, und die also auch nicht darüber reden können und auch nicht wollen, das ist recht schwierig dann. Aber wenn jemand …

I: Was ist dann für Sie schwierig?

P: Ähm, ja, die Patientin will ja eigentlich gar nicht da mit mir, dass sie jetzt angesprochen wird auf ihren Krebs von mir. Die möchte lieber mit mir wischiwaschi reden. Und das ist dann schwierig, auf Fragen zu antworten. Sie will ja eigentlich nicht die Wahrheit hören. Und wenn, die reden dann ja auch schon wieder dran vorbei, man merkt es ja sofort, dass die eigentlich gar nichts Konkretes von mir will. Die will ja eigentlich von mir hören: Machen Sie sich keine Gedanken, es wird schon wieder alles gut. Und das sag ich ja nicht. Weil das stimmt nicht. KB2C

Das Ziel der Krankheitsbewältigung wird im Weiterleben trotz beziehungsweise mit der Erkrankung gesehen. Der Weg, den die Patientin in den Augen der Pflegenden zu gehen hat, also die Verarbeitung und Bewältigung der Krankheit, kann schmerzlich und leidvoll sein. Aber er wird als unausweichlich angesehen, um normal weiterleben zu können.

(…) manche fallen dann eben: Machen Sie mal, ich kann jetzt nicht, ich bin, ne? Gehandicapt, wodurch auch immer. Oder durch, ja, durch Redondrainagen, eben, das ist ja dann auch oft, dass das halt wehtut, oder, ja, dass sie dann halt meinen, sie könnten nichts. Dann versuch ich schon also ein bisschen dagegen, dass sie schon was machen muss, nützt einfach nichts, ne? Sie muss dagegen an, und sie muss es halt selber machen, dass es ihr nichts nützt, wenn ich ihr das alles abnehme. Dass sie also schon, ja, wieder in ihr normales Leben wieder zurückfindet. KC3M

Die aktive Bewältigung der Erkrankung stellt somit für die Pflegenden eine wichtige Grundvoraussetzung dar, um helfend tätig zu werden und für die Patientinnen eine unausweichliche Aufgabe, um die Krankheit zu überstehen.

4.1.2.3 Beziehungsbereitschaft

Die Initiierung eines Kontaktes zwischen Pflegender und Patientin geht zum Teil von der Patientin aus. Sie richtet sich mit einem Wunsch oder einem Bedürfnis an die Pflegende und bittet um Unterstützung oder Aufmerksamkeit. Ob diese Anfrage dann auf fruchtbaren Boden fällt, hängt unter anderem auch von der Beziehungsbereitschaft der Pflegenden ab. Einige Interviewpartnerinnen reagieren zwar auf Anforderungen, zum Beispiel eine Wunschäußerung der Patientin. Daraus entwickelt sich aber nur selten eine weitergehende Interaktion, es bleibt bei einer punktuellen Begegnung.

Zum Teil wird aus unterschiedlich angeführten Gründen eine Beziehungsaufnahme auch aktiv verhindert. Wenn Pflegende sich bedingt durch äußere Rahmenbedingungen, aber auch durch eine fehlende Bereitschaft, nicht auf eine Begegnung mit einer Patientin einlassen wollen, beschreiben sie auch Strategien der Kontaktvermeidung:

> Dann muss ich ganz ehrlich zugeben, auch dass ich hin und wieder auch überhöre, wenn ich Anfragen bekomme. Weil ich ganz einfach nicht die Zeit hab, mich da hinzusetzen und wirklich mal ne halbe Stunde mit jemandem zu reden. Wenn ich das merke, dass der Bedarf sehr groß ist, dann kann schon sein, dass ich sage: Also heute hab ich keine Zeit. Ich merke aber, dass sie was von mir wollen. Hat es Zeit bis morgen, dann hab ich vielleicht ein bisschen mehr Freiraum. Aber ich bin auch ganz sicher, dass ich einige Sachen wirklich abblocke, ohne es zu merken. Dass da Gesprächsanforderungen kommen und ich da so drüber weggehe, weil ich wirklich es nicht hören will. KB2C

Andere Interviewpartnerinnen nehmen wahrgenommene Stimmungen und Wünsche der Patientinnen zum Anlass, auf die Patientinnen einzugehen. Sie sind bereit, sich auf die Patientinnen einzulassen und blocken die Kontaktaufnahme nicht ab, sondern suchen nach Wegen, den Bedürfnissen der Patientinnen angemessen zu begegnen. Beziehungsbereitschaft zeigt sich in einer offenen, aufmerksamen Haltung der Patientin gegenüber und in der Selbstverständlichkeit, Interaktionen in den Arbeitsablauf zu integrieren:

> (...) und dass man halt auch son Gefühl dafür bekommt, in welcher Situation die Patientin wie einen braucht, ob die (?) wirklich, wenn man zum Beispiel abends jetzt durch die Zimmer geht, ist es ja eigentlich so, dass man die Patientin für die Nacht versorgt, das heißt man fragt nochmal, ob sie irgendwelche Wünsche zur Nacht hat, macht nochmal die Drainagen leer, spritzt die Thrombosespritze und das wäre ja nun der normale Vorgang, sag ich mal, ganz oft ist es aber auch so, dass man dann irgendwie so merkt, da ist noch mehr, die Patientin möchte irgendwas von Dir, aber man kanns in dem Moment nicht in Worten fassen, und irgendwie kriegt man dann mit der Zeit son Gespür dafür und dann merkt man in gewissen Situationen, die Patientin möchte, dass Du Dich einfach zu ihr setzt, dass sie nochmal so ein bisschen erzählen kann ähm, von ihren Ängsten, dass sie Angst hat, wie sie nach der Operation aussehen wird zum Beispiel, oder irgendwas anderes und das sind dann so Situationen, das merkt man dann halt so und da muss man halt kucken, in welch-, also was die Patientin genau möchte, und ich denke, das ist auch sone Fertigkeit, das ist halt auch son ein bisschen anders, als auf anderen Stationen. KE2

Mindestens ebenso sehr wie die eigene Beziehungsbereitschaft wird in den Interviews von den Pflegenden die Beziehungsbereitschaft der Patientin als Voraussetzung für das Entstehen einer Pflegenden-Patientinnen-Beziehung thematisiert. Im Verständnis der Interviewten spielt die Offenheit der Patientinnen eine sehr entscheidende Rolle. Diese Offenheit wird häufig mit der als positiv bewerteten Fähigkeit, die Krankheit zu verarbeiten und anzunehmen, gleichgesetzt.

> (...) also ich find's schwierig, Frauen zu helfen, die das überhaupt nicht annehmen, die das total verdrängen. Weil es so ganz schwierig ist, auch überhaupt einen Kontakt richtig herzustellen. So. Weil wenn die Frauen das angenommen haben und die offen sind, dann reden die auch mehr. Also dann sind die auch so gewillter, mehr von sich

> preiszugeben. So. Und ich finde, das Schwierigste ist zum Teil wirklich so den Kontakt zu den Patienten überhaupt zu finden. Gerade wenn sie es eben nicht annehmen. KB5C

Eine pflegerische Beziehung zu einer Patientin stellt für viele, nicht für alle, Pflegenden die Grundlage dar, überhaupt helfend und unterstützend tätig zu sein. Wenn die Patientinnen jedoch *dicht machen* und *sich vergraben*, wird dieses Verhalten von den Pflegenden als Verschlossenheit interpretiert, die eine helfende Beziehung erschweren oder verhindern. In sich gekehrte Patientinnen werden als schwierig empfunden, als *schwere Nüsse*, die es zu knacken gilt. Mit ihrer Offenheit machen es die Patientinnen den Pflegenden leichter, sie zu begleiten, mit ihnen zu reden. Verschlossene Patientinnen hingegen erschweren die Pflege.

4.1.2.4 Beziehung zwischen Professionalität und Mensch sein

Grundvoraussetzung dafür, dass Pflegende überhaupt in Beziehung zu Patientinnen treten, ist die Einstellung, dass diese Beziehung für die Ausübung der Pflege relevant und unverzichtbar ist, dass sie ein wesentlicher Bestandteil pflegerischer Arbeit ist.

Es gibt Interviewte, die die Kontaktgestaltung zu den Patientinnen nicht in ihr professionelles Repertoire einordnen. Das kann bedeuten, dass Strategien und Handlungen, die einer Beziehungsaufnahme und -gestaltung dienlich sind, wie zum Beispiel Gespräche zu führen, eher an andere Berufsgruppen abgegeben werden. In diesen Fällen werden Psychologinnen oder Seelsorgerinnen als Entlastung erlebt, die *außerhalb des Funktionsapparates* stehen und den Pflegenden eine Aufgabe abnehmen, für die diese sich nicht zuständig, nicht ausgebildet oder auf Grund von strukturellen Rahmenbedingungen wie Zeit- oder Personalmangel nicht in der Lage sehen.

Es kann auch bedeuten, dass die Interviewten die Kontaktgestaltung zwar nicht als professionelle, aber als eine persönliche/menschliche Aufgabe betrachten, als etwas, das *nicht Pflege* ist, aber ihnen dennoch in ihrem Arbeitskontext wichtig erscheint. Sie beschreiben dann, dass sie sich bei ihren Kolleginnen *abmelden*, sich aus der eigentlichen Arbeit *rausziehen*, um etwas zu tun, was sie für wichtig erachten, was aber auf der Liste der täglich zu erledigenden Aufgaben offensichtlich nicht auftaucht: sich Zeit für die Patientin nehmen, zuhören, reden, trösten und vieles mehr.

Manchmal erscheint der Beziehungsaufbau auch als eine Aufgabe, die über das Professionelle hinausgeht. Diese Sichtweise verleiht der Beziehung zwischen Patientinnen und Pflegenden einen hohen Stellenwert, sie ist mehr als die übliche pflegerische Interaktion.

> (…) man wird zwar hier als Krankenschwester gesehen von den Patienten, aber es steht da viel mehr hinter, man ist auch viel mehr Ansprechpartner und, ich find, die Patienten, die brauchen einen auch irgendwie so, als Mensch. KE2

Es gibt auch Pflegende, die die Beziehung zu Patientinnen als das Arbeitsinstrument schlechthin betrachten. Es ist daher ein wesentliches Ziel ihrer Arbeit, eine Beziehung zu Patientinnen aufzubauen.

> Ja, weil du ne Beziehung zu den Patienten aufbaust, und wenn du die nicht aufbauen kannst, wenn du da ne Hemmschwelle hast, ne Beziehung aufzubauen, dann kannst du hier nicht arbeiten, weil wir eben mit Beziehung arbeiten. KE1

In diesem Verständnis bleibt die Beziehungsgestaltung nicht dem persönlichen Engagement und der Einsatzbereitschaft jeder einzelnen Pflegekraft überlassen, sondern stellt den Ausdruck professionellen Handelns dar. Grundlage für die Arbeitshaltung ist die Annahme, dass es für die Patientinnen unabdingbar ist, sich in einer vertrauensvollen Beziehung mit ihren Ängsten und Fragen an die Pflegenden wenden zu können.

Neben diesen konträren Relevanzsetzungen existieren auch noch Vorstellungen darüber, dass die Beziehungsaufnahme ein Angebot darstellt, das die Patientin annehmen kann, aber nicht muss. Beziehungsgestaltung wird zwar dem professionellen Aufgabengebiet zugeordnet, aber nicht als alleinige Möglichkeit, Pflege zu gestalten. Diese Auffassung lässt den Patientinnen Raum, sich Kontakten und Begegnungen zu entziehen, ohne auf pflegerische Unterstützung verzichten zu müssen.

> Dass man also wirklich, wie gesagt, sich auch mal hinsetzt und vielleicht einfach nur mal die Hand nimmt und ja, signalisiert im Grunde, ich bin da, ich bin gesprächsbereit oder, ja, wenn du mich brauchst, bin ich halt da. KC3M

Schließlich stellt für einige Interviewpartnerinnen eine (gute) Beziehung zu Patientinnen eher ein Zufallsprodukt dar, etwas das weder aktiv angestrebt, noch durch Offenheit ermöglicht wird. Diese Pflegenden erfüllen ihre Aufgaben in guter Absicht so, wie es ihren eigenen Vorstellungen entspricht und hoffen darauf, dass *man sich irgendwo trifft.* Sie gehen nicht davon aus, dass sie selbst mit ihrem Handeln die Beziehungsgestaltung beeinflussen können, sondern sie tun das, was sie für richtig erachten, ohne Rückbezug auf die jeweilige Patientin zu nehmen:

> I: Und so im direkten Kontakt, wann hast Du das Gefühl, das läuft gut, zwischen dir und der Patientin?
>
> P: Mh, das merkste, das merkste (…) Ja, aber wie ich Dir jetzt sonst so erklären sollte, wie ich, wenn ich ein gutes Gefühl, das merkste einfach, genauso wenn Du jemand so kennenlernst, als Freund, entweder hast Du ein gutes Gefühl, und wenn nicht dann, gehts eben nicht ne (…) KE1

Diese Art von Beziehungen wird eher dem persönlichen als dem professionellen Raum zugeordnet, das Kennenlernen der Patientin gleicht dem Kennenlernen *als Freund.* Die Qualität der Beziehung ist abhängig von gegenseitiger Sympathie und einer gemeinsamen *Wellenlänge.*

4.1.3 Strategien

Im Folgenden werden die Handlungen und Interventionen dargelegt, die die Pflegenden nutzen, um mit den Patientinnen in Beziehung zu treten. Es wird dabei unterschieden in Strategien des Zugangs, der Aufrechterhaltung und der Distanzierung oder Begrenzung von Beziehung. Deutlich drängen sich hier *Kommunikationsstrategien* in den Vordergrund, d.h. es finden fast ausschließlich Gespräche statt.

4.1.3.1 Den Weg zu der Patientin finden

Die Interviewten suchen häufig über Gespräche den Zugang zu den Patientinnen. Die Pflegenden nutzen dabei selten erlernte Techniken der Gesprächsführung. In der Regel finden die Gespräche situativ statt, bei der Gesprächsführung verlassen sich die Pflegenden auf ihre intuitiven Fähigkeiten oder ihre Erfahrung. Sie stoßen dabei durchaus auch an Grenzen.

Über die Krankheit sprechen

Die Kommunikation zwischen Pflegekraft und Patientin dient dem gegenseitigen Kennenlernen, aber auch der Information und Beratung. Für viele Interviewte spielen Gespräche mit den Patientinnen aber vor allem deshalb eine sehr zentrale Rolle, weil sie davon ausgehen, dass das Reden über die Erkrankung auch ein Prozess des Begreifens und Verstehens ist, der den Patientinnen hilft, mit den Belastungen umzugehen. Nur wenn die Patientinnen offen und direkt über ihre Krankheit sprechen, erkennen die Pflegenden darin die Bereitschaft der Auseinandersetzung. Ihre Gesprächsangebote sollen der Patientin also als Unterstützung dienen, um mit der Erkrankung fertig zu werden. Viele Gespräche finden statt, weil die Pflegenden davon ausgehen, dass die Patientinnen diese Gespräche brauchen.

> Man muss zu dieser Krankheit stehen, und man muss offen darüber reden. Wenn man offen über diese ganzen Sachen spricht, dann schafft man das. Die Krankheit zu bewältigen. KA2M

Gelegentlich führt das dazu, dass die Verschlossenheit und Zurückgezogenheit der Patientinnen nicht akzeptiert werden. Ganz offensichtlich entspricht ein nachdenkliches und in sich gekehrtes Verhalten nicht der Vorstellung der Pflegenden vom *richtigen* Umgang mit der Erkrankung. Dann werden Strategien ausprobiert, um an die Patientin *ranzukommen.*

> Und dann war es aber so, dass die zu keinem von uns so Kontakt aufgebaut hat, die hat sich ganz in sich zurückgezogen, die kriegtest du auch nicht durch irgendwelche Maßnahmen aus ihrem Schneckenhaus raus, ne. Ja, und dann haben wir nachher nochmal gesagt, vielleicht, die Einzige, die da nen Draht zu hatte, war dann unsere Frau Doktor, und das hat die dann auch übernommen, dann hat die mit ihr nochmal gesprochen. KE1

Die zentrale Bedeutung von offener Kommunikation über die Erkrankung leiten die Pflegenden aber auch aus gemachten Erfahrungen ab. Denn sie erleben durchaus, dass Patientinnen das Gespräch mit den Pflegenden suchen oder sich erleichtert fühlen, wenn die Pflegenden Ängste und Sorgen von sich aus ansprechen.

> (…) ich frag die Patienten dann halt direkt. Meistens sind die eigentlich auch dankbar, am Anfang hab ich immer gedacht, du kannst ja keinen fragen: »haben Sie Angst?« und ähm, aber eigentlich sind die Patienten auch dankbar, weil wenn sie dann, dann werden sie angesprochen, sie können drüber reden und es hilft ihnen dann meistens auch. KE2

Manche Pflegende nutzen dabei erlernte Techniken der Gesprächsführung. Sie wissen, dass bestimmte Kommunikationsstrategien den Redefluss der Patientinnen fördern können.

> Also man sagt schon, also es gibt halt so verschiedene Sachen, wo man halt weiß, wenn man das sagt, dann fangen die Patienten schon mal an zu erzählen. Zum Beispiel geht man dann zu der Patientin hin, wenn man auch weiß, man hat vielleicht grad fünf bis zehn Minuten Zeit, sich wirklich um die Patientin zu kümmern, dann sagt man eben halt: Ja, es war ja grad Visite, jetzt steht man wirklich so vorm Berg. Und dann fangen die meisten dann schon an zu erzählen. Oder weinen dann halt. Und dann muss man denen halt auch wirklich den Raum geben und sagen, dass es wirklich raus muss, ja, und setz dich einfach dazu, und dann fangen die schon von alleine an zu erzählen. KA4C

Andere dagegen führen Gespräche eher intuitiv.

> Es gibt ja nicht irgendwie spezielle Fragetechniken, also ich auf jeden Fall, bei mir auf jeden Fall nicht, ich weiß nicht, wie die anderen das machen. KE4

Gespräche als Zugangsstrategie stoßen dort an ihre Grenzen, wo die Patientin in der Pflegenden keine Gesprächspartnerin sieht. Die Interviewpartnerinnen erleben gelegentlich eine abgewandte Haltung der Patientin, die sie zu kränken scheint oder zumindest auf Unverständnis stößt. Die Patientinnen werden dann als *verschwiegen*, *unnahbar* und *verschlossen* beschrieben, die offensichtlich etwas *geheim halten*, *verstecken* oder *vergraben* wollen. Hier fällt es den Pflegenden schwer, Ansatzpunkte zu finden, um eine hilfreiche Beziehung zu der Patientin aufzunehmen.

Gelegentlich wird die offene Bereitschaft der Patientin, über ihre Sorgen und Nöte zu sprechen, den Pflegenden auch zu viel. Wenn es nur so aus der Patientin *heraussprudelt* und diese ihre privatesten und innersten Gefühle *preisgibt*, dann fühlen sich die Pflegenden in etwas *hineingezogen* oder von dem Schicksal der Patientin *aufgesogen* und empfinden das als Belastung. Es sind also auch die Grenzen der Pflegenden, die Gespräche verhindern oder beschränken können. Denn Gespräche können auch überfordern oder emotional so belasten, dass die Pflegenden sich aus der Interaktion mit der Patientin zurückziehen.

> (…) ja klar, es ist immer blöd, so in der Gesprächsführung hat man auch manchmal Angst, dass man da so denkt, oooch, ne jetzt nicht sowas oder so, ne, oder wie verhalte ich mich jetzt, und das ist unheimlich schwierig wenn die so Hoffnungen bis zum Schluss haben, so zu sagen, so mir tut das jetzt aber gut, wenn ich mich jetzt hier verabschiede, ja. KE3

Schließlich erleben die Pflegenden auch Situationen der eigenen Sprachlosigkeit. Diese treten zum Beispiel auf, wenn sie angesichts des Kummers und Leids der Patientin die richtigen Worte nicht finden oder wenn wegen der Aussichtslosigkeit der Situation der Patientin Worte der Ermutigung oder Hoffnung unangemessen erscheinen.

> (…) und dann erzählte sie halt von ihren Kindern, die eine wollte irgendwie, ich weiß gar nicht, nach Dänemark ins Ferienlager oder was, und ähm, jetzt war sie immer am überlegen, dass sie dann halt auch fahren sollte und sie wollte sich ja auch noch von ihr verabschieden und »es wird dann ja wohl auch alles gut«, so ungefähr, und das sind dann so Momente, so, da denk ich immer, ob sie ihr Kind dann nochmal wiedersieht, nur dann ist es für mich immer schwierig, mit der Patientin so zu kommunizieren, ähm, man kann ja nicht sagen »es wird alles wieder gut, Sie schaffen das schon«, das ist schwer zu sagen in sonem Moment, ne, weil ähm, meistens wissen die Patienten das ja selber, und da halt so ähm, naja, da dann halt so, naja, son Gespräch zu führen, was dann halt nicht beschönigt ist, also man darf's dann ja auch nicht wer weiß wie beschönigen, aber trotzdem noch son bisschen Mut macht, ähm, das fand ich ganz schwer an dem Wochenende. KE2

Insgesamt verwenden die Pflegenden aber sehr viel Energie darauf, über den Zugangsweg der Kommunikation an die Patientinnen heranzukommen. Sie tun dies einerseits, weil sie davon überzeugt sind, dass nur Patientinnen, die offen über ihre Erkrankung reden, diese auch verarbeiten können. Es wird aber auch deutlich, dass sich für die Pflegenden nur in einer offenen Kommunikation mit der Patientin die Möglichkeit einer hilfreichen Unterstützung bietet. Wenn Patientinnen sich der so gemeinten Hilfe der Pflegenden verschließen, reagieren diese enttäuscht, gekränkt oder hilflos. Andererseits hat sich aber auch gezeigt, dass eine offene Kommunikation die Belastbarkeit der Pflegenden überschreiten kann und dadurch auch begrenzt wird.

Da sein

Einen emotionalen Zugang, der auch ohne viele Worte auskommt, finden die Pflegenden in der offenen Zuwendung, im Zuhören und Abwarten.

> (…) dass es ganz häufig, also jedenfalls von meinem Empfinden her gut ist, wenn man sich einfach zu der Person halt noch mal so dazusetzt und einfach nur mal so zuhört und mit ganz kurzen Worten, also man braucht gar nicht groß viel reden. Dass man so bei denen ist, ne. (…) Und wenn's nur die Hand halten ist. Für ein Momentchen. KB3C

Für diese Art des Zugangs sind offensichtlich Zeit, gegenseitiges Vertrauen und sich Kennen wichtige Grundvoraussetzung. Diese sind jedoch selten gegeben. Die Pflegenden beklagen die kurze Verweildauer und die damit wenig vorhandenen Kontakte mit den Patientinnen, die für eine eher abwartende Haltung und ein langsames sich auf einander Einstellen kaum Zeit lassen.

> Und, vor ein paar Jahren war die Zeit im Krankenhaus einfach auch noch länger. Man kannte sich einfach noch, oder man lernte sich noch besser kennen. Wenn ich heute jemanden habe, der nur noch sieben, acht Tage da ist, von denen ist der erste der Aufnahmetag, an dem man den Patienten kaum sieht. Der zweite Tag ist er im OP. Ja, was bleibt einem dann noch? Um überhaupt ne Beziehung aufzubauen. KB2C

Für die Patientinnen da zu sein, stellt auch eine grundsätzliche Haltung der Pflegenden dar, die Offenheit und Hilfsbereitschaft voraussetzt.

4.1.3.2 Den Weg durch die Krankheit mitgehen

Die Krankheitsbewältigung wird in den Interviews häufig als *Weg* beschrieben, den die Patientin zu gehen hat. Dieses Verständnis hat damit zu tun, dass sich die Behandlung von Brustkrebs, einer chronischen Krankheit, über einen längeren Zeitraum hinzieht. Je nach Befund werden verschiedene Therapien (Operation, Chemotherapie, Bestrahlung) nacheinander durchgeführt, die die Patientinnen häufig in die Klinik oder das Brustzentrum zurückführen.

> Also bei vielen – bei vielen ist es schon so, die kommen erst in so einer gespannteren Haltung, und wenn die Operation dann erst mal vorbei ist, dass ihnen dann erst ein großer Stein vom Herzen fällt, dass einigen schon bewusst ist, dass sie noch einen Weg – einen bestimmten Weg vor sich haben, und dass aber die Operation aber erst mal dann der schwerste Schritt so ist. KA5C

Die Interviewpartnerinnen gehen auch davon aus, dass durch die Erkrankung der weitere *Lebensweg* der Patientin mit bestimmt wird und dass sie lernen muss, mit dieser Erkrankung zu leben. Ihre Hilfe und Unterstützung sehen die Pflegenden darin, die Patientin ein Stück auf diesem Weg zu begleiten.

Die Beziehung zwischen Pflegekraft und Patientin wird durch die Strategien der Wegbegleitung, die die Pflegenden für angemessen oder machbar halten, mitgestaltet. Auch in diesen Strategien zeigt sich ihr Verständnis von einem helfenden Kontakt zu den Patientinnen, in dem sich die Selbstdefinition der Pflegenden und die Rolle, die sie der Patientin zugeschreibt, offenbaren.

Lotsin sein

Die Patientinnen werden während der Zeit der Krankenhausbehandlung als orientierungs- und kraftlos und zum Teil auch handlungsunfähig erlebt. Die Pflegekräfte sehen ihre Aufgabe darin, die Patientinnen *anzuschubsen* oder zu *schieben.* Dabei kommt den Pflegenden in ihrem eigenen Verständnis eine Lotsenfunktion zu, sie sind diejenigen, die die Richtung und auch das Tempo vorgeben. Denn sie beschreiben häufig, dass sie den Patientinnen *Perspektiven aufzeigen* oder *eine Linie geben* müssen und für den Weg *ganz kleine Schritte* vorgeben. Die Pflegenden erleben sich darüber hinaus als diejenigen, die für Stabilität sorgen und über genügend Kraft und Wissen verfügen, um die Patientinnen auf ihrem schweren Weg begleiten zu können.

> Bei dieser dieser palliativen Situation, genau, da ist das auch was anderes, als wenn ich ne Frau hab, die gerade ihre Diagnose gekriegt hat und die jetzt ein bisschen Power braucht, die jetzt von meiner Kraft n bisschen was haben muss, der ich jetzt ne Linie geben muss, son roten Faden, an dem, ne, da kann ich mich nicht da hinsetzen, und sagen, so ich heul jetzt mit, weil das ist alles ganz schrecklich, das brauch die nicht, in dem Moment muss die einen haben, der son bisschen Druck macht, und der ihr sagt, so, wir haben jetzt die und die Möglichkeiten und ich begleite sie und ich geb ihnen da son bisschen was von meinem Wissen ab. KE3

Lasten tragen

Die Angst und emotionale Belastung der Patientinnen zeigt sich den Interviewten in unterschiedlicher Weise. Einige Patientinnen ziehen sich zurück, sind kraftlos und ohnmächtig. Andere verleugnen offensichtlich die Erkrankung aus Angst oder überspielen mit nicht nachvollziehbarer Heiterkeit ihre Not. Die Pflegenden erleben die Patientinnen häufig in emotionalen Ausnahmezuständen: wütend, weinend, lachend, aggressiv, anklagend, verzweifelt.

> Also ich kann das verstehen, dass sie aggressiv ist, weil, weil sie jetzt grade Hass auf die Welt hat, dass sie Brustkrebs hat, und sie, klar, die Angst dahinter, was kommt jetzt, was passiert hier mit mir (...). KE3

In diesen Situationen extremer Belastung sehen Pflegende ihre Aufgabe darin, die Patientinnen zu entlasten, einen Teil ihrer Last zu tragen oder zu teilen.

> (...) sie brauch einfach jemanden, dem sie so ein bisschen von ihrer Last, es ist ja für sie ne Last, der die mit ihr teilt, und dann ist ok, ne. KE1

Es ist ein sehr ehrgeiziges Ziel den Patientinnen, die sich kraftlos und ohnmächtig der Erkrankung ausgeliefert fühlen, Hoffnung zu vermitteln und Kraft zu geben, damit ihnen ein Leben mit der Erkrankung möglich erscheint. Die Stärkung, die sie durch die Unterstützung und die Motivation der Pflegenden erfahren, spielt daher eine wichtige Rolle in der Krankheitsbewältigung.

Durchschleusen

Nicht alle Pflegenden sehen jedoch ihre Aufgabe darin, mit der Patientin einen Weg gemeinsamen zu gehen. In ihrem Verständnis besteht der Weg der Pflegenden darin, die Arbeit zu erledigen und tägliche Routinen abzuarbeiten, während die Patientinnen den Weg der Verarbeitung und Bewältigung ihrer Krankheit zu gehen haben. Gelegentlich kreuzen sich diese Wege oder die Pflegenden sehen ihre Aufgabe darin, die Patientin irgendwie durch die Behandlung *durchzuschleusen*, ohne selbst emotional beteiligt zu sein.

> Also ich denke schon, dass das wirklich ein Problem ist, dass man tagsüber wirklich zusehen muss irgendwo, ja, alles zu koordinieren und dass sie eigentlich in so einer Schiene einfach durchgeschoben werden, ne? Das und das und das und das muss halt vorbereitet werden für ne Operation, und das ist wie so ein Schema, und da werden die durchgeschleust, ja, ohne Rücksicht auf Verluste, sag ich jetzt mal, ne? Das ist einfach so, und es bleibt wenig Zeit, um auf den Einzelnen dabei dann auch einzugehen. KC3M

Diese Strategien der Beziehungsgestaltung können im Wesentlichen verstanden werden als *Strategien des Helfens*, die sich in der Begleitung der Patientin auf dem Weg durch die Erkrankung verdeutlichen. In ihnen zeigt sich auch die Selbstdefinition der Pflegenden und ihrer helfenden Rolle.

Nähe und Distanz ausloten

Die Pflegenden erleben und wünschen sich häufig einen nahen oder engen Kontakt zu den Patientinnen. Die emotionale Nähe zu den Patientinnen wird einerseits als etwas Besonderes bei der Pflege dieser Patientinnengruppe und als positiv und erwünscht beschrieben. Nähe signalisiert Vertrauen und stellt eine wesentliche Voraussetzung für die pflegerische Unterstützung dar.

> Da muss ich mir doch erst mal vom Pflegepersonal jemanden suchen, den ich mag oder mit dem ich denke, dass ich zurechtkomme, mit dem ich mich austauschen möchte. Und auch das ist nicht einfach. Und das sind alles lauter fremde Menschen, die da um mich zu sind, und denen soll ich mein Herz ausschütten. Das dauert doch, das kann ich doch nicht so ohne weiteres. Das äh – braucht doch ein bisschen, ja Nähe. Das äh – und wenn's dann noch um gynäkologische Probleme geht und um meine Brust (…). KB2C

Allerdings kann diese Nähe auch belasten. Vor allen Dingen wenn der Krankheitsverlauf eine Genesung der Patientin unwahrscheinlich macht, aber auch wenn Faktoren wie Antipathie oder Überlastung auf Seiten der Pflegekraft die Beziehung zur Patientin beeinflussen, suchen die Pflegenden nach Möglichkeiten der Distanzierung.

> (…) und da muss man wirklich aufpassen, dass man irgendwann auch den Abstand wahrt, dass die einen nicht soviel da reinziehen, das kann auch schonmal passieren, dass man wirklich auch sich emotional dann so stark an die Pat- also an die Frauen bindet, weil man halt die Ängste und Sorgen ganz genau weiß und da besteht natürlich auch immer die Gefahr, dass man sich dann zu weit reinhängt. KE2

Insgesamt empfinden sie das Aufrechterhalten einer Balance zwischen Nähe und Distanz als eine große Herausforderung.

Nur selten wird von den Pflegenden thematisiert, dass auch für die Patientinnen das richtige Maß an Nähe bzw. Distanz zu den Pflegenden eine wichtige Voraussetzung für die Krankheitsverarbeitung darstellt.

> (…) manche möchten gerne in den Arm genommen werden, und manche möchten halt sone Distanz, die die brauchen, da muss man schon kucken, kann ich die jetzt nehmen, möchte die das jetzt, dass ich sie gerne in den Arm nehme und tröste, oder ist die dann eher so, son stilles (Wein?), dass die halt für sich alleine sein möchte und nur, ich sitz dann einfach nur dabei, das sind dann so Sachen, die sind schwer zu entscheiden, wenn man da sitzt, weil man kann son Moment total schnell kaputt machen. KE3

Die Beziehungskalibrierung wird also fast ausschließlich vor dem Hintergrund der Wünsche und Belastungen der Pflegenden und nicht der der Patientinnen vorgenommen.

4.1.3.3 Distanzierung und Begrenzung von Beziehung

Pflegende nutzen eine Reihe von Strategien der *Distanzierung und Begrenzung von Beziehung.*

Professionalität als Strategie der Distanzierung

Im Verständnis der Pflegenden ist eine gut gelingende Beziehung offensichtlich mehr als eine professionelle Beziehung. Eine *gute* Beziehung ist geprägt von Vertrauen, Mitgefühl und gegenseitiger Sympathie. Vor allem die emotionale Beteiligung der Pflegenden stellt ein wesentliches Merkmal einer guten Beziehung dar. Wenn die Pflegekraft zum Schutz vor Überlastung oder zum Regulieren von negativen Gefühlen, wie z. B. Antipathie, kein persönliches Engagement und keine mitfühlende Anteilnahme aufbringen kann, dann zieht sie sich zurück auf einen professionellen Umgang mit der Patientin. Professionalität wird hier offensichtlich verstanden als das Mindestmaß an Kontakt, der einer Pflegekraft trotz widriger Umstände möglich ist.

> P: Ja, aber wie ich Dir jetzt sonst so erklären sollte, wie ich, wenn ich ein gutes Gefühl, das merkste einfach, genauso wenn Du jemand so kennenlernst, als Freund, entweder hast Du ein gutes Gefühl, und wenn nicht dann, gehts eben nicht ne, ich mein, man versucht es zwar dann immer noch ne, und da gehst Du dann ins Professionelle rein, da bist Du mehr professionell, da…
>
> I: Was heißt das jetzt?
>
> P: Ja, wie soll ich das jetzt sagen? Ja gut, professionell bin ich dann, wenn ich äh, mit Leuten, die mich nicht mögen, auch gut umgehen kann, ich würd denen nie zeigen, dann, dass ich da nicht sone Sympathie hab, ja? Dass ich mit denen nicht so klar komme, ich bin immer noch nett und freundlich und mach meine Arbeit und ich kann auch damit umgehen, dass einer mit mir jetzt nicht so klar kommt. Ich kann ja jetzt nicht, nur weil der mit mir nicht klarkommt, sagen, jetzt pfleg ich den nicht mehr. Also ich denke, da ist die Professionalität noch ganz äh, gefragter gefragter wie sonst, ne. KE1

Im Selbstverständnis und Anspruch der Pflegenden ist Professionalität also nicht, wie man vermuten könnte, das Gütekriterium für Pflegehandeln schlechthin, sondern eher eine Art Sparversion, die für unangenehme oder überfordernde Patientinnen ausreichen muss.

Beziehungsdelegation als Strategie der Distanzierung

Die Pflegenden erleben häufig, dass der Kontakt mit den Patientinnen sie überfordert, weil er zu nah oder emotional zu belastend ist. In solchen Situationen stellt die Delegation der Beziehung an andere Kolleginnen oder Berufsgruppen eine entlastende und akzeptierte Strategie der Distanzierung bzw. Beendigung von Beziehungen dar.

> Es gibt ja sowieso Patientinnen, mit denen man einfach nicht zurechtkommt. Aber ganz persönlich nicht zurechtkommt, weil man einfach keine, keinen gemeinsamen Nenner findet, auf dem man sich bewegen kann. Das gibt es nicht oft, aber das gibt es auch

schon mal. Aber dann haben wir es in unserem Team eigentlich so geregelt, dass man dann abgeben kann an den Nächsten, man kann sagen: Also mit dieser Patientin, tut mir leid, kann ich einfach nichts anfangen, wir, wir kommen einfach nicht zusammen. Und dann geht ne Kollegin hin und dann klappt das meistens. KB2C

In der Strategie, Patientinnen *abzugeben*, wenn man aus unterschiedlichen Gründen nicht mehr mit ihnen zurechtkommt, zeigt sich, dass die Pflegenden offensichtlich wenige Möglichkeiten haben, diese konflikthaften Beziehungen zu reflektieren und zu bearbeiten. Das ist insofern erstaunlich, als die Beziehung ja von den meisten Pflegenden als die wesentliche Grundlage pflegerischer Hilfe angesehen wird.

Begrenzung durch kommunikativ nicht zugelassene Bereiche

Die Pflegenden stecken in ihrem Engagement für die Patientin auch ihr professionelles Terrain ab. Sie sehen sich in der Regel zuständig für die Begleitung der Patientin, die mit dem Ende der Krankenhausbehandlung abgeschlossen ist. Ein weiterführendes Engagement, das etwa die anschließende Betreuung oder auch nur gedankliche Beschäftigung mit der Patientin einschließen würde, geht den Pflegenden zu weit. Ebenso sehr bemühen sie sich, von ihrer eigenen Person nur die professionellen Anteile mit in die Beziehung zu der Patientin einzubringen. Dazu zählen etwa Wissen oder Empathiefähigkeit. Private oder persönliche Details wie Hobbies oder Lebensumstände gehören nicht dazu. Außerdem versuchen sie sich z. B. durch Supervision oder Gespräche mit Kolleginnen in ihrem professionellen Umfeld Entlastung zu verschaffen, um belastende Situationen möglichst *nicht mit nach Hause zu nehmen.*

Die Grenzen professioneller Zuständigkeit sind auch an bestimmte Themenfelder gebunden. Angstbesetzte Themen, wie zum Beispiel Trauer und Tod, werden gerne ausgeklammert oder vermieden. Auch Auskünfte über die Krankheitsprognose gehören dazu.

P: (…) wir können ja auch gar nicht so viel sagen, über Heilungschancen, alles, was die dann wissen wollen. Das geht ja auch gar nicht. Wir wissen ja gar nicht, wie der Befund jetzt ausgefallen ist, und das ist ja auch nicht unsere Aufgabe. Ich denke, da setzt man sich ja eher mit ins Fettnäpfchen, auf so was.

I: Wessen Aufgabe ist das dann?

P: Das ist Aufgabe des Arztes. KA5C

Ebenso vermeiden Pflegende Gespräche über ihr eigenes Privatleben, um ihre professionelle Rolle nicht zu gefährden.

Naja gut, man trennt ja Privat und Berufliches, also jetzt, ich erzähl denen jetzt nicht, ähm, dass ich nen Freund hab, dass ich was weiß ich nicht, was meine Hobbies sind, das

> jetzt ins Detail nicht, aber man unterhält sich halt doch schon und ähm, natürlich erzählt man auch son bisschen, was man mal erlebt hat, oder wo man mal im Urlaub war, sag ich mal, oder was halt so ansteht, das erzählt man denen natürlich schon, also ich erzähl jetzt nichts Privates, ich erzähl jetzt nicht von meiner Familie so im Detail, aber trotzdem unterhält man sich ja mit den Patienten und man macht es intensiver, sag ich jetzt mal so, als auf einer anderen Station. KE2

Die Grenzen, die die Pflegenden zwischen Privatem und Professionellen ziehen, sind insofern bemerkenswert, als sie wohl nur für die Pflegenden gelten. Denn von den Patientinnen erwarten sie sehr wohl, dass diese private oder familiäre Details preisgeben und werten das Erzählen von persönlichen Anliegen als Merkmal einer vertrauensvollen Beziehung.

4.1.4 Intervenierende Bedingungen

Die Beziehung zur Patientin hat im beruflichen Selbstverständnis der Pflegenden einen hohen Stellenwert. Es gibt allerdings beeinflussende Faktoren, die eine Beziehungsgestaltung im Sinne der Pflegenden verhindern oder erschweren. Dazu zählt zunächst eine *mangelnde berufliche Selbstbestimmung*. Auch der Wunsch der Pflegenden nach *Kontinuität* in der Beziehung zur Patientin wird häufig durch eine *fragmentierte Behandlung* untergraben. Ebenso beeinträchtigen *Krankheitsrückschläge* und der nahende Tod der Patientin die Beziehungsgestaltung und -qualität. Schließlich ist die Beziehung zwischen Pflegekraft und Patientin oft so angelegt, dass sie ausschließlich diese beiden Personen als Beteiligte betrachtet. Die Exklusivität dieser Beziehung lässt kaum Platz für Dritte, wie zum Beispiel die Angehörigen oder Mitglieder anderer Berufsgruppen. Diese werden von den Pflegenden als *Beziehungskonkurrenten* empfunden.

4.1.4.1 Mangelnde berufliche Selbstbestimmung

Die Beziehung zu den Patientinnen ist den Pflegenden ein wichtiges Anliegen, für das sie ausreichend Zeit benötigen. Sie erleben jedoch, dass Anforderungen an sie gestellt werden, die sie selbst wenig steuern oder beeinflussen können, die aber ihre Arbeit erheblich mitbestimmen. Dazu zählen vor allem Aufgaben der Assistenz und Zuarbeit für andere Berufsgruppen, zum Beispiel für die Mediziner. Diese Aufgaben scheinen häufig mit den eigenen Schwerpunktsetzungen zu konkurrieren, weil sie inhaltlich andere Aspekte als die Beziehungsgestaltung in den Vordergrund rücken und weil sie viel Zeit binden, die dann für eine intensive Kontaktgestaltung mit den Patientinnen fehlt. Zeitmangel gerade in Bezug auf die Beziehungsgestaltung ist ein immerwährendes Thema für die Interviewten. Wenn die Pflegenden sich in ihrer Position machtlos fühlen, scheinen sie die Beziehungsgestaltung jedoch anderen Aufgaben unterzuordnen.

> Was mich, was mich manchmal unzufrieden macht, ist diese äh, Machtlosigkeit, wenn ich so viel Patienten habe und zu wenig Personal, wenn ich keine Zeit hab. Wenn ich keine, wirklich keine Zeit hab, sondern die nur so nebenher laufen, (...) und dann hab ich für die stationären Patienten keine Zeit mehr, und das macht mir Bauchschmerzen, das macht mir einfach Bauchschmerzen, weil ich das nicht gut finde. KE1

Die Arbeitszufriedenheit ist immer dann besonders hoch, wenn die Pflegenden ihre Arbeit als selbstbestimmt erleben, wenn sie diejenigen sind, die Prioritäten setzen und Arbeitsinhalte und -abläufe bestimmen können. Dann schildern sie, dass sie sich Zeit nehmen für Kontakte und Gespräche mit Patientinnen.

> Wenn ich, ich sag mal, was selten vorkommt, wenn ich meine Arbeit so schön hintereinander abarbeiten kann und dann nicht diesen Zeitdruck im Nacken hab, das und das und das musst du alles noch erledigen, und dass wirklich für die Patienten meine Zeit habe, die ich brauche und äh, dann auch meine Sachen vernünftig dokumentieren kann, dann ist das ein guter Tag. KE1

Die Anfälligkeit der Arbeit von Pflegenden für äußere Einflussnahmen macht auch ihre Position innerhalb der Institution und im Zusammenspiel mit anderen Berufsgruppen deutlich. Scheinbar fehlt es ihnen an Durchsetzungskraft und Gestaltungsspielraum, um die eigenen Prioritäten gegenüber anderen zu behaupten.

4.1.4.2 Beziehung zwischen Kontinuität und Fragmentierung

Für den Aufbau einer helfenden Beziehung zu den Patientinnen ist neben ausreichend Zeit auch eine personelle Kontinuität erforderlich. Nur wenn sich Pflegekraft und Patientin gut kennen und Vertrauen zueinander gewonnen haben, wird diese Beziehung von den Pflegenden als zufriedenstellend empfunden. Dem Wunsch nach Kontinuität stehen aber häufig fragmentierte Abläufe und Zuständigkeiten entgegen. So ist es nicht immer möglich oder planbar, dass eine Pflegekraft über einen längeren Zeitraum feste Bezugsperson für eine Patientin ist. Darüber hinaus sind an der Behandlung und Versorgung der Patientinnen natürlich auch andere Berufsgruppen beteiligt. Über die Inhalte der Behandlung- und Versorgungsleistungen dieser Gesundheitsprofessionellen sind die Pflegenden nicht immer informiert.

> P: Und Musiktherapie wird ja auch angeboten.
>
> I: Aha. – Das wird auch angenommen von den Patientinnen?
>
> P: Äh, teilweise auch, ja. Aber inwiefern, wie viel, das kann ich nicht sagen. Das weiß ich nicht. Weil wir ja auch da so mit diesen Kreisen nichts zu tun haben. KA3C

Schließlich wird die gewünschte Versorgungskontinuität auch durch die Tatsache beeinflusst oder verhindert, dass die oft nötigen Behandlungsschritte der Patientin (Operation, Chemotherapie, Bestrahlung) nicht alle stationär erfolgen und die Pflegenden damit den Verlauf der Erkrankung und die Genesung der Patientin nicht miterleben. Für diejenigen, die ihre Aufgabe in der Begleitung der Patientin durch die Erkrankung sehen, ist diese zerstückelte Behandlung wenig befriedigend.

4.1.4.3 Krankheitsrückschläge

Das Ziel einer guten Beziehung zu der Patientin ist die hilfreiche Unterstützung. Wenn der Gradmesser für den »Erfolg« der Unterstützung die Genesung der Patientin oder zumindest ein gelingendes Weiter-Leben mit der Erkrankung ist, dann stört alles, was die Genesung oder das Weiter-Leben beeinträchtigen oder unmöglich machen kann, auch die Beziehung zwischen Patientin und Pflegender. Krankheitsrückschläge oder der nahende Tod der Patientin stellen in diesem Sinne beeinflussende Faktoren dar.

> I: Aber Du hast Dich da n bisschen rausgezogen, hab ich das jetzt so verstanden, weil Dir das zu nah war?
>
> P: (gleichzeitig) Genau, ich hatte, genau, hmm. Also das Wochenende hatte ich mich dann ja noch um sie gekümmert, da hatten wir auch wie gesagt diese vielen Gespräche geführt und als das dann doch so rapide schlechter wurde, ja da hab ich, ich hab jetzt nicht gesagt, ich ich geh da jetzt nicht mehr rein oder was, das, das jetzt nicht, aber ähm, da gabs dann halt andere, oder ein zwei andere, die dann halt ähm, diesen Bezug dann hergenommen haben, also ich denk, bei mir wars halt auch viel, die war fast, die Patientin war fast in meinem Alter und ähm, ja also, das ist dann irgendwie, nimmt einen das dann noch mehr mit. KE2

Krankheitsrückschläge können sich auch deshalb störend auf die Interaktion zwischen Pflegenden und Patientinnen auswirken, weil sie die Pflegenden an ihre Belastungsgrenzen bringen.

> P: Aber man darf's natürlich auch nicht, ähm, also zu intim werden, so, also man muss ja immer noch so seine, seine Grenzen aufbauen.
>
> I: Hm. Warum muss man das machen? Oder warum würdest Du das tun?
>
> P: Naja, falls wirklich mal irgendwie, dass die Patientin schwerer erkrankt, ne, damit man hinterher noch so den Abstand hat. Also dass man dann auch nicht soviel mit nach Hause nimmt. KE4

Begleitung und Bewältigung sind nach vorne gerichtet, Komplikationen oder Verschlechterungen bremsen oder erschweren diesen Weg.

> Und die kommen auch nach zwei, drei Jahren nochmal wieder und sagen »hallo, hier bin ich, mir gehts noch gut«, ne, wenns denn sich solang, wenn sie mit nem Rezidiv kommen, ist natürlich anders, dann fängt man sie auch immer wieder auf, ist schon schwer. KE1

Obwohl sich die Kompetenz und die hilfreiche Unterstützung der Pflegenden auch in einer gelingenden Begleitung im Sterben und bis zum Tod der Patientin zeigt, wird die Zufriedenheit der Pflegenden vor allem durch die erfolgreiche Behandlung beeinflusst.

> P: Wann ich zufrieden bin?
>
> I: Hm. In Bezug auf diese Patientinnen?
>
> P: Auf diese Frauen. Wenn die weggeht, entlassen werden und ich habe den Eindruck sie haben sich jetzt damit abgefunden, mit der Diagnose und ich glaube, dass sie da jetzt auch mit leben können. – (....................) – und sie nicht in vierzehn Tagen oder sieben Monaten wieder da sind, weil ein neuesRezidiv da ist. KC2M

Demnach bestimmen nicht nur Beziehungsaspekte wie Vertrauen oder Nähe, sondern oft auch Krankheitsaspekte wie Rezidivfreiheit und Überleben die empfundene Qualität der Beziehung.

4.1.4.4 Beziehungskonkurrenten

Angehörige haben für die betroffenen Frauen häufig eine existentiell wichtige Funktion als Unterstützung und Beistand. Sie sind diejenigen, die die Patientin kennen und ihr nahe stehen. Je nach Pflegeverständnis schließt die helfende Beziehung, die die Pflegenden anstreben, die Angehörigen mit ein.

> (…) man weiß auch ganz viel über die Familie, über die Angehörigen, weil man halt hier in die Pflege die Angehörigen mit einbezieht, weil da schon drauf geachtet wird, warum ist der Ehemann jetzt so aggressiv oder warum ist die Frau jetzt traurig, oder warum kommen die Kinder nicht zu Besuch, oder so, weil das ja grad bei solchen Frauen wichtig ist, dass die, dass das Umfeld harmonisch ist, für die Heilung, sag ich mal. KE3

Für eine helfende Beziehung, die sich an den Bedürfnissen der Patientin orientiert, werden gelegentlich auch die Einschätzungen und Erfahrungen anderer an der Behandlung Beteiligten wertgeschätzt.

> Und dann eine bessere hm – ich denke mal, wir brauchen ein viel besseres Zusammenarbeiten zwischen Ärzten und Pflegenden, dass man sich auch wirklich regelmäßig mal hinsetzt und auch das Ganze mal bespricht, dass eben auch zum Teil vielleicht auch wirklich die Sozialarbeiter dabei sind, eben auch wir von der Pflege, die Ärzte, und dass man das richtig an Fallbeispielen auch bespricht. Also das gibt's bei uns eigentlich gar nicht so. Also ich denke, dass das wirklich wichtig wäre, um eben auch so viel wie

möglich über den Patienten sammeln zu können, dass jeder auch seine eigenen Erfahrungen mit einbringt, um so auch eben wirklich individuell am besten abschätzen zu können, was der Patient an sich braucht. KB5C

Überwiegend aber lässt die unbedingte Ausrichtung auf eine gut funktionierende Beziehung zu der Patientin andere mögliche Gesprächspartner gar nicht gelten. Pflegende sehen sich dann als die einzigen oder wichtigsten Personen an, denen die Aufgabe der helfenden Beziehung zukommt. Angehörige werden in so einem Verständnis als störend oder als Konkurrenz empfunden.

Ja, viele lassen dann, also wenn's eine große Familie ist, wenn wirklich viel, wenn das sehr innig ist, das Verhältnis auch, dann kommt man oft auch gar nicht dazwischen. Also das – wenn man dann fragt, ob die irgendwie Hilfe benötigen oder ein Gespräch möchten oder irgendwas und, dann hab ich es eigentlich auch schon öfters erlebt, dass man einfach nur, nee brauch ich nicht und wir haben, oder ich hab meine Familie und das genügt mir, also mehr Hilfe brauch ich dann nicht, oder, weiß ich, wir haben ja dann auch die Seelsorge oder so, wo wir dann fragen, ob da jemand mal kommen soll oder so. (........) nee, brauchen wir nicht. Also, dem ist dann, die Familie reicht denen dann aus. Da kommt man dann auch schlecht irgendwo in ein Gespräch rein. KC3M

Auch andere Berufsgruppen, speziell die Mediziner, werden als beziehungsstörend empfunden, wenn sie differierende Gesprächsstrategien und -ziele verfolgen, die den eigenen Intentionen entgegenstehen oder (negative) Auswirkungen auf die eigene Kontaktgestaltung mit der Patientin haben. Wenn Ärzte zum Beispiel mit der Patientin nicht offen oder einfühlsam genug über die Diagnose oder Prognose der Erkrankung sprechen, hat das Konsequenzen für die Pflegenden. Diese finden sich dann häufig in besonders belastenden Situationen mit den Patientinnen wieder.

(...) und wir ärgern uns dann oft über unsere Ärzte, weil die sind dann nicht so ehrlich, ich denke, wenn die die Frauen in den Gesprächen anders vorbereiten würden, in der palliativen Situation, die könnten auch lenken, n bisschen, und die die geben halt immer bis zum Schluss gehen die, mit mit Medikamenten, und dann hab ich noch was und ich zauber noch ein bisschen und sobald se dann nicht mehr zaubern können, lassen die das Pflegepersonal damit alleine, das ist dann immer nett (lacht), ja ist wirklich so, hm. KE3

Eine exklusive Patientin-Pflegende-Beziehung birgt nicht nur die Gefahr der Frustration, wenn diese Beziehung nicht funktioniert, sondern schließt auch andere Personen als Unterstützungsressourcen für die Patientinnen aus.

4.1.5 Konsequenzen

Sich auf eine wie auch immer geartete Beziehung (emotional nah, vertrauensvoll, fragmentiert, usw.) zu der Patientin einzulassen, ist für die Pflegenden mit vielfältigen Anstrengungen verbunden. Sie müssen dafür unter Umständen viel Zeit aufbringen, Nähe zulassen oder abwehren, sie müssen Leiden und Sterben mit ansehen, Kummer und Angst der Patientinnen aushalten und sich zum Teil hilflos und überfordert fühlen. Das kann zu enormen *Belastungen* führen. Diesen Belastungen stehen aber auch positive Aspekte gegenüber. Diese zeigen sich für die Pflegenden in der *Realisierung ihrer pflegerischen Ziele*, das heißt, wenn es ihnen gelingt, eine vertrauensvolle, helfende Beziehung zu einer Patientin aufzubauen und zu gestalten, dann sehen sie sich am Ziel ihrer Bemühungen angelangt.

4.1.5.1 Beziehung als Last

Die belastenden Aspekte des Beziehungshandelns fallen für die Pflegenden vor allem dann ins Gewicht, wenn sie nicht durch positive Erlebnisse oder durch Möglichkeiten der Entlastung, zum Bespiel im Rahmen von Supervisionen, aufgehoben oder wenigstens gemildert werden können. Dann begleiten sie traurige oder psychisch anstrengende Eindrücke bei der Arbeit und machen ihnen ihre Grenzen deutlich.

> Aber es ist, es ist jetzt nicht so wie gesagt, dass ich jetzt Tag und Nacht dann daran denke, das jetzt nicht, aber, trotzdem so manche Situationen, da kommen halt gewisse Bilder immer wieder hoch und die hast Du dann halt auch immer vor Dir, und ich glaub, das vergisst man halt einfach auch nie. Also so manche Situation die hab ich noch so bildlich vor Augen, als wär's gestern gewesen, ja muss ich ehrlich so sagen, also ich weiß auch, dass das wahrscheinlich nicht richtig ist, aber man kann das nicht abstellen, ne, also grad so negative Sachen halt, die haste halt mehr noch so vor Augen ne, wenn irgendwas Trauriges war, dass Du dann wirklich so das Bild von der Patientin vor Augen hast und die Situation noch weißt. KE2

In den Erzählungen der Interviewten dokumentieren sich an vielfältigen Stellen die zum Teil enormen Belastungen, die für die Pflegenden aus dem Umgang mit krebskranken Frauen resultieren. Diese Belastungen zeigen sich in psychischen Stress-Reaktionen wie Erschöpfung, sozialem Rückzug und der Unfähigkeit, abzuschalten. Auch in den Schilderungen der Entlastungsversuche, die die Pflegenden unternehmen, wird deutlich, wie sehr die Pflege von krebskranken Frauen die psychischen Ressourcen der Pflegenden beansprucht bzw. wie viel Anstrengung nötig ist, um die eigene seelische Gesundheit aufrecht zu erhalten.

> Mal kann man mit dieser Erkrankung von den Patienten ganz gut umgehen, man nimmt das nicht mit nach Hause. – Ich kann mich persönlich schnell abreagieren. Irgendwie hab ich das wahrscheinlich gelernt über die Jahre. Und wir haben auch ein Haustier, und das Tier gibt mir viel. Für mich persönlich. Ich mach meine Naturgänge jeden Tag, jeden Mittag, und dann bau ich alles ab. Das ist für mich das Beste, man darf es nicht mit nach Hause nehmen, sag ich immer wieder. Da wird man selber psychisch krank. KA2M

Ob und wie sehr die Beziehung zur Last wird, hängt auch damit zusammen, welche Priorität ihr zugeschrieben wird oder wie realistisch oder überhöht die Möglichkeiten einer helfenden Beziehung eingeschätzt werden. Während das Ziel der medizinischen Behandlung in der Heilung der Patientinnen besteht, verstehen die Pflegenden ihre Aufgabe primär in der Begleitung und Unterstützung der Patientin, damit diese trotz Einschränkungen oder Beeinträchtigungen, die durch die Behandlung oder die Erkrankung selbst entstehen, die alltäglichen Dinge des Lebens verrichten kann. Eine gute pflegerische Beziehung bemisst sich in diesem Verständnis nicht an dem Genesungszustand der Patientin, sondern daran, wie sehr es gelungen ist, der Patientin hilfreich zur Seite zu stehen.

> Ja, dann, dann weiß ich eben, gut. Ja. Hab einiges für die getan, und, aber ein Patient kann nicht immer zufrieden sein, und muss auch nicht. Aber vom, aus meiner Sicht, mehr kann ich nicht für ihn tun. Und ich bemühe mich, alles im Guten zu tun, und mehr kann ich nicht machen. KA2M

Für eine entlastende Beziehungsgestaltung scheint es unabdingbar zu sein, die damit verbundenen pflegerischen Ziele und Möglichkeiten stets zu reflektieren und auch die Grenzen und Überforderungen anzuerkennen.

4.1.5.2 Beziehung als Realisierung von Pflege-Zielen

Für diejenigen, die in der Entwicklung und Gestaltung einer helfenden Beziehung zu der Patientin den wesentlichen Teil ihrer Arbeit sehen, stellt eine gelungene, weil vertrauensvolle und nahe Beziehung zu der Patientin, die Verwirklichung ihrer pflegerischen Ziele dar. Diese äußert sich in der *Zufriedenheit* der Pflegenden mit der eigenen Arbeit und in dem Gefühl der *Bestätigung*, der Patientin geholfen zu haben.

> Und am nächsten Tag bei der Visite hat sie dann auch wirklich gesagt, ja, und Schwester Elisabeth war gestern ja so nett, und das hat mir wirklich geholfen, und das ist für einen selber natürlich auch gut, wenn dann so ein Feedback kommt, ne? Also dann merkt man schon, es macht Spaß, und man geht dann halt auch auf den Nächsten halt wieder ganz anders zu, wenn man gemerkt hat, es hat wirklich was gebracht, ne? KA4C

Für die Pflegenden ist auch *das Wohlergehen der Patientin* und eine erfolgreiche Auseinandersetzung mit der Erkrankung eine Auswirkung ihrer Beziehungs-Arbeit, weil sie das Gefühl haben, mit ihrer helfenden Beziehung zum positiven Verlauf der Krankheitsverarbeitung beigetragen zu haben.

> (…) man kann den Patienten einfach Ideen mit auf den Weg geben, Ratschläge und sie einfach halt unterstützen, dann halt sich so das Leben mit der Erkrankung zu gestalten und wenn das natürlich klappt und wenn sone Patientin dann halt sagt: ja das hat mir wirklich sehr sehr gut getan, natürlich, dann freut man sich auch, dann bestätigt einem das, dass man das, was man, was man halt hier tagtäglich macht, dass es den Patienten auch hilft und gut tut. Grad halt mit dieser Brustkrebserkrankung. KE2

Die Fokussierung auf eine gut gelingende Beziehung zu den Patientinnen birgt allerdings auch die Gefahr, enttäuscht zu sein oder das Gefühl zu haben, ein wesentliches Pflegeziel zu verfehlen, wenn sich Patientinnen den Beziehungsbemühungen der Pflegenden entziehen oder dieser Beziehung nicht denselben Stellenwert beimessen, wie die Pflegenden es bisweilen tun.

Bemerkenswert ist auch, dass die Interviewten, obwohl sie davon ausgehen, dass eine vertrauensvolle Beziehung zu einer Pflegenden für die Patientinnen wichtig und ihnen auch ein Bedürfnis ist, scheinbar wenig darüber nachdenken, was eine nicht zustande kommende oder eine nicht gelingende Beziehung für die Patientin für Konsequenzen hat. Wenn sie selbst mit einer Patientin nicht zurechtkommen, delegieren sie die Beziehungsgestaltung an andere. Was bedeutet es aber für eine Patientin, wenn sie mit der Pflegenden, die sie betreut, nicht zurechtkommt? Welche Möglichkeiten einer hilfreichen Unterstützung bieten sich ihr dann noch? Negative Konsequenzen für die Patientin aus einer nicht gelungenen Beziehung scheint es aus der Perspektive der Pflegenden nicht zu geben.

4.1.6 Fazit

Pflegende und Patientinnen kommen im Krankenhaus unweigerlich in Kontakt miteinander. Die pflegerische Versorgung und Betreuung von kranken Menschen beinhaltet sowohl Verrichtungen und Unterstützungs-Techniken, die körperliche Berührungen erforderlich machen, zum Beispiel bei der Körperpflege oder der Bewegungsförderung, als auch Interaktionen auf kognitiver und emotionaler Ebene, zum Beispiel bei Beratung oder Beistand. Doch ein bloßes Zusammentreffen oder eine zufällige oder geplante Begegnung mit Patientinnen ist im Selbstverständnis von Pflegenden oft nicht ausreichend für eine gelingende Pflege. Sie streben eine *gute* Beziehung zu Patientinnen an, die als Grundlage und Voraussetzung pflegerischen Handelns unverzichtbar erscheint.

Pflegende, die Brustkrebspatientinnen während der stationären Behandlung im Krankenhaus betreuen, sehen ihre vorrangige Aufgabe darin, die Frauen zu begleiten. Sie verstehen die Erkrankung und die Abfolge verschiedener Behandlungsschritte als einen Weg, den die Patientinnen zu gehen haben. Dieser Weg durch die Erkrankung ist für die betroffenen Frauen oft ein beschwerlicher und angstvoller Weg. Sie fühlen sich hilflos dieser Krankheit ausgeliefert und befürchten, sie womöglich nicht zu überstehen. Die Pflegenden begreifen ihre Hilfe als Begleitung, als ein Mitgehen auf diesem Weg.

Die Beziehungsaufnahme und -gestaltung sind jedoch nicht voraussetzungsfrei. Vielmehr müssen sowohl Pflegekraft als auch Patientin beziehungsoffen sein. Das bedeutet für die Pflegekraft, dass sie bereit sein muss, sich auf eine Begegnung mit der Patientin einzulassen und aufmerksam die Bedürfnisse der Patientin wahrzunehmen. Aus der Perspektive der Pflegenden zeigt sich die Beziehungsbereitschaft der Patientin darin, dass sie der Pflegenden vertrauensvoll ihre Sorgen und Ängste offenbart und in der Lage und bereit ist, über die Erkrankung zu sprechen. Patientinnen, die sich scheinbar nicht mit ihrer Erkrankung auseinandersetzen wollen oder die sich für die emotionale Unterstützung auf ihren Familien- und Freundeskreis stützen, statt sich den Pflegenden anzuvertrauen, werden als schwierig empfunden. Denn die als verschlossen wahrgenommenen Patientinnen bieten den Pflegenden kaum Ansatzpunkte für eine hilfreiche Unterstützung. Daher wird von den Pflegenden zum Teil sehr viel Energie darauf verwandt, die Patientin zu öffnen, um eine hilfreiche Beziehungen herzustellen und aufrecht zu erhalten.

Die Beziehung zur Patientin hat im pflegerischen Selbstverständnis Pflegender einen unterschiedlich hohen Stellenwert. Dieser bewegt sich zwischen den Polen Professionalität und Mensch sein. Während Professionalität häufig verstanden wird als das Mindestmaß an beruflichen Anforderungen, die an eine Beziehungsgestaltung geknüpft sind, wird eine Beziehung, in die sich die Pflegekraft *als Mensch* einbringt, gelegentlich als überhöht erscheinender Anspruch an eine Beziehungsgestaltung formuliert, der von den Pflegenden ein persönliches Engagement über die übliche pflegerische Versorgung hinaus einfordert. Zwischen diesen Polen existieren weitere Vorstellungen von der Relevanz pflegerischer Beziehungen, wie zum Beispiel der Beziehung als Arbeitsprogramm, als Angebot oder als Zufallsprodukt.

Das deutliche zu Tage treten der Beziehungsaspekte pflegerischen Handelns resultiert auch aus den vor allem psychisch beeinträchtigenden Folgen der Krebserkrankung für die betroffenen Frauen. Während übliche, *dem Pflegerischen* zugeordnete Tätigkeiten, wie das Messen von Vitalparametern, die Unterstützung bei der Körperpflege oder das Wechseln von Verbänden bei den meisten Brustkrebspatientinnen nur begrenzt erforderlich sind, fordern die psychischen Belastungsreaktionen der Patientinnen die Pflegenden geradezu dazu auf, ihr Augenmerk vor allem auf psychosoziale Aspekte zu lenken.

Die Pflegenden verfügen über unterschiedliche Strategien, um Beziehungen zu Patientinnen aufzunehmen und zu gestalten. Den besten Zugang zu der Patientin finden sie über Gespräche. Die Inhalte der Gespräche sind durchaus variationsreich. Sie reichen von ablenkenden alltäglichen Begebenheiten über persönliche und familiäre Angelegenheiten der Patientinnen bis zu tiefgehenden Gesprächen über Angst, Sterben und Tod. Nicht nur die Bereitschaft der Patientinnen, sich auf Gespräche einzulassen, sondern auch das Reden über ganz persönliche Dinge sind für die Pflegenden ein Gradmesser für das Gelingen einer guten Beziehung zu der Patientin. Die Pflegenden verfügen auch über die Fähigkeit, auf nichtsprachlicher Ebene einen Zugang zu der Patientin zu finden, indem sie für die Patientin da sind, das heißt sowohl körperlich als auch emotional präsent sind, zuhören, abwarten, die Hand halten.

Der zentrale Aspekt, in dem sich das Verständnis des pflegerischen Handelns dokumentiert, ist die Begleitung der Patientin auf dem Weg durch die Erkrankung. In dieser Begleitung nehmen die Pflegenden unterschiedliche Rollen ein. Sie verstehen sich als Lotsin, die die Richtung und das Tempo vorgibt, oder als jemand, der auf gleicher Höhe mitgeht und mitfühlt, der die Lasten der Patientin trägt oder teilt. Bisweilen fungieren Pflegende auch als emotional Unbeteiligte, die lediglich die Verantwortung für einen reibungslosen Behandlungsablauf tragen.

Da vor allem ein mitfühlendes Mitgehen mit der Patientin auch zur Überforderung der Pflegenden führen kann, entwickeln sie verschiedene Möglichkeiten der Distanzierung und Begrenzung. Das heißt, sie beschränken ihr persönliches Engagement auf die Bereiche, für die sie sich zuständig sehen oder sie delegieren die Beziehungsgestaltung an Kolleginnen.

Viele äußere Rahmenbedingungen machen es den Pflegenden oft schwer, Beziehungen einzugehen und aufrechtzuerhalten. Zu diesen Bedingungen zählt das eingebunden Sein in einen institutionellen Kontext. Eigene Arbeitsschwerpunkte konkurrieren häufig mit Anforderungen, die sich aus der Zusammenarbeit mit anderen Berufsgruppen ergeben. Diese interprofessionelle Kooperation wird selten als hilfreich, meistens als störend erlebt. Zudem erleben die Pflegenden wenig Gestaltungsspielraum und berufliche Selbstbestimmung, um eigene Prioritäten gegenüber anderen durchzusetzen.

Auch die Tatsache, dass Pflegende überwiegend nur die erkrankte Person als Adressatin für ihre Unterstützungsangebote betrachten, beeinflusst das Beziehungsgeschehen. Die Exklusivität der angestrebten Beziehung zwischen Pflegekraft und Patientin schließt andere Personen als mögliche Ressource oft aus und birgt für die Pflegenden die Gefahr der Überforderung und Enttäuschung, wenn sich die Patientin der Beziehung entzieht.

Schließlich wirkt sich auch die Möglichkeit, dass Patientinnen an der Erkrankung versterben können, auf die Beziehungsgestaltung aus. Denn die Pflegenden streben mit ihrer Unterstützung vor allem eine positive Krankheitsverarbeitung der Patientin an. Der Erfolg ihrer Bemühungen wird nicht selten daran bemessen, wie gut es der Patientin gelingt, mit ihrer Erkrankung zu leben. Das Sterben der Patientin führt in diesem Verständnis kaum zu einer gelungenen Begleitung.

Das Mitgehen mit der Patientin auf dem Weg der Erkrankung ist für viele Pflegende ein zentraler Aspekt pflegerischer Arbeit. Wenn sich auf diesem Weg eine vertrauensvolle und emotional nahe Beziehung zu der Patientin entwickelt hat und die Pflegende dazu beitragen konnte, dass die Patientin sich aufgehoben, sicher, informiert und stark genug fühlt, um mit der Erkrankung zu leben, dann hat die Pflegende ihr Pflegeziel erreicht. Das Engagement der Pflegenden kann jedoch auch zur Belastung werden, wenn es ihr nicht gelingt, einen inneren Abstand zu wahren, die Möglichkeiten ihrer Unterstützung realistisch einzuschätzen oder für ihre eigene Entlastung zu sorgen.

4.2 Verschiedene Rollen einnehmen – Das Selbstkonzept der Pflegenden

Die Beziehung zwischen Pflegender und Patientin wird im Wesentlichen durch diese beiden Akteurinnen gestaltet. In der Interaktion nehmen Pflegende auf Grund ihres beruflichen Selbstverständnisses bestimmte Rollen ein und knüpfen Erwartungen an eine gelingende Beziehung zu den Patientinnen. In dem folgenden Kapitel wird untersucht, wie sich das berufliche Selbstverständnis der Pflegenden entwickelt und welche Faktoren über das individuelle Handeln und die persönlichen Relevanzsetzungen hinaus für die in der Berufsausübung erworbenen Dispositionen und angeeigneten Rollen im spezifischen Kontext der Pflege von Frauen mit Brustkrebs von Bedeutung sind. Zunächst werden die Aspekte dargelegt, die zur Entwicklung des Selbstkonzeptes beitragen. Darauf folgt eine Analyse der Inhalte des Selbstkonzeptes, das sich vor allem als ein Schwanken zwischen unterschiedlichen Rollen darstellt. Schließlich soll gezeigt werden, welche Funktionen das Selbstkonzept für die Pflegenden und die pflegerische Arbeit hat (siehe Abbildung 4: Selbstkonzept).

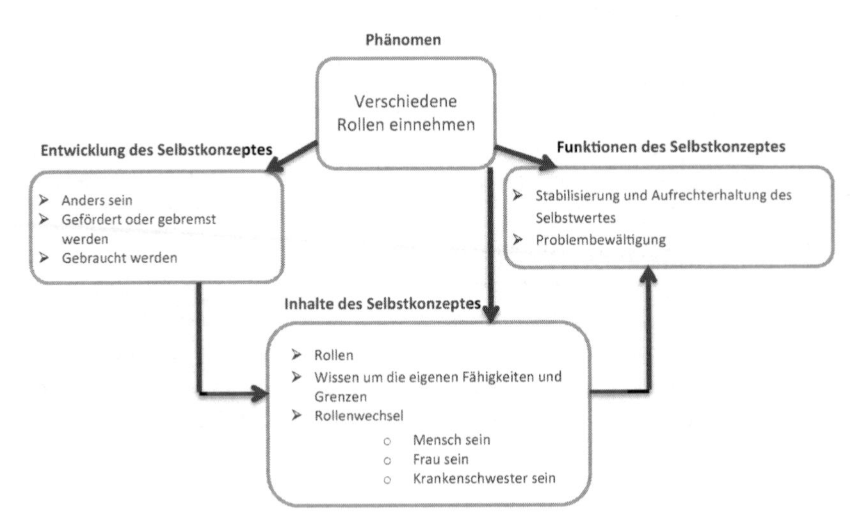

Abbildung 4: Selbstkonzept

4.2.1 Entwicklung des Selbstkonzeptes

Ein Faktor, der bei der Entwicklung des Selbstkonzeptes der Interviewten eine Rolle spielt, ist ihre berufliche Sozialisation. Diese spiegelt sich am ehesten wider in ihrem Pflegeverständnis, das heißt in der gelernten oder durch Erfahrung konstruierten Vorstellung von dem, was Pflege ausmacht und was Pflegende konkret tun. Das einmal erlernte Pflegewissen und das habitualisierte Pflegehandeln erfahren jedoch im Kontext der Versorgung von an Brustkrebs erkrankten Frauen Ergänzungen oder andere Schwerpunktsetzungen. Diese werden deutlich, wenn die Pflegenden zur Entwicklung ihres Selbstkonzeptes *Vergleiche* mit Berufskollegen und -kolleginnen und auch mit Professionellen anderer Berufsgruppen heranziehen oder ihre eigene Rolle und Tätigkeit mit denen anderer Professioneller kontrastieren.

Auch das *institutionelle Umfeld*, das Möglichkeiten der Weiterentwicklung in Form von Fortbildung und Qualifizierungen fördert oder hemmt, kann als Einflussfaktor für die Entwicklung des Selbstkonzeptes gelten. Im Kontext der Versorgung von brustkrebskranken Frauen wird von den Interviewten schließlich auch die *Erwartungshaltung der Patientinnen* als ein wesentlicher Faktor für die Entstehung ihres Selbstkonzeptes angesehen.

4.2.1.1 Anders sein – kontrastierende Vergleiche

Die selbstbezogene Wahrnehmung der Interviewten entsteht häufig über den Vergleich mit Berufskolleginnen anderer Stationen. Diese Vergleiche können sowohl zu einem positiven als auch zu einem negativen Selbstbild führen.

Ein Teil der Interviewten empfindet die eigene Arbeit als etwas Außergewöhnliches, das sich von der Arbeit auf anderen Stationen abhebt. Schon alleine die Tatsache, dass diese anderen Stationen als *normal* wahrgenommen werden

> Es ist ein ganz anderes Arbeiten wie auf ner normalen Station. KE1

die eigene Station demnach als etwas Besonderes, betont die speziellen Herausforderungen und Anforderungen, die an die Pflegenden gerichtet werden, die auf ihrer Station brustkrebskranke Frauen zu betreuen haben. Das Besondere der eigenen Station resultiert vor allem aus der Notwendigkeit psychosozialer Betreuung und den damit erforderlichen Fähigkeiten der Pflegenden, eine tragfähige Beziehung zu den Patientinnen einzugehen. Damit verbunden ist ein erweitertes Kompetenzprofil, das die *normalen* Fähigkeiten einer Pflegekraft mit Kommunikations- und Empathiefähigkeit ergänzt und sie somit zu Expertinnen für die Pflege von Frauen mit Brustkrebs macht. Es ist vor allem die Abgrenzung der eigenen Tätigkeit von der Pflege, die auf anderen Stationen geleistet wird, die erkennen lässt, dass die Pflegenden sich Fähigkeiten zuschreiben, die über das *Übliche* hinausgehen.

> Also Pflege ist für mich: ich geh durch morgens, ich mache die Betten, schmeiß die Patienten um Punkt sieben Uhr raus, mach die Betten, leere die Drainagen, wechsel den Verband, mess Temperatur, Blutdruck und Puls, geb denen ihre Fraxiparin-Spritze und das, das ist normale Pflege auf ner chirurgischen Station, so. Aber da fehlt irgendwie immer das Gespräch, man unterhält sich zwar mit den Patienten, aber absolut oberflächlich, und bei uns ist das anders, man beobachtet die Frau schon ganz genau, so in ihren Reaktionen, dass man merkt, Mensch, die die kippt jetzt gerade, die kehrt grad so in sich, da da muss man sich mal Zeit lassen in dem Zimmer und mal ein bisschen genauer kucken, und das, so, so, das ist halt wichtig, aber das ist jetzt halt, das hat sich alles in den letzten Jahren so entwickelt, und auch halt mit diesen ganzen Zusatzausbildungen, die man da machen kann, gerade bei diesen Ausbildungen ist das oft so, dass man denkt, ja genau, so, dass dass allen son Licht aufgeht, sag ich jetzt mal, ne, ja (lacht).KE3

Diesen Expertenstatus, der unter anderem durch ihre besondere Empathiefähigkeit zum Ausdruck kommt, konstatieren einige Interviewte auch als Überlegenheit gegenüber den Medizinern, die noch nicht wie sie gelernt hätten, mit Fingerspitzengefühl und Verständnis auf die Patientinnen zuzugehen.

> (…) dass von den Medizinern da auch einer mal drauf eingeht, eingeht, nicht nicht dahingeht und dann den großen Zampano macht und ich mach ja und ich hab ja und ich tue ja, sondern wirklich auch mal einfühlsam da dran geht. Ich denke, da kann man

> mehr mit erreichen, als wenn ich dann noch da hingeh und sag: aber jetzt lassen Sie das bitte. Das das bringt nichts, das das geht, das ist ein Schuss der nach hinten losgeht, ne. Und die die Mediziner die sind noch nicht soweit, wir haben zwar schon gutes Verhältnis, ja, wir arbeiten schon super Hand in Hand zusammen, aber da fehlt dann doch so ein bisschen das Fingerspritzengefühl (...).KE1

Ein anderer Teil der Interviewpartnerinnen konstruiert über Vergleiche ein Selbstkonzept, das durch Defizite gegenüber anderen Kolleginnen oder Berufsgruppen gekennzeichnet ist. Diese Interviewpartnerinnen schätzen sich weniger kompetent ein als zum Beispiel die Mediziner oder Psychologen. Sie betonen häufig ihre Grenzen, die sowohl in den eigenen, eingeschränkten Fähigkeiten begründet sind als auch in ihren engen Zuständigkeitsbereichen.

> (...) wir können ja auch gar nicht so viel sagen, über Heilungschancen, alles, was die dann wissen wollen. Das geht ja auch gar nicht. Wir wissen ja gar nicht, wie der Befund jetzt ausgefallen ist, und das ist ja auch nicht unsere Aufgabe. Ich denke, da setzt man sich ja eher mit ins Fettnäpfchen, auf so was. KA5C

Die Tatsache, dass es einigen Interviewten gelingt, durch Vergleiche mit anderen zu einer positiven Selbstwahrnehmung zu gelangen, während ein Teil der Interviewten dadurch vor allem auf die eigenen Defizite blickt, ist bemerkenswert. Einen Hinweis auf eine mögliche Erklärung liefert der Blick auf die Kontextdaten der Interviewten. So stammen die »positiven« Selbstbewertungen durchgängig von Kolleginnen einer Station. Es mag also durchaus mit der spezifischen Kultur dieser Station zu tun haben, dass diese Pflegenden sich und ihre Station als etwas Besonderes wahrnehmen.

4.2.1.2 Gefördert oder gebremst werden – umfeldspezifische Einflüsse

Die Entwicklung des Selbstkonzeptes unterliegt auch umfeldspezifischen Einflüssen. In den Interviews wird deutlich, dass ein Teil der Pflegenden in Institutionen arbeitet, die die Entwicklung und den Kompetenzzuwachs ihrer Mitarbeiterinnen fördern und Raum geben für die Entfaltung dieser Kompetenzen. Diese Unterstützung wirkt sich positiv auf das Selbstkonzept der Pflegenden aus. Denn diese fühlen sich in der Ausübung ihrer Tätigkeit sicher und arbeiten bereitwillig daran, sich stetig zu weiterzuentwickeln und Neues zu lernen.

> Also, das ist im Moment so mit Fortbildungen, letztes Jahr war auch eine Fortbildung: wie sprechen sie eigentlich mit mir, da ging es so um Kritikmanagement, Beschwerdemanagement, wie rede ich mit Patienten, die, ja, halt erkrankt sind, eine bösartige Erkrankung haben. Und die hab ich auch besucht und das hat mir wirklich viel geholfen. Also so was finde ich natürlich dann wirklich, also so was hilft wirklich, sehr, mhm. KA4C

Auf der anderen Seite gibt es auch Interviewpartnerinnen, die diese Unterstützung nicht erfahren. Ihr institutioneller Kontext ist eher dadurch geprägt, Weiterentwicklung zu blockieren und bei den Pflegenden damit ein Gefühl des Ungenügens auszulösen.

P: (…) Da hat die sich aber sehr eingesetzt, unsere Pastorin. Und das war dann eben sehr schön, die hat dann auch mal einen Nachmittag bei ihr verbracht und nur mit ihr gespielt, Mensch ärger dich nicht oder so. Aber das sind so Sachen, die können wir einfach nicht leisten. Und von daher ist es eine Unterstützung für uns. Und für die Patienten natürlich auch. Die haben ihre Ausbildung nämlich auch, und das ist ja etwas, was uns fehlt, also die haben eine Gesprächstherapieausbildung.

I: Sie würden sagen, dass Ihnen das fehlt oder dass …

P: Ja.

I: … Sie das bräuchten.

P: Ja, das wäre sicher sehr hilfreich. Wir haben da mal reingeschnuppert vor ein paar Jahren, und es ist wirklich manchmal hilfreich, ja.

I: Also Sie meinen mit Gesprächstherapie auch wenn eine wirkliche …

P: Ich meine also wirklich, nicht Gesprächstherapie in dem Sinne, sondern wirklich zuhören lernen, raushören, was der Patient jetzt eigentlich möchte, einfach mit den nonverbalen und verbalen Sachen umgehen lernen. Weil das ist nicht ganz so einfach.

I: Und Sie haben nicht die Möglichkeit, das auch zu lernen.

P: Hm, jein. Es wäre dann eine Weiterbildung, und Weiterbildungen jetzt bei unserem Personal, ähm, ich glaube nicht, dass das Haus das akzeptieren würde.

I: Ach so.

P: Ne, und dann müsste man ja auch wieder Freiraum schaffen für denjenigen, der da äh die Ausbildung hat, um eben auch so ein bisschen Raum zum Arbeiten zu geben.

I: Damit Sie das ausprobieren können oder anwenden können?

P: Ja, genau, ne? Also es nützt ja nichts, wenn ich meine Ausbildung habe und dann im Alltag irgendwo das untergeht. KB2C

Es stellt sich die Frage, inwieweit nicht auch umgekehrt das Selbstkonzept der Pflegenden dazu führt, dass sie sich entweder sehr aktiv oder gar nicht um Weiterentwicklung oder Kompetenzzuwachs bemühen. Es ist zu vermuten, dass engagierte, wissbegierige Pflegende eine berufliche Weiterentwicklung sicher weit mehr anstreben, als die Pflegenden, die ihren eigenen Handlungsspielraum als sehr begrenzt wahrnehmen. Möglicherweise sind die als Begrenzungen wahrgenommenen institutionellen Rahmenbedingungen gar nicht so unveränderlich, wie sie von einigen Interviewten geschildert werden, sondern eher Ausdruck einer verinnerlichten Hierarchie, die von wenig veränderungsbereiten oder mit geringem Selbstvertrauen ausgestatteten Pflegenden wenig hinterfragt oder sogar aufrechterhalten wird.

4.2.1.3 Gebraucht werden –Fremderwartungen

Viele der Interviewten sehen sich in einer für die Patientin absolut wichtigen Funktion. Sie sind diejenigen, die die Patientin durch den Krankheitsprozess begleiten, die sie auffangen, tragen und schützen (s. auch »Beziehungskonkurrenten«). Die Pflegenden leiten ihre Unterstützungsleistung aus den wahrgenommenen Bedürfnissen der Patientin ab.

> I: Hm. Was brauchen die Patientinnen?
>
> P: Viel Zeit von uns. Um zu sprechen bzw. verstehen. Sich Zeit nehmen für die Leute, sich auch mal hinsetzen können. Einfach denen zuhört oder was die erzählen wollen auch wenn's über was ganz anderes ist. Die brauchen einfach jemanden der Zeit für sie hat. KC2M

Die Bedürfnisse der Patientinnen nach emotionaler Entlastung und Ermutigung, Sicherheit und Schutz, nach Information und Aufklärung und praktischer Hilfe werden als Anlass pflegerischen Handelns aufgefasst und auch stark mit der Person der Pflegenden verbunden. Sie ist es, die gebraucht wird, um zu sprechen, die zuhören kann und den Patientinnen damit hilft, die Krankheit zu verarbeiten.

Die Fremderwartungen bilden einen Kontrast zu den Eigenerwartungen der Interviewten, die sich hauptsächlich in ihrem verrichtungsorientierten Pflegeverständnis zeigen. Einige Pflegende greifen diese Erwartungen auf und integrieren die damit verbundenen Aufgaben in ihre pflegerische Arbeit und die damit verbundene Rolle in ihr Selbstkonzept.

4.2.2 Inhalte des Selbstkonzeptes

Das Selbstkonzept enthält Informationen darüber, wie sich die Interviewten wahrnehmen und bewerten und welche Fähigkeiten sie sich zuschreiben. Einen zentralen Inhalt des Selbstkonzeptes bilden die *unterschiedlichen Rollen*, die sie einnehmen. Darüber hinaus beinhaltet das Selbstkonzept auch Beschreibungen des *Kompetenzerlebens* der Interviewten.

4.2.2.1 Die Rollen

Menschen sind in der Lage, je nach Kontext unterschiedliche Rollen einzunehmen. Im Kontext der Versorgung und Pflege von Frauen mit Brustkrebs erscheint es den Pflegekräften angebracht zu sein, je nach Anforderung in verschiedene Rollen zu wechseln.

Pflegende sein – Das berufliche Selbstverständnis

Das Pflegeverständnis der interviewten Pflegekräfte erscheint stark verrichtungsorientiert und fast ausschließlich ausgerichtet auf körperbezogene Unterstützungsaufgaben. Gefragt danach, was sie unter Pflege verstehen, zählen sie häufig Tätigkeiten wie Betten machen oder die Kontrolle von Vitalzeichen und vieles mehr auf.

> Also Pflege ist für mich: ich geh durch morgens, ich mache die Betten, schmeiß die Patienten um Punkt sieben Uhr raus, mach die Betten, leere die Drainagen, wechsel den Verband, mess Temperatur, Blutdruck und Puls, geb denen ihre Fraxiparin-Spritze und das, das ist normale Pflege auf ner chirurgischen Station, so. KE3

Dieses Pflegeverständnis ist eng gekoppelt an die Vorstellung von einer pflegebedürftigen Patientin, die wegen körperlicher Einschränkungen wenig selbständig ist und viel Unterstützung benötigt. Pflegebedürftigkeit wird in diesem Verständnis abgeleitet aus dem Umfang und der Schwere der körperlichen Beeinträchtigung, die z. B. eine Operation nach sich zieht. Diese Beeinträchtigungen stehen jedoch bei Patientinnen mit Brustkrebs selten im Vordergrund.

> Meistens sind die auch teilweise selbstständig, ne? Das ja auch kein großer pflegerischer Aufwand teilweise, wenn die Drainagen haben oder – leichte Bewegungseinschränkungen mit dem Arm, dass man die auch ein bisschen unterstützt oder zuredet, was sie machen dürfen und was nicht, und eigentlich sind die immer sehr pflegeleicht diese Patienten. Weil das ja kein tiefer Eingriff ist, wie jetzt ein Bauchschnitt oder sonst was, ne? KA3C

Während das Fehlen »klassischer« Pflegebedürftigkeit die Brustkrebspatientinnen für einige Pflegende zu wenig unterstützungsbedürftigen und *pflegeleichten* Patientinnen macht, sehen andere Interviewpartnerinnen genau darin die Herausforderungen der Pflege von brustkrebskranken Frauen, die nämlich viel mehr und vor allem auf psychische Belange ausgerichtete Hilfestellungen erforderlich macht. Erstaunlicherweise wird aber auch von den Pflegenden, denen die psychosoziale Unterstützung der Patientinnen ein großes Anliegen ist, dieser Aspekt nicht *dem Pflegerischen* zugeordnet.

> I: Wie würdest Du denn Deine Aufgaben hier beschreiben, als Krankenschwester auf der Station, was musst Du da alles machen?
>
> P: Ja, zum einen Teil ist natürlich das Pflegerische hier.
>
> I: Was ist das? Also dass Du einfach mal erklärst, was Du damit meinst.

P: Mh. Also zum Beispiel jetzt, zu OP vorbereiten, nach OP die Versorgung, ähm, Assistenz bei den Untersuchungen, was die Ärzte machen und die andere Seite ist natürlich hier auch, ähm, na psychologisch will ich das jetzt nicht nennen, aber die seelisch halt zu betreuen, die Patienten. KE4

Ein so eingeschränktes Verständnis von Pflege lässt sich am ehesten darauf zurückführen, dass die Interviewten sich weder durch ihre Ausbildung noch durch Arbeitseinsätze auf anderen Stationen ausreichend darauf vorbereitet sehen, Patientinnen auch psychosozial zu unterstützen. Erst die tagtägliche Auseinandersetzung mit den Belangen von brustkrebskranken Frauen bringt sie zu der Einsicht, dass für diese Patientinnen eine pflegerische Unterstützung im herkömmlichen Sinne nicht ausreichend ist. Vermutlich hat auch die Bildung von Brustzentren, in denen fast ausschließlich Patientinnen mit Brustkrebserkrankungen behandelt werden, durch die Konzentration auf nur eine Erkrankung die psychosozialen Aspekte dieser spezifischen Krankheit mehr in den Fokus rücken lassen.

(…) Brustkrebs, das lief so nebenher. Also so wie, ne, da lag halt ein Brustkrebs neben ner Frau, die die ähm, die halt grad ihr Baby verloren hat in der achten Schwangerschaftswoche, also die Frauen lagen alle gemischt, das war überhaupt nicht spezialisiert, also alles gynäkologisch lag da durcheinander, so. KE3

Das in den Interviews zu Tage tretende herkömmliche Pflegeverständnis kann also als wenig hilfreich für die Betreuung von Frauen mit Brustkrebs angesehen werden.

Mensch sein – die emotionale Seite

Die menschliche Seite der Pflegenden wird häufig als Ergänzung oder sogar als Gegenpart zur professionellen Rolle gesehen (s. auch »Beziehung zwischen Professionalität und Mensch sein«). Wie gezeigt werden konnte, reichen die Aufgaben, die im Pflegeverständnis der Interviewten zu ihrer Rolle als Pflegekraft gehören, nicht aus, um den erkrankten Frauen auch emotional und beratend zur Seite stehen zu können. Einige Interviewte sehen sich daher aufgefordert, sich auch *als Mensch* einzubringen. Während die professionelle Rolle häufig so verstanden wird, dass sie sich durch eine nötige emotionale Distanz zu den Patientinnen auszeichnet, charakterisiert die Rolle des Menschseins vor allem das Einschließen und ausdrückliche Einbringen von emotionaler Nähe.

Es wär' ganz schön mich persönlich auszugrenzen aus dieser Emotionalität, sag ich jetzt mal. Weil ich ja auch den Hintergrund der Frau dann irgendwann kenne und ich das dann auch furchtbar traurig finde, mit der Familie da und so. Dann fällt es mir schwer mich … professionell pflegerisch zu reagieren. Und irgendwie Sicherheit oder

> sonst irgendwas zu vermitteln. Da kann ich auch nur Mensch sein. Ob das dann manchmal hilft, weiß ich nicht. KC1M

Es gibt unterschiedliche Gründe dafür, dass die Pflegenden die emotionale Nähe zu den Patientinnen suchen oder zulassen. Vor allem in den Brustzentren, in denen die Interviewten eng eingebunden sind in den Diagnoseprozess, erleben sie die existentielle Bedrohung der Patientinnen hautnah mit. Sie sitzen neben den Frauen, wenn der Arzt ihnen die vermeintlich tödliche Diagnose übermittelt und erleben die Reaktionen darauf sehr direkt.

> Es ist ein ganz anderes Arbeiten wie auf ner normalen Station, weil du den Patienten sehr sehr nahe kommst, das heißt, wenn du bei der Stanze schon dabei bist und hast dann dieses Diagnosegespräch anschließend, wo du den Patienten ja erklärst, dass die äh, dass es ein Mamma-Ca ist, dass es Krebs ist, musst die da dann schonmal auffangen (…). KE1

Im Verlauf der Behandlung, die in fast allen Fällen ja auch aus der teilweisen oder kompletten chirurgischen Entfernung der Brust besteht, erleben die betroffenen Patientinnen auch die Veränderung ihres Köpers als sehr einschneidend. Die Pflegenden sind oft diejenigen, die die Verbandswechsel durchführen und auch hier den Reaktionen der Patientinnen direkt begegnen und diese aushalten müssen. Gerade der Umgang mit den körperlichen Veränderungen erfordert von den Pflegenden viel Fingerspitzengefühl und Empathie.

> Ja die Brustpatienten, die brauchen, brauchen, ich sag mal, die brauchen einfach viel Liebe, die brauchen viel Fürsorge, weil die Brust ist ja hier bei uns in der heutigen Zeit ist ja auch ein Sexualaspekt bei, ne. Wenn du so kuckst, muss alles schön sein, muss alles nett sein (…). KE1

Die emotionale Beteiligung der Pflegenden hat nicht selten auch damit zu tun, dass sie realisieren, dass auch sie betroffen sein könnten. Brustkrebs als eine typische und häufige Krebserkrankung von Frauen könnte eben auch sie selbst treffen. Und anders als auf vielen anderen Stationen sind die Brustkrebspatientinnen häufig noch sehr jung, sodass die zum Teil ebenfalls jungen Pflegenden sich mit ihnen (bewusst oder unbewusst) identifizieren.

> Schwierig für mich finde ich immer, wenn die so jung sind, so in meinem Alter, bisschen älter. (…) Weil ich dann immer denke, wenn du die Diagnose jetzt kriegst, was, ne? Was würdest du dann machen. KA1M

Für die Pflegenden ergeben sich demnach eine ganze Reihe Gründe und Anlässe, mehr als nur professionell mit den erkrankten Frauen umzugehen.

Frau sein – die Geschlechterrolle

Es gibt in den Interviews eine Reihe von Hinweisen darauf, dass die Interviewten auch in ihrer Rolle als Frau agieren. Am ehesten zeigt sich die Wahrnehmung der Geschlechterrolle in Textpassagen, wo sich die Interviewten mit den erkrankten Frauen *identifizieren* oder zumindest erkennen, dass sie als Frau selbst auch von der Krankheit Brustkrebs betroffen sein könnten. Einen weiteren Hinweis liefern Textpassagen, in denen über die *negativen körperlichen Veränderungen* berichtet wird, die mit der Operation einhergehen. Diese zeigen ansatzweise Auseinandersetzungen mit (gesellschaftlichen und eigenen) weiblichen Schönheitsidealen. Schließlich beeinflussen auch ihre eigenen *Rollenerwartungen* als Frau den Umgang mit den erkrankten Frauen.

»Das könntest auch Du sein« – die Identifikation mit der Patientin

Das Risiko, als Frau prinzipiell selbst an Brustkrebs erkranken zu können, ist den Interviewten in der Begegnung vor allem mit den Patientinnen gegenwärtig, mit denen sie sich auf Grund des Alters und ähnlicher Lebensumstände vergleichbar fühlen. Gerade belastende Situationen scheinen aus dieser Risikoeinschätzung zu resultieren.

> (…) ich zum Beispiel, ich bin ja jetzt auch noch sehr jung und wenn man natürlich Patienten hat, die in meinem Alter sind, oder die teilweise noch jünger sind, sag ich mal, dann ist das auch wieder was ganz anderes, dann denkt man immer, das könntest auch du sein, ne, und dass man sich dann einfach zu weit reinhängt, ne, dass man das dann praktisch so ein bisschen so auf sich projiziert und ähm, sich dann sieht, ja, weißt ja, wenn du das jetzt wärst, die ist in der gleichen Situation wie du, die ist so alt wie du, die hat vielleicht schon kleine Kinder (…). KE2

Die besondere Nähe zu den Patientinnen, die die Interviewpartnerinnen zum Teil erleben, hat also auch zu tun mit der eigenen Betroffenheit durch die Erkrankung. Diese Nähe kann für die Pflegenden lähmend sein und eine hilfreiche Unterstützung für die Patientin eher behindern. Die Pflegenden fühlen sich dann so hilflos und betroffen, wie die Patientinnen selbst und finden keine Worte des Trostes oder der Ermutigung. Die Identifikation mit der Patientin kann die Pflegenden auch dazu verleiten, die Unterstützung anzubieten, die sie für sich selbst als hilfreich empfinden würden, wenn sie an der Stelle der Patientin wären. Dann wird der Blick auf die Bedürfnisse der Patientin verstellt durch eigene Wünsche und Verarbeitungsstrategien.

> Ich glaube aber, dass die Einsicht oder dass man adäquat nur entscheiden kann, wenn man alle Dinge abwägen kann auch. Ich kann nicht etwas entscheiden, wo ich gar nicht die Konsequenzen überblicken kann. Also das wäre für mich persönlich ganz wichtig. Dass man mir sagt, also so ist das, und diese Möglichkeiten haben sie, und da können

sie jetzt ganz in Ruhe auswählen. Aber das kann ich nicht in zwei Stunden. Also für mich wäre das zu kurz. Ich bräuchte da auch ein bisschen Zeit, mich damit zu beschäftigen, vielleicht auch mit meinem Partner zu beschäftigen. KB2C

Sich selbst in der Patientin zu sehen hat Konsequenzen für die Beziehungsgestaltung und letztlich auch für die Wahrnehmung von Bedürfnissen. Denn an die Stelle der Unterstützungswünsche oder -bedürfnisse der Patientin treten dann die Vorstellungen und Bedürfnisse der Pflegenden.

»Entstellt aussehen« – der beschädigte weibliche Körper

Erstaunlicherweise ist selten die Rede von den Veränderungen des weiblichen Körpers, die mit einer Operation einhergehen und von den Auswirkungen auf die weibliche Identität der Betroffenen, die diese Veränderungen haben. Allenfalls in den Passagen, in denen ästhetisch misslungene Operationsergebnisse thematisiert werden, wird sichtbar, dass die Brust als äußeres Geschlechtsmerkmal einen wesentlichen Stellenwert hat in der Wahrnehmung als Frau und dass auch die Pflegenden als Frauen darauf reagieren.

P: Was ganz schlimm ist, find ich eben, ja, wenn denen eine Brust abgenommen wird, ne, und dass die so'nen Brustaufbau, der Heilungsprozess nicht so abläuft, wie es eigentlich sollte. Und dass die dann total entstellt aussehen.

I: Aha. Das kommt vor.

P: Ja. Lassen sich einen Brustaufbau machen und es funktioniert nicht. Also die Patienten selber, haben nie so richtig was gesagt. Aber für uns finde ich das schrecklich, ne? Aber die Patienten haben dann nie was gesagt.

I: Was ist da für Sie schrecklich dran?

P: Weil ich find das entsetzlich, wenn eine Frau so, also – -KA3C

Die operativen Möglichkeiten der Brustrekonstruktion werden auch deshalb nicht immer positiv bewertet, weil sie scheinbar nur einem gesellschaftlichen Schönheitsideal genügen.

Wenn du so kuckst, muss alles schön sein, muss alles nett sein, ob das so sein muss, ist dann die Frage, ich sag, in mancher Hinsicht bin ich ja, wenn ich diese ganzen Aufbauten so sehe, die gemacht werden bei den Brust-OPs, ob das so das Optimale ist, das ist ne andere Sache. KE1

Es hätte erwartet werden können, dass gerade dieser einschneidende Aspekt der körperlichen Veränderung die Pflegenden auch als Frauen betrifft und sie herausfordert, die erkrankten Frauen im Umgang mit den körperlichen Veränderungen, aber auch mit deren Konsequenzen, die sich daraus zum Beispiel in Fragen von Partnerschaft und Sexualität ergeben, zu beraten und zu unterstützen. Dies ist jedoch kaum der Fall. Möglicherweise zählen diese Fragen und Problemfelder noch zu den Tabus in der verrichtungsorientierten Akutpflege.

»Sich Freiräume schaffen« – die Rollenerwartungen

Einige Pflegende sehen in der Erkrankung für die Patientin auch eine Chance, ihre Rolle als Frau zu überdenken. Wenn zum Beispiel Patientinnen nach der Einschätzung der Pflegenden sich selbst nicht ausreichend wertschätzen oder ihre eigenen Bedürfnisse zu wenig in den Vordergrund stellen, dann betrachten sie es als ihre Aufgabe, die Patientinnen in einer grundsätzlichen Neuorientierung zu unterstützen. Sie wollen ihnen zeigen, dass es wichtig und richtig ist, sich als Frau selbst zu verwirklichen, eigene Bedürfnisse ernst zu nehmen und sich *so ein bisschen Freiraum* zu verschaffen. In diesen Bemühungen spiegelt sich auch ihr Frauenbild wider, das emanzipatorische Züge trägt.

> (…) ich sage immer, denen fehlt dieser, dies gesunde Quäntchen Egoismus, was wir selber brauchen. Um in irgendwelchen, auch in der Familie sich selber ein bisschen zu verwirklichen. Das fehlt denen häufig. KB2C

Eine Interviewpartnerin bringt auch geschlechtsspezifische biografische Erfahrungen ein. Sie erzählt von ihren eigenen emanzipatorischen Bemühungen, sich aus einer tradierten Frauenrolle, die nur das Sorgen für andere vorsah, zu lösen und sich Freiräume zu verschaffen, um eigenen Interessen nachzugehen.

> I: Und warum ist Dir das so wichtig, also den, Du hast gesagt, dass Du den Patienten sozusagen zeigen kannst, dass sie sich auch um sich selber kümmern und dass sie sich selbst auch was Gutes tun, warum ist Dir das so wichtig?
>
> P: Ja, weil ich finde, das geht so oft unter. Das geht so oft unter, wenn ich, wenn wenn wenn ….
>
> I: Im Krankenhaus oder insgesamt?
>
> P: Insgesamt, insgesamt denk ich mal ist das schon sehr schwierig, das ist ja, es ist Frau ne, das ist so, ich weiß ja, bei mir ist das ja nicht anders, ne. Ich schaff mir meine Freiräume, mittlerweile, aber ich hab auch lange gebraucht, bis ich sie geschaffen hatte. KE1

Insgesamt ließen sich natürlich auch weibliche Zuschreibungen aus dem Pflegeverständnis der Interviewten als beziehungs- und näheintensiven Interaktionsgeschehen, als auch aus der (gefühlten) Unterordnung unter die Kompetenzen und Befugnisse der (männlichen) Mediziner ableiten. Dieser Interpretationsstrang soll aber auf Grund der Fragestellung der Arbeit, die ja vor allem die Bedürfniskonstruktion fokussiert, hier nicht weiter verfolgt werden.

4.2.2.2 Das Wissen um die eigenen Fähigkeiten und Grenzen

Zum Selbstkonzept gehört auch die Wahrnehmung der eigenen Fähigkeiten, des vorhandenen Wissens und der persönlichen Eigenschaften und Vorlieben. Die Bewertung dieser Inhalte durch die Pflegenden drückt sich in ihrem Selbstwertgefühl aus (s. auch »Stabilisierung des Selbstwertes«). Das Kompetenzerleben der Pflegenden variiert von hoch bis niedrig. Dabei werden von den Interviewpartnerinnen häufiger Situationen geschildert, in denen sie sich hilflos gefühlt haben oder unsicher waren. In diesen Passagen können sie genau beschreiben, wozu sie *nicht* in der Lage waren oder welche Kompetenzen *gefehlt* haben, um zum Beispiel mit belastenden Situationen besser umgehen zu können. Die positiven Beispiele, die zeigen, dass sich die Interviewten auch ihrer Stärken und Fähigkeiten bewusst sind, kommen weniger oft vor und schwingen in den Erzählungen häufig nur implizit mit.

Grenzen und Wissensdefizite

Die Grenzen der eigenen Fähigkeiten werden vor allem in Bezug auf die Kommunikation mit den Patientinnen geäußert. In Situationen, in denen die Interviewten das Gefühl hatten, den Patientinnen in Gesprächen nicht die Hilfe und Unterstützung geben zu können, die diese benötigen oder erwarten, fühlten sie sich sprachlos oder sie fanden nicht die richtigen Worte.

> (…) ja, ich weiß nicht, ob es so was denn wirklich gibt, aber so, wie gesagt, dass ich mich manchmal einfach hilflos fühle, dass ich nicht die richtigen Worte dann auch finde, oder, oder, ja, ich weiß, ein Schema wird's da eh nicht für geben, aber – ja, manchmal wünsche ich mir einfach eine bessere Gesprächsführung, für mich, dass ich also wirklich besser auf die Leute noch eingehen kann, durch Gesprächsführung einfach. Das fände ich ganz gut. KC3M

In Bezug auf die Art der Beziehungsgestaltung, die von vielen Interviewten im Kontext der Pflege von Frauen mit Brustkrebs als besonders intensiv und persönlich erlebt wird, geben viele Pflegende auch an, diese eher psychosoziale Fähigkeit in der Ausbildung nicht gelernt zu haben. Das führt dazu, dass sie zunächst ohne Kenntnisse in oft belastende Situationen hineingeraten. Für einige Interviewte ist dies der Grund, sich diesen Situationen möglichst zu entziehen, um ihr Unvermögen nicht ständig spüren zu müssen.

> Für uns, wenn es also wirklich von der Psyche her so weit depressiv wird oder dergleichen, also dann, nach meiner Meinung, sind mir auch irgendwo die Hände gebunden, weil da hab ich dann nicht so die Ausbildung, das aufzufangen. Also da muss dann schon speziell was geboten werden, ne. KB3C

Andere nehmen diese Situationen zum Anlass, durch das Sammeln von Erfahrungen und durch die Unterstützung von Kolleginnen, Sicherheit im Umgang mit den Patientinnen und Vertrauen in die eigenen Fähigkeiten zu erlangen.

> Ja, und irgendwie, klar, kuckt man sich immer was ab bei den anderen, wenn's wieder um neue Themen geht, oder über Sachen, von denen ich keine Ahnung hatte, klar, das kuckt man sich ja dann ab. Hm. KE4

Schließlich berichten auch einige Pflegende von ihrer als mangelhaft wahrgenommenen Fähigkeit, mit belastenden Situationen umzugehen oder die als besonders hoch empfundenen Anforderungen zu meistern.

> (…) wenn man so merkt, das geht einem jetzt zu nah, (…) dass die mich jetzt so mit runterzieht, dass ich schon das Gefühl hab, boh, ich heul jetzt mit und dass, ich kann da jetzt überhaupt nicht mehr drauf antworten, ich kann die nicht mehr trösten, ich bin jetzt genau da unten, wo die auch ist, das ist Käse. KE3

Auch hier wird deutlich, dass die Pflegenden ihre Arbeit mit krebskranken Frauen anspruchsvoller und zum Teil eben auch belastender empfinden als die Pflege auf anderen Stationen.

> Wenn ich jetzt auf ner anderen Station arbeiten würde, also nicht im Brustzentrum, sondern weiß ich nicht, auf ner Chirurgie oder was, ähm, das ist da, dass man dann zur Arbeit geht, seine Arbeit macht, nach Hause geht und gut, sag ich jetzt mal ganz einfach salopp (?) gesagt, aber hier ist es halt, man geht zur Arbeit, und ähm, man macht seine Arbeit, aber hat ja hier wie gesagt diese bisschen andere Arbeit, das halt noch soviel drumrum hängt mit Gesprächen und ähm, dieses, also mehr diesen Bezug hat, das ist ja schon ne ganz andere Arbeit irgendwie, und wenn man halt aus der Tür raus geht, da bin ich dann immer unzufrieden, weil ich denke, eigentlich musst Du jetzt abschalten, und das kann ich schlecht. Also eigentlich ähm, muss man dann einen Strich machen, und da hab ich halt Schwierigkeiten mit. KE2

Zu dem Wissen um die eigenen Grenzen gehört auch die Einschätzung der Pflegenden darüber, welchen Beitrag sie bei der Betreuung von Brustkrebspatientinnen leisten. In der Kategorie »Beziehung als Begleitung« wird unter der Subkategorie »Mangelnde berufliche Selbstbestimmung« aufgezeigt, dass die Pflegenden sich oft nicht die Fähigkeit zuschreiben, ihren eigenen professionellen Beitrag zur Geltung zu bringen und ihr Wissen und ihre Kompetenzen so einzusetzen, dass sie in der Gestaltung des Versorgungsgeschehens wirksam werden oder mehr Gewicht erlangen.

Stärken und Fähigkeiten

Über ihre Stärken oder das, was sie gut können, reden die Interviewten selten direkt. Dass sich einige von ihnen aber dennoch ihrer Fähigkeiten bewusst sind, zeigen Passagen, in denen sie zum Beispiel davon erzählen, warum sie sich überhaupt für die Arbeit mit brustkrebskranken Frauen entschieden haben.

> Wir waren vorher auf der Station xy und haben da auch Brustpatienten versorgt, bin also immer schon in dem Metier dringewesen, und ähm, dann sollten die ausgegliedert werden und da das so meine Patienten waren, die waren immer etwas schwieriger und die brauchten immer bisschen mehr Zeit, hab ich gedacht, gehst Du mit rüber. (...) Äh, ja, ich hab da, ich weiß nicht, ich weiß nicht warum, ich hab immer so son Händchen gehabt für schwierige Patienten, in Anführungsstrichen schwierige Patienten. KE1

Die Pflegenden, die Fortbildungen zum Beispiel zur Kommunikation mit Patientinnen oder eine Weiterbildung zur Breast Care Nurse absolviert haben, können selbstbewusst über Situationen berichten, die sie gemeistert haben.

> Also es ist viel Arbeit, und, aber ich finde, für mich persönlich ist es ne Arbeit, die mir was auch bringt, ne. Für meine, wie soll ich das jetzt sagen, ich weiß, was ich hier leiste, ich weiß, dass wir auch gute Arbeit machen und dass wir den Patienten irgendwie auch helfen können, mit ihrer Situation fertig zu werden, und das ist das, was mir persönlich viel bringt. Weil die Patienten auch immer wieder kommen und immer nach Jahren auch nochmal sagen: »Mensch, ihr habt mir da aber super durchgeholfen. Das war einfach Klasse, weil ich mich gut betreut gefühlt habe und dadurch bin ich besser wieder in meinen Lebensalltag reingekommen«. Und ich denke, das hast du nicht auf anderen Stationen nicht so oft, dass du da sone Rückmeldung auch kriegst von den Patienten, son Feedback, das kriegst du hier sehr sehr oft, sehr oft. KE1

Diese weitergebildeten Pflegenden sind es auch, die ihre Fähigkeit, sich fachlich weiterentwickeln zu können, Neues zu lernen und anzuwenden, positiv einschätzen.

> (...) früher war das so, ok, die Frauen kriegen ne Glatze, dann schick ich die mal eben zum, zum Perückenmacher, dann kriegen die halt ihre Perücke und das wars, ne, und jetzt weiß ich, dass dass viele ganz ganz doll halt psychisch darunter leiden, dass sie keine Haare mehr haben, und die Augenbrauen, die fallen ja auch aus, dass man da halt auch mit Schminke son bisschen die Frauen beraten kann und und denen auch die Angst nehmen kann, an die Öffentlichkeit zu gehen, weil ganz viele haben sich früher unter Chemotherapie total zurückgezogen und sind gar nicht rausgegangen, weil die sich halt so verändert haben in ihrem Aussehen. Und ähm, ich find das jetzt so toll, dass man das alles so lernt und entwickelt, dass man den Frauen da wirklich mit Rat und Tat zur Seite stehen kann, und die halt beraten kann. KE3

Neben empathischen Fähigkeiten, die sich darin zeigen, dass die Pflegenden Fingerspitzengefühl haben, sich auf die Frauen einlassen und auf Signale der Patientin hören können, sowie Kommunikationsgeschick, das es den Pflegenden ermöglicht, über Ängste und Sorgen zu reden, ansprechbar zu sein und zuhören zu können ist es vor allem die Kompetenz der fachlich fundierten Information und Beratung, die einige Interviewte als ihre Stärke hervorheben.

> Also viele, die Aufgabe ist hauptsächlich Beratung, das ist ganz viel, die Frauen einfach nur begleiten durch alle Nebenwirkungen, durch alle Therapien, die sie haben und da halt beratend tätig werden, indem man denen wirklich was an die Hand gibt und nicht da irgendwas erzählt, ich hab da mal was gehört, da kann man so und so, sondern wir sind schon zu neunzig Prozent inzwischen in der Lage, der Frau da richtig was an die Hand zu geben, womit die was anfangen kann und nicht irgendwelche schwammigen Informationen, so. KE3

Insgesamt lässt sich in den Interviews erkennen, dass vor allem die Pflegenden, die sich weitergebildet haben oder zumindest in einem Umfeld arbeiten, in dem fachliche Weiterentwicklung gefordert und gefördert wird, sich deutlicher auch ihrer Fähigkeiten und Entwicklungsmöglichkeiten bewusst sind. Sie haben auch für die besonderen Herausforderungen ihres Arbeitsfeldes einen schärferen Blick und richten ihre Qualifizierung mehr an den spezifischen Bedürfnissen der Patientinnen, für deren Versorgung sie zuständig sind, aus. Im Gegensatz dazu haben die anderen Pflegenden eher das Gefühl, ihre Arbeit im Allgemeinen, so gut es eben geht, richtig zu machen. Ihre Bemühungen an den Bedürfnissen der Patientinnen ausrichten, scheint dabei aber nicht im Vordergrund zu stehen.

> (…) aber ein Patient kann nicht immer zufrieden sein, und muss auch nicht. Aber vom, aus meiner Sicht, mehr kann ich nicht für ihn tun. Und ich bemühe mich, alles im Guten zu tun, und mehr kann ich nicht machen. KA2M

Die Pflegenden, die sich speziell auf die Versorgung von Frauen mit Brustkrebs vorbereiten und gezielter an den Bedürfnissen der Patientinnen orientieren, können auch eher einen Zusammenhang zwischen ihren Fähigkeiten und der Zufriedenheit und Dankbarkeit der Patientinnen herstellen. Diese fühlen sich ja deshalb gut aufgehoben und beraten, weil es den Pflegenden gelungen ist, ihnen mit ihrem Wissen und ihren Fähigkeiten Hilfestellungen zu geben. Die weniger auf die Bedürfnisse der Patientinnen hin orientierten Pflegenden vermögen ihren Einfluss auf das Wohlergehen der Patientinnen kaum anzuerkennen. Sie schreiben es dem Zufall zu, wenn *»man sich da irgendwo trifft«* (KB2C).

4.2.2.3 Rollenwechsel

Die analytisch herausgearbeiteten Rollen sind keineswegs trennscharf. Vielmehr lässt sich in den Selbstbeschreibungen nicht immer erkennen, ob bestimmte Fähigkeiten oder Aufgaben eindeutig einer Rolle zugeschrieben werden, wann und wie der Wechsel zwischen den Rollen stattfindet oder ob alle Anteile immer auch bei jeder Interaktion mit der Patientin mitschwingen. Scheinbar kennzeichnet das Selbstkonzept der Interviewten vor allem eine als notwendig erachtete Dynamik, die es ihnen erlaubt, zwischen den verschiedenen Rollen zu wechseln.

Die Rolle der Pflegenden steht dann im Vordergrund, wenn es um das Professionelle geht, um den Kern von Pflege. Verstanden werden darunter, wie gezeigt werden konnte, eine eher distanzierte Freundlichkeit und das Abarbeiten köperbezogener Verrichtungen. Tatsächlich gibt es einige Interviewpartnerinnen, die sich hauptsächlich in dieser Rolle sehen. Die Rolle des Menschlichen bekommt dann ihr Gewicht, wenn es um mehr als das Professionelle geht, nämlich um Nähe und die emotionale Beteiligung der Interviewten. Dieses Mehr an Empathie und Beziehung reicht unterschiedlich weit in das berufliche Selbstverständnis der Pflegenden hinein. Wie gezeigt werden konnte, haben einige Interviewte durchaus auch psychosoziale Aufgaben in ihr Pflegeverständnis aufgenommen. Eine komplette Integration der menschlichen Rolle in das Selbstverständnis als Pflegekraft lässt sich jedoch nicht beobachten. Das bedeutet, dass ein dynamisches Wechselspiel zwischen den Rollen quasi immer vorhanden ist, jedoch die Auslegungen der Rollen variieren. Anlässe für einen Wechsel der Rollen sind innere oder äußere Rahmenbedingungen wie persönliche Relevanzsetzungen, vorhandene Zeit oder persönliche Belastbarkeit. Auch die von den Patientinnen an die Interviewten gerichteten Erwartungen gehören dazu.

Die Rolle der Frau kommt vor allem dann zum Tragen, wenn es um die spezifischen Auswirkungen der Erkrankung Brustkrebs auf die weibliche Identität geht. Dazu zählen einerseits die körperlichen Veränderungen, die vor allem durch eine Operation der Brust, aber auch durch Chemotherapien (z. B. Haarausfall) entstehen. Auf der anderen Seite gehören auch veränderte Lebensperspektiven dazu, die durch diese als lebensbedrohlich wahrgenommene Erkrankung entstehen. Auf diese Veränderungen und Auswirkungen haben die Pflegenden gelegentlich einen *weiblichen* Blick, sie betrachten die Patientinnen mit den Augen einer Frau, die selbst betroffen sein könnte oder die in ihrem privaten Leben versucht, sich von alten Rollenbildern zu emanzipieren.

Der dynamische Wechsel, der insbesondere zwischen den Rollen »Pflegende sein« und »Mensch sein« zu beobachten ist, hat zum einen eine schützende Funktion für die Pflegenden. Wenn eine Beziehung zu einer Patientin als zu nah empfunden wird und das emotionale Involviertsein zur Belastung wird, ziehen sich die Interviewten zurück auf die Rolle der Pflegenden. Auf diese Weise können sie immer noch ihren pflegerischen Auftrag erfüllen (Verbände machen, Spritzen geben), ohne jedoch zu sehr von dem Schicksal der Patientin vereinnahmt zu werden. Hierin besteht aber auch eine Gefahr: Belastungen, die durch die emotionale Begleitung entstehen, werden nicht professionell bearbeitet, d. h. die Pflegenden suchen sich Entlastung entweder im privaten Bereich

> Und wir haben auch ein Haustier, und das Tier gibt mir viel. Für mich persönlich. Ich mach meine Naturgänge jeden Tag, jeden Mittag, und dann bau ich alles ab. KA2M

oder im Kreis der Kolleginnen, was dort aber auch eher als Privatangelegenheit betrachtet wird, für das es im Arbeitsablauf keinen Platz gibt.

> P: Also helfen tut mir eigentlich im Prinzip, dass wir im Team viel dann reden (...). Das, das machen wir im Team, und das hilft auch.
>
> I: Machen Sie das regelmäßig? Gibt's da eine bestimmte Zeit, oder ist das?
>
> P: Nee, das machen wir so in den Pausen und so. Dann, wenn wir da mal alle zusammen sitzen und dann. KA1M

Das Innehaben unterschiedlicher Rollen hat auch eine wichtige Funktion in der Legitimierung von Grenzen und Unzulänglichkeiten. Als Pflegende kann man sich nicht zurückziehen, man muss die Patientinnen ja pflegen. Aber als Mensch kann man auch Grenzen haben und zeigen. Als Pflegende kann man nicht einfach hemmungslos mit den Patientinnen mitleiden und mitweinen. Als Mensch kann man jedoch durchaus zu seinen Schwächen stehen, da darf man auch sprachlos und hilflos sein.

Schließlich stellt die Fähigkeit, unterschiedliche Rollen einnehmen zu können, für die Pflegenden auch eine Möglichkeit dar, Bestätigung und Anerkennung für ihre Arbeit zu erlangen (s. »Stabilisierung und Aufrechterhaltung des Selbstwertes«). Denn selten ist die Rede davon, dass sie als Pflegende gelobt werden, z. B. weil sie besonders gut Spritzen geben können. Aber wenn sie auf mitfühlende Weise die Patientinnen begleiten und ihnen beistehen, erhalten sie Dank und Anerkennung.

4.2.3 Funktionen des Selbstkonzeptes

Das Selbstkonzept der Interviewten hat vor allem motivationale und verhaltenssteuernde Funktionen. Insbesondere die positiven Aspekte dienen dazu, einen *hohen Selbstwert hervorzuheben und aufrechtzuerhalten.* Auch für die *Bewältigung von Problemsituationen* oder anstehenden Herausforderungen kann ein positives Selbstkonzept als Grundlage dienen.

4.2.3.1 Stabilisierung und Aufrechterhaltung des Selbstwertes

Das Selbstkonzept, also das innere Bild, das die Pflegenden von sich selbst haben, hat vielfach eine motivationale Funktion. Die Pflegenden erleben oft Situationen, die sie an ihre Grenzen bringen oder überfordern. Sie müssen viel Leid und Kummer aushalten, sich oft hilflos und belastet fühlen. Für ihre anstrengende Arbeit erhalten sie häufig nicht die Anerkennung, die sie verdienen oder sich wünschen würden. Sie müssen sich im Zusammenspiel der verschiedenen Berufsgruppen bisweilen unterordnen und können ihre eigenen Fähigkeiten und Stärken nicht immer gut zum Ausdruck bringen. Daher ist es für ihre Motivation und die Aufrechterhaltung ihres Selbstwertes enorm wichtig, Lob und Bestätigung zu erfahren. Da sie diese aber scheinbar nur selten von Kolleginnen oder Vorgesetzten erhalten und sie sich selbst auch, wie gezeigt werden konnte, gelegentlich bloß mit ihrem Unvermögen wahrnehmen, erlangen sie Wertschätzung häufig nur durch ein positives Feedback oder den Dank der Patientinnen.

> Oder jemand von den Patienten, die im Sterben sind und dann ihre Geschenke verteilen, ach, ich wollte Ihnen das doch noch mal eben geben, ja, nicht? Und ich steh dann am Bett und muss erst mal ein Tränchen weinen, aber das ist schön. Also mit solchen Patienten geh ich gerne um. Weil ich kriege was von ihnen wieder, und sie kriegen bestimmt auch was von mir. Sonst würden sie nicht so sein. Aber das ist dann eben nicht immer so ganz einfach. Aber schön. KB2C

Dass sie während der Zeit der Krankenhausbehandlung ganz wesentliche Ansprechpartnerinnen und Bezugspersonen für die erkrankten Frauen sind, wertet sie ebenfalls auf. Das zeigt ihnen die Wichtigkeit ihrer Arbeit, aber auch die Anerkennung und Wahrnehmung als Person/Mensch und trägt somit zur Steigerung ihres Selbstwertes bei.

> (…) hier ist man wirklich ne Bezugsperson für die Frauen und die lassen einen halt auch viel mehr Anteil nehmen an ihrem Leben und auch an der Erkrankung. Also das ist hier schon ganz, ne Erfahrung, die ich sonst vorher noch nicht so gemacht habe, dass man praktisch viel mehr integriert wird und, ja dass sie ja dann halt auch einen brauchen, also jetzt nicht nur auf die Krankheit bezogen, sondern halt auf dieses Psychische, dass man einfach für sie da ist, dass sie jemanden haben, dem sie alles anvertrauen können, was zwar auf die Erkrankung bezogen ist, aber halt auch auf alles, was dazu gehört. KE2

Wie sehr diese zum Teil belastende und schwere Arbeit auch nach Anerkennung und Entlohnung verlangt, zeigt die Tatsache, dass die Genesung oder der positive Umgang der Patientinnen mit der Erkrankung quasi wie Gegenleistungen wirken, die den emotionalen Einsatz der Pflegenden aufwiegen. Auch wenn die Pflegenden nicht direkt mit ihrer – unbestritten sehr wertvollen und für die Patientinnen sehr hilfreichen – Arbeit an der medizinischen Genesung (z. B. Rezidivfreiheit) beteiligt sind, ist das Wohlergehen der Patientin für sie auch eine Bestätigung ihrer Arbeit (s. auch »Beziehung als Realisierung von Pflegezielen«).

> Also bisher hatten wir es so, dass die Patienten äh, uns unheimlich, mir jedenfalls, mir persönlich sehr viel zurückgeben, äh und, ich sag, das ist eigentlich das, warum ich hier so gerne arbeite, ich kriege sehr viel von den Patienten zurück, ich muss viel geben, muss mich auf viel einlassen, auch auf viel Beziehung, aber ich krieg auch ganz ganz viel zurück, dass die hinterher wieder mit beiden Beinen auch zu Hause in ihrem Leben

stehen, wenn sie dann die Chemotherapie und alles so hintereinander haben. Und die kommen auch nach zwei, drei Jahren nochmal wieder und sagen »hallo, hier bin ich, mir gehts noch gut«, ne (…). KE1

Vielen Pflegenden gelingt es vor allem durch die Anerkennung der Patientinnen, ihren eigenen Wert innerhalb des Versorgungsgeschehens von Frauen mit Brustkrebs als bedeutsam einzuschätzen und dadurch ihr Selbstwertgefühl zu stärken. Sich als gute Pflegekraft und mitfühlender Mensch zu sehen schützt sie davor, ihre Arbeit ausschließlich als belastend und Kräfte zehrend zu empfinden und hilft ihnen, sich immer wieder aufs Neue auf die Begegnung mit den Patientinnen einzulassen.

4.2.3.2 Problembewältigung

Im Umgang mit belastenden und stressreichen Situationen hat das Selbstbild auch eine verhaltenssteuernde Funktion. Die Pflegenden, die sich als kompetent erleben und aus schwierigen Situationen lernen konnten, gehen offen mit jeder neuen Herausforderung um. Sie wissen, dass sie den Anforderungen, die an sie gestellt werden, gewachsen sind und fürchten sich nicht vor der Begegnung mit den Patientinnen.

Da hab ich mich einfach irgendwie mit abgefunden, da muss man auch mit durch und ich seh das immer als Chance an, weil jede Situation, die man wieder meistert da, lernt man ja auch was dazu. So seh ich das jetzt. Dafür gibt's einfach zu viele schwierige Fälle, dann hätte ich mir ja den Beruf nicht aussuchen dürfen. Wenn ich jetzt sagen würde, ich hab damit Probleme und damit Probleme und damit Probleme. Ich denke, man gibt ja – tut und macht und, dass ich das schon nach den Möglichkeiten, die ich hab, dass ich sie so gut wie möglich unterstütze. Und dass es immer ein klitzekleines Stückchen auf dem Weg, den sie gehen, dass man nicht alles machen kann, klar. KA5C

Die Pflegenden, in deren Selbstbild vor allem die Defizite und Unzulänglichkeiten vorrangig sind, erleben problematische oder belastende Situationen oft hilflos. Sie trauen sich selbst nicht zu, zum Beispiel psychisch belastete Patientinnen zu betreuen. Das negative Selbstkonzept führt dann eher dazu, die Versorgung oder die Beziehungsgestaltung an andere abzugeben.

I: Können Sie sich mal an eine Situation erinnern oder auch vielleicht an eine spezielle Patientin, wo die Pflege besonders schwierig war, oder wo Sie sagen, das war so ein ganz schwieriger Fall.

P:- – Also, hm. Für uns, wenn es also wirklich von der Psyche her so weit depressiv wird oder dergleichen, also dann, nach meiner Meinung, sind mir auch irgendwo die Hände gebunden, weil da hab ich dann nicht so die Ausbildung, das aufzufangen. Also da muss dann schon speziell was geboten werden, ne. Das kann ja auch passieren. Dass die also wirklich so ins Tief rutschen, dass die da nicht mehr rauskommen. Da sind mir die Hände gebunden.

I:- Die Hände gebunden mein-

P: Ja, da, das schaff ich nicht mit meinen, mit meiner Zeit nicht und auch nicht mit meinem Stand, dass ich das einfach auch nicht gelernt hab (…). KB3C

Da sich im Kontext der Pflege von brustkrebskranken Frauen die Begegnung mit traurigen oder psychisch belasteten Patientinnen naturgemäß nicht vermeiden lässt, stellt sich die Frage, was die Pflegenden selbst, aber auch die Institution Krankenhaus dazu beitragen kann, um den Selbstwert von Pflegenden zu stärken.

4.2.4 Fazit

Das Selbstkonzept der Pflegenden formt sich durch Selbsteinschätzung und Fremderwartungen und dokumentiert die unterschiedlichen Rollen der Pflegenden, die sie bei der Versorgung von Patientinnen mit Brustkrebs einnehmen.

In ihrer Sicht auf sich selbst spiegelt sich wider, wo die Interviewten ihre Stärken und Aufgaben sehen. Dies geschieht vor allem durch soziale Vergleiche in Form von Abgrenzungen zu Berufskolleginnen und zu Mitgliedern anderer Berufsgruppen. Diese Vergleiche münden in Selbstbewertungen, die sowohl positiv als auch negativ ausfallen können. Während die einen ihre Arbeit und ihre Fähigkeiten als etwas Besonderes (und damit auch besseres) hervorheben und sich somit als Expertinnen wahrnehmen, führen die Vergleiche bei einem Teil der Pflegenden auch zu Gefühlen des Unterlegenseins. Ihre Grenzen und Wissensdefizite beschränken die Möglichkeiten der Beziehungsgestaltung mit der Patientin oder führen sogar zur Beziehungsvermeidung.

Andererseits hegen auch die Patientinnen Erwartungen, mit denen sich die Pflegenden konfrontiert sehen. Auch diese Anforderungen beeinflussen mehr oder weniger die Entwicklung des Selbstkonzeptes. Die Pflegenden müssen einschätzen oder entscheiden, ob sie die Erwartungen erfüllen können oder wollen. Auch der Kontext, in dem die Pflegenden arbeiten, übt Einfluss auf ihre Selbstkonzeption aus. Denn die Institution Krankenhaus stellt ein spezifisches Umfeld dar, von dem Erwartungen und Anforderungen an die Arbeit und die Fähigkeiten von Pflegenden ausgehen, die diese in ihr Selbstkonzept integrieren. Ebenso fühlen sich Pflegende bei der Ausübung ihrer Tätigkeit von Vorgesetzten gebremst oder motiviert.

In Bezug auf die Selbstbewertung fördern Unterstützung und Anerkennung ein positives, Beschränkungen der eigenen Weiterentwicklung und fehlende Wertschätzung von Kompetenzen ein negatives Selbstbild. Positive oder negative Selbstbewertungen wirken dabei wieder zurück in die Interaktion mit der Patientin. Denn die Pflegekräfte, die sich als kompetent und den Anforderungen gewachsen wahrnehmen, erleben, dass ihr Wirken effektiv und hilfreich für die Patientin ist und dass sie durch ihre Fähigkeiten auch schwierige und belastende Situationen meistern können. Diese Pflegenden stellen sich jeder neuen Begegnung mit Offenheit und Selbstvertrauen. Dahingegen fühlen sich die Pflegekräfte mit einem eher negativen Selbstbild oft überlastet, hilflos und begrenzt. Sie gehen schwierigen Begegnungen aus dem Weg und überlassen die Beziehungsgestaltung mit der Patientin anderen Professionellen.

Ein zentraler Aspekt des Selbstkonzeptes ist das Einnehmen unterschiedlicher Rollen. Nur im Wechsel zwischen professionell sein und Mensch sein scheint ihnen eine angemessene Begleitung und Versorgung der Patientinnen möglich zu sein. Dabei ist erstaunlich, dass offensichtlich die meisten Pflegenden durchaus erkennen, dass für die pflegerische Versorgung von Brustkrebspatientinnen die psychosoziale Begleitung, also die Beratung und der Beistand im Umgang mit der Erkrankung und die Unterstützung bei der Krankheitsverarbeitung, ein ganz wesentlicher Bestandteil ist und dass sie aber dennoch nur eingeschränkt in der Lage sind, auf der Grundlage ihres beruflichen Selbstverständnisses eine professionelle Antwort auf diese Anforderungen zu finden. Die an sie gerichteten Erwartungen beziehungsweise die wahrgenommenen Bedürfnisse der Patientinnen könnten ja auch dazu führen, dass die Pflegenden ihre professionellen Aufgaben und ihr professionelles Können danach ausrichten. Scheinbar können sie aber nicht auf ein erlerntes Repertoire an Strategien zurückgreifen. Denn offensichtlich haben weder Ausbildung noch bisherige berufliche Tätigkeit diese Kompetenzen ausreichend hervorgerufen oder gefördert. Anstatt also professionelles Handeln, das heißt die psychosoziale Unterstützung der Patientinnen und die damit verbundenen Kompetenzen, in ihr berufliches Selbstverständnis zu integrieren, lagern sie diese Unterstützung in den persönlichen Bereich aus. Damit verhindern sie nicht nur die professionelle Reflektion und Bearbeitung von Belastung und Überforderung, sondern sie legitimieren damit auch Grenzen der Zuständigkeit und eigene Unzulänglichkeiten. Andererseits bringen sie sich *als Mensch* häufig weit mehr ein, als es von ihnen als Pflegekraft erwartet werden könnte. Daraus resultieren nicht selten auch Bestätigung und Anerkennung.

Einige Aspekte, die die Integration beratender und begleitender Aufgaben in das pflegerische Selbstverständnis befördern können, sind in den Interviews angeklungen. Dazu zählen zunächst die Möglichkeit und Wertschätzung von Weiterbildungen, die die Pflegenden zu psychosozialer Unterstützung befähigen. Wichtig scheint auch zu sein, einen Raum für die reflektierte Bewältigung von emotional belastenden Pflegesituationen zu schaffen. Schließlich gelingt die

Stärkung des Selbstwertes der Pflegenden vor allem durch Lob und Anerkennung.

Letztlich zeigen die Analysen, dass die jeweilige Pflegeperson nicht bloß als Individuum mit ganz persönlichen Fähigkeiten und Eigenschaften in die Interaktion mit der Patientin einsteigt, sondern dass in dieser Interaktion auch ihre Sozialisation und die Regeln und Handlungsschemata des spezifischen Feldes Krankenhaus/Brustzentrum als habitualisierte Handlungen wirken.

4.3 Die Patientin kennenlernen – die Wahrnehmung der Pflegenden

Die pflegerische Arbeit, die im Kapitel 4.1 als Beziehungsgestaltung beschrieben wurde, setzt mindestens zwei Interaktionspartnerinnen voraus: Die Patientin und die Pflegende. Nachdem im vorangegangenen Kapitel das Augenmerk auf die Person der Pflegenden gerichtet wurde, rückt nun die erkrankte Frau in den Mittelpunkt. Dies geschieht aus der Perspektive der Pflegenden, aus ihrer Sicht auf die Patientin.

Pflegende begegnen in ihrer Arbeit vielfältigen Patientinnen. Diese haben zwar die Erkrankung Brustkrebs gemein, doch unterscheiden sie sich in Bezug auf ihre Wünsche und Bedürfnisse, sie stammen aus verschiedenen familiären und sozialen Kontexten und gehen auf ihre ganz eigene Art mit der Diagnose Brustkrebs um. Sollen diese Unterschiede bei der pflegerischen Versorgung berücksichtigt werden oder diese sogar leiten, müssen die Pflegenden sich den Patientinnen nähern, sie kennenlernen, sich einen Eindruck von ihnen bilden. Nur so wird aus einer unbekannten, fremden Person eine konkrete Patientin. Der Prozess des Kennenlernens, der unterschiedlichen Einflüssen und Bedingungen unterliegt und der letztlich für die pflegerische Versorgung Konsequenzen hat, soll im Folgenden dargelegt werden (siehe Abbildung 5: Die Patientin kennenlernen).

4.3.1 Kontext

Den Kontext der Wahrnehmung bildet die spezifische Erkrankung Brustkrebs, die die Patientinnen in die Klinik führt und somit zu Empfängerinnen pflegerischer Unterstützung und Begleitung macht. Dieser Aspekt ist bereits im Kapitel »Mitgehen – Beziehung als Begleitung« dargelegt worden und soll daher hier nicht wiederholt werden.

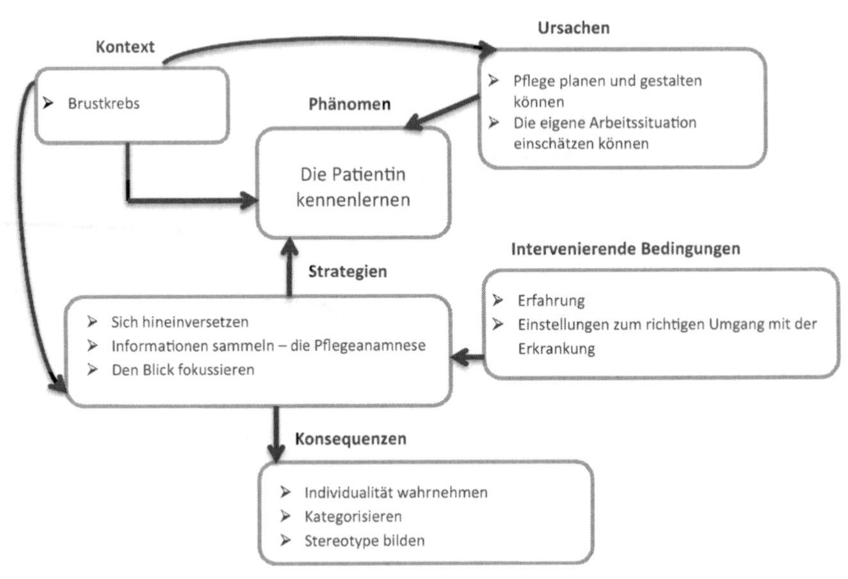

Abbildung 5: Die Patientin kennenlernen

4.3.2 Ursächliche Bedingungen

Da die Interviewten die Pflege von Brustkrebspatientinnen hauptsächlich als Beziehungsgeschehen verstehen, ist es für sie wichtig, die jeweiligen Interaktionspartnerinnen kennenzulernen und einschätzen zu können. Die Patientin als Adressatin von pflegerischen Unterstützungsleistungen bestimmt ja mit ihren Wünschen und Eigenarten, mit ihrer Krankengeschichte und ihren Bewältigungsmöglichkeiten ganz wesentlich die Interaktion mit den Pflegenden mit. Daher ist es einerseits für die konkrete Beziehung zwischen Pflegekraft und Patientin notwendig, dass die Pflegenden sich ein Bild von der Patientin machen können. Dieses Bild ist wichtig für die *Planbarkeit und Gestaltung von Pflege.* Über die konkrete Begegnungssituation hinaus ist die Wahrnehmung für die *Einschätzung der eigenen Arbeitssituation* eine wichtige Grundlage. Denn der allgemeine Eindruck, den die Pflegenden von den krebskranken Patientinnen haben, bestimmt auch ihre Erwartung an ihre Arbeit und die daraus resultierenden Anforderungen. Ist der Eindruck eher negativ konnotiert, kann er zu Grenzziehungen führen. Erleben die Pflegenden die Versorgung dieser Patientinnengruppe als positive Herausforderung, entscheiden sie sich bewusst für dieses Aufgabengebiet.

4.3.2.1 *Pflege planen und gestalten können*

Einige Interviewpartnerinnen sehen jeder Begegnung mit einer neuen Patientin mit Offenheit und Interesse entgegen. Sie fragen sich, auf welchen Menschen sie treffen werden und wie sich eine pflegerische Beziehung entwickeln kann.

> Das ist halt, naja, man erlebt jeden Tag, man lernt jeden Tag neue Patienten kennen, (…) und das ist eigentlich dann auch das Faszinierende oder, naja, die Abwechslung, die man halt hat. Ja, und dass man halt, ja, dass wir, dass man jeden Tag anders halt erlebt hier, dadurch. KE2

Diese offene Haltung erfordert eine ganz besondere Bereitschaft und auch die Fähigkeit, sich auf die jeweilige Patientin einzulassen und einzustellen (s. auch Subkategorie »Beziehungsbereitschaft« im Kapitel »Beziehung als Begleitung«).

Nicht alle Pflegenden streben ein individuelles Kennenlernen der Patientinnen an. Zeitmangel oder emotionale Überforderung erschweren das Bemühen um eine intensive Auseinandersetzung mit den Bedürfnissen und Wünschen der Patientinnen.

> Und, vor ein paar Jahren war die Zeit im Krankenhaus einfach auch noch länger. Man kannte sich einfach noch, oder man lernte sich noch besser kennen. Wenn ich heute jemanden habe, der nur noch sieben, acht Tage da ist, von denen ist der erste der Aufnahmetag, an dem man den Patienten kaum sieht. Der zweite Tag ist er im OP. Ja, was bleibt einem dann noch? KB2C

An die Stelle von individuellem Eingehen auf die Patientin tritt dann eine eher standardisierte oder formalisierte Form des Kontaktes. Diese dient vor allem der Arbeitserleichterung durch Reduzierung von Variabilität und Aufwand.

Das Kennenlernen der Patientin, ob zum Beispiel durch ein Prozedere wie die pflegerische Anamnese formalisiert oder vom Interesse und Einfühlungsvermögen der jeweiligen Pflegenden geleitet, dient einer vorausschauenden Planung und Gestaltung von Pflege. Die Pflegenden versuchen auf diese Weise, sich auf ihr Gegenüber einzustellen und ihr Handeln je nach Problemlage oder Bedürfnisäußerung der Patientin auszurichten.

Gelegentlich geschieht die Einschätzung der Patientin auch in Merkmalszuschreibungen wie: schwierig, pflegeleicht, dankbar, offen oder in sich gekehrt. In diesen Beurteilungen zeigt sich, wie eng die Wahrnehmung der Patientin mit der Anforderung an die eigene Arbeit verknüpft ist. Denn diese Merkmale verweisen über die Patientin hinaus auf die Bedeutung, die diese für die pflegerische Beziehungsgestaltung haben. Schwierige Patientinnen sind solche, die es den Pflegenden zum Beispiel durch das Verleugnen der Erkrankung schwer machen, sie zu unterstützen und zu begleiten. Pflegeleichte Patientinnen hingegen machen es den Pflegenden leicht, mit ihnen umzugehen.

Ohne eine nähere Auseinandersetzung mit der Patientin bleibt die pflegerische Versorgung oft reaktiv, es wird getan, was im Moment erforderlich ist. Die Pflegende »arbeitet die Sachzwänge ab«(KB2C, 39) und fokussiert die Arbeit vor allem auf äußere Anforderungen wie administrative oder medizinische Abläufe und Aufgaben. Damit ist die pflegerische Versorgung offensichtlich auch unter großem Zeitmangel leistbar. Ein Eingehen auf die individuelle Befindlichkeit der Patientin erfordert darüber hinaus Bereitschaft, Zeit und Einfühlungsvermögen.

4.3.2.2 Die eigene Arbeitssituation einschätzen können

Die Planbarkeit der Pflege bezieht sich auch auf die Einschätzung der eigenen Ressourcen in Bezug auf die emotionale Beteiligung und Empathiefähigkeit der Pflegenden. Viele Interviewte hatten ganz konkrete Patientinnen vor Augen, die ihnen ein Beispiel dafür waren, wie sehr ein persönliches Engagement über ihre Grenzen der Belastbarkeit hinausgehen kann.

> P: (…) es gibt ja Patienten, die, weiß ich nicht, die gehen einem mehr nahe, sag ich mal, als andere Patienten, und wenn man dann Patienten hat, wo man das wirklich merkt, dass die einem sehr nah am Herzen liegen, und dass man für die dann auch viel tun würde, was eigentlich auch über das Normale hinausgeht, ähm, dass man dann selber sagen muss, ne, jetzt muss ich son bisschen doch ne Grenze wahren.
>
> I: Ja. Hast Du sone Patientin im Kopf, wo das mal so war?
>
> P: Ich überleg, ja. (Pause). Naja, hier die eine Patientin, von der ich jetzt schon erzählt hatte, die halt mit ihrem Mann kam, die halt auch diese ganz schlimmen finanziellen Ängste hatte, und das war so auch so ne Patientin, da hab ich überlegt, hach, was kann man ihr denn Gutes tun, oder was kann man noch in die Wege leiten, und dann hab ich auch gedacht, hm, da ist aber deine Grenze auch gesetzt, da kannst du nichts weiter machen (…).KE2

Negative Vorstellungen, die mit Furcht vor zu großer emotionaler Belastung durch den ständigen Umgang mit leidenden und sterbenden Frauen einhergehen, können auch zu einer eher negativen Beurteilung der eigenen Arbeitssituation führen.

> P: Ja, viele denken, wenn man auch erzählt, wo man arbeitet, man arbeitet da im Brustzentrum, die meisten verbinden das dann halt Brustkrebs, mit kranken Frauen, mit Sterben, man hat halt so diese Vorstellungen, dass da wirklich, oder Schüler erzählen das auch: »ah, hier sind nur Krebspatienten und die leiden, die liegen den ganzen Tag im Bett«, so, das sind ja oft so die Vorstellungen, wenn man erzählt, man arbeitet in einem Brustzentrum mit Frauen, die an Brustkrebs erkrankt sind. (…) weil man halt einfach diese Vorstellung nicht hat, wenn man nie auf soner Station gearbeitet hat und dann weiß man ja auch nicht, was einen richtig erwartet, man hat halt die Vorstellung, die man mit diesen Worten verbindet, aber im Endeffekt, wie es dann wirklich ist, weiß man ja nicht.

> I: Also, das heißt, es war auch Deine Vorstellung, wenn ich jetzt hier hingehe, wird das sehr viel mit Leiden und Sterben und so zu tun haben?
>
> P: Ja. Vorher ja. Auf jeden Fall. Klar. KE2

Die Wahrnehmung bezieht sich in diesem Fall nicht auf eine konkrete, individuelle Patientin. Vielmehr entsteht ein Gesamteindruck der Brustkrebspatientin, der die Pflege leitet.

Auch das generelle Interesse oder die Bereitschaft, in einem Brustzentrum oder auf einer gynäkologischen Station mit brustkrebskranken Frauen arbeiten zu wollen, hängt davon ab, welchen Eindruck die Pflegenden von diesen Patientinnen im Allgemeinen haben. Hier steht die Einschätzung der Patientinnen ebenso im direkten Zusammenhang mit der Anforderung an die professionellen Kompetenzen der Interviewten.

> (...) wir waren vorher auf der Station xy und haben da auch Brustpatienten versorgt, bin also immer schon in dem Metier dringewesen, und ähm, dann sollten die ausgegliedert werden und da das so meine Patienten waren, die waren immer etwas schwieriger und die brauchten immer bisschen mehr Zeit, hab ich gedacht, gehst Du mit rüber. KE1

Nur wenige Pflegende sind jedoch tatsächlich in der Position, sich für die Arbeit im Brustzentrum bewusst zu entscheiden. Personalverteilungen und Stellenpläne liegen oft nicht in ihrem Einflussbereich. Außerdem war die Fokussierung oder Spezialisierung gynäkologischer Abteilungen auf die Behandlung von Frauen mit Brustkrebs in dem Zeitraum, in dem die Interviews durchgeführt wurden, bereits ein langandauernder Prozess, der außerhalb des Einflussbereichs und der Relevanzsetzung der Pflegenden lag.

> Ja, weil die hatten ja auch teilweise ja, das war ja nur Gynäkologie und Chirurgie hatten wir. Und dann, wo das anfing, ne, dann hatten wir im hinteren Zimmer, wir haben auch gedacht, das kann doch nicht sein, wie viel Brustkrebs gibt's überhaupt. Und mit der Zeit wird man da ja auch mit fertig, ne? Weil man so was gar nicht kannte. KA3C

Eine freie Entscheidung der Pflegenden auf der Grundlage ihrer Wahrnehmung wäre womöglich positiv für sie selbst. Offensichtlich erleben viele Pflegende die Versorgung von Frauen mit Brustkrebs als große Belastung. Dies wirkt sich möglicherweise auf die Arbeitsmotivation und -zufriedenheit negativ aus. Ein selbst gewähltes Einsatzgebiet, das den Interessen und Fähigkeiten der Pflegenden entspricht, könnte die Arbeitsmotivation und -zufriedenheit dagegen steigern.

4.3.3 Strategien

Es lassen sich in den Interviews verschiedene Zugangswege erkennen, die den Pflegenden helfen, sich einen Eindruck von der Patientin zu bilden. Zunächst spielen emotional-wahrnehmende Fähigkeiten eine Rolle für das Erkennen von Gefühlen und Gemütszuständen der Patientinnen. Viele Pflegende sind in der Lage, sich in die Patientin *hineinzuversetzen* oder stellvertretend deren Situation nachzuvollziehen. Des Weiteren werden auch über formalisierte Wege wie zum Beispiel die Pflegeplanung oder -anamnese *Informationen über die Patientin gesammelt*, die vor allem dazu dienen, die Probleme und Ressourcen der Patientinnen zu erfassen.

Strategien, die dazu dienen, ausschnitthaft nur die Aspekte in den Blick zu nehmen, die für die pflegerische Versorgung bedeutsam erscheinen, sind ebenso zu rekonstruieren. So *fokussieren* die Pflegenden ihre Aufmerksamkeit entweder auf die Auswirkungen der Erkrankung Krebs, die Veränderungen des äußeren Erscheinungsbildes der Patientinnen oder das soziale Umfeld, das die Patientin umgibt.

4.3.3.1 Sich hineinversetzen

Die Fähigkeit und Bereitschaft sich in die jeweilige Patientin hineinzuversetzen, ist bei den Pflegenden unterschiedlich stark ausgeprägt. Einige Interviewte beschreiben, wie sie die Hinweise, die die Patientin auf ihre jeweilige Gemütsverfassung gibt, wahrnehmen und versuchen, diese zu verstehen und zu interpretieren. Sie bemühen sich aktiv darum, in einer empathischen Perspektivübernahme nachzuvollziehen, was die Patientin in der jeweiligen Situation fühlt und braucht und dementsprechend auch zu handeln. Hinweise können dabei körperliche *Signale* der Patientin sein,

> Also – gut, man versucht eben, ja, in ihrer Mimik, in der Gestik irgendwo, ja, rauszubekommen, was braucht sie jetzt. Möchte sie mit jemandem reden oder möchte sie einfach nur in Ruhe gelassen werden, oder ja. So eine Gefühlsache halt, ne. KC3M

aber auch verbale Anzeichen wie zum Beispiel mehr oder weniger offen ausgesprochene Wünsche und Gefühle.

> Oft versuchen die das dann auch zu überspielen, wenn man dann fragt: »ist alles in Ordnung bei Ihnen?«, »jaja« sagen die dann, und da merkst du aber irgendwo im Unterbewusstsein, hm, irgendwas stimmt da aber nicht, man kann das schwer in Worte fassen, aber es gibt halt solche Momente, wo du wirklich denkst: hm, sie sagt zwar ist alles ok, aber dann merkt man, ne, sie will doch noch irgendwas mehr, und wenn man sich wirklich dann mal ne Minute Zeit nimmt und sich zu ihr setzt und einfach nochmal über was redet, meistens kommt es dann, das was sie halt bedrückt, dann irgendwann

raus, also, das ist so ganz schwierig zu erzählen, aber das sind dann halt so Situationen. KE2

Einigen Pflegenden gelingt die reflektierte Unterscheidung zwischen der Perspektive oder den Gefühlen der Patientin und der eigenen Betroffenheit weniger. Das Nachempfinden der Situation der Patientin wird dann zu einem Mitleiden, das einen distanzierten Blick und eine bewusste Perspektivübernahme möglicherweise erschwert.

Man nimmt praktisch schon ganz schön Anteil an ihrem Leben, an der Erkrankung die sie haben, also man erlebt praktisch die Erfahrung der Frauen mit, sag ich mal. KE2

Die eigene Belastung der Pflegenden kann mitunter den Blick auf die Patientin verstellen und die eigene Befindlichkeit zum Ausgangspunkt einer pflegerischen Intervention machen, anstatt aus dem bewussten Erfassen der Gemütsverfassung der Patientin eine helfende Handlung abzuleiten.

Schließlich gelingt es einigen Pflegenden gar nicht, die Perspektive der Patientin einzunehmen. Sie ersetzen ein empathisches Einfühlen in die Patientin durch den Blick auf sich selbst. Stellvertretend für die Mühe, sich intensiv mit der Patientin auseinanderzusetzen, handeln sie auf der Grundlage ihrer eigenen Vorstellungen.

Und dann, ich kann mich schlecht in die Patienten hineinversetzen, weil ich glaub, das kann man immer dann erst, wenn man wirklich in dieser Situation ist. Nur wenn ich überlege, wie ich reagieren würde, also ich bräuchte einfach mehr Zeit. KB2C

Die fehlende Einfühlung wird häufig mit den Rahmenbedingungen der Krankenhausbehandlung – wenig Zeit, wenig Personal – begründet. Es wird aber auch grundsätzlich angezweifelt, dass es möglich ist, die Erfahrung und Gefühlslage einer anderen Person tatsächlich nachempfinden zu können.

Aber ich glaube, es ist immer der Unterschied zwischen dem, was ich denke, und dem, was die Patientinnen wirklich fühlen, weil es gibt so viele Dinge, die, wo ich früher gedacht hatte, hm, das würdest du nie tun. Ich glaube, wenn man Patientin ist, ist das alles ganz anders. Dann ändert sich die Welt. – Es dreht sich um ganz andere Dinge dann. – - Hm. Und da ist es egal, ob man Mammakrebs hat oder ob man irgendwas anderes hat. Die Sicht des Patienten ist eine ganz andere. KB2C

Gelingen kann dies im Verständnis einer Interviewten offensichtlich nur dann, wenn man als Pflegekraft selbst einmal in einer ähnlichen Situation wie die Patientin war.

Ja, ich finde das ganz gut, wenn man selber so ne Erfahrung, selbst wenn man auch so ins Krankenhaus geht, wenn Du mal auf der anderen Seite gestanden hast, das macht unheimlich viel aus, ne. KE1

Empathie als professionelle Strategie zum Kennenlernen der Patientinnen wird also offensichtlich nur von einigen Pflegenden bewusst eingesetzt. Merkmale von Empathie, die sich unter anderem in der Offenheit der Pflegenden gegenüber den Signalen der Patientin, in einer absichtlichen und bewussten Perspektivübernahme und in der Fokussierung auf das Erleben eines anderen zeigen, können nur in einigen Interviews rekonstruiert werden. Als Barrieren für das Einfühlen in die Patientin werden vor allem Zeitmangel, aber auch generelle Annahmen über die Unmöglichkeit, das Erleben einer anderen Person nachempfinden zu können, angeführt. Stellvertretend für die Erkenntnisse, die durch Einfühlen in die Befindlichkeit der Patientin erlangt werden könnten, werden eigene Vorstellungen und Relevanzsetzungen zum Ausgangspunkt pflegerischen Handelns deklariert. Dass diese Herangehensweise die Patientin mit ihrer individuellen Situation und Gefühlslage ignoriert und deshalb möglicherweise die pflegerischen Unterstützungsangebote ihr Ziel verfehlen, kann zumindest vermutet werden.

4.3.3.2 Informationen sammeln – die Pflegeanamnese

Die gezielte und strukturierte Sammlung von Informationen über die Patientin wird nur von den Pflegenden einer Station als Instrument der Einschätzung explizit genannt. Dort wird die Pflegeanamnese dazu genutzt, um die Informationen zu erlangen, die für eine bedürfnisgerechte Versorgung der Patientin erforderlich erscheinen.

> Die Pflegeanamnese, und in der Pflegeanamnese erfragst du ja erstmal den ganzen, ob die den Knoten selber getastet haben und dann kommt ja die ganze Vorgeschichte, was die schon für Krankheiten hatten und äh, ob sie schon öfter operiert worden sind, ob äh, in der Familie Krebserkrankungen sind, ne, und dann kommt eben auch die Familie zum Tragen, ob sie Kinder haben, ob sie verheiratet sind, ob sie Single sind und dann wird auch gefragt, ob sie Freunde haben, die sie so ein bisschen auffangen, also Familie, für sie, was für sie Familie ist, wie das Umfeld ist, ob sie jemanden haben zum Reden, also da kriegst du schon sehr sehr viel Informationen, also wir wissen genau, wie die, wie die Lebenssituation draußen ist, äh, ob sie einen Freundeskreis haben, der dabei ist, äh, ob ob sie alleine leben, ob sie mit Mann und Kindern, also Familienverhältnisse, ja (…). KE1

Die übrigen Pflegenden bilden sich ihren Eindruck von der Patientin vor allem auf der Grundlage ihrer konkreten Begegnung mit der Patientin. Diese Wahrnehmung kann durchaus absichtsvoll sein. Überwiegend geschieht dies jedoch zufällig und eher nebenbei.

4.3.3.3 Den Blick fokussieren

Im Rahmen einer heutzutage recht kurzen Verweildauer im Krankenhaus ist es den Pflegenden selten möglich, die Patientinnen in ihren gesamten Lebenszusammenhängen, mit all ihren Ängsten, Einschränkungen und Ressourcen wahrzunehmen und kennenzulernen. Der Eindruck, den sie sich von der Patientin verschaffen, muss die Facetten umfassen, die der Pflegenden in der Ausübung ihrer Tätigkeit wichtig erscheinen. Dabei richten die Interviewten ihre Aufmerksamkeit durchaus auf unterschiedliche Facetten. Sie betrachten quasi ausschnitthaft das Gesamtbild der Patientin. Die jeweiligen »Bildausschnitte« sind dabei nicht exklusiv zu verstehen. Für einige Interviewte stehen die Krebserkrankung und ihre Behandlung im Vordergrund, weshalb die Frauen vor allem als *Krebspatientinnen* wahrgenommen werden. Da jedoch die Erkrankung bzw. die notwendigen Therapien auch äußerlich sichtbare Veränderungen des Körpers mit sich bringen, fokussieren einige Pflegende ihren Blick auf die körperlichen Auswirkungen und betrachten vor allem das *äußere Erscheinungsbild der Frauen.* Schließlich begreifen einige Pflegende die Krebserkrankung als einen Einschnitt, der nicht nur das Leben der betroffenen Patientin, sondern auch das ihrer Familie und nahestehender Personen beeinflusst. Daher richtet sich der Blick über die Patientin hinaus auch auf ihr *soziales Umfeld.*

Die Krebspatientin

Für einige Interviewte ist das Gegenüber vor allem eine Krebspatientin, das heißt der Fokus der Aufmerksamkeit richtet sich auf die Krankheit und deren Behandlung. Diese Fokussierung geht nicht notwendigerweise mit einem reduzierten Blick einher. Vielmehr werden bei dieser Betrachtungsweise die Auswirkungen der Krebserkrankung vor allem auf die psychische Verfassung der Patientin und ihre Möglichkeiten der Krankheitsbewältigung sehr genau in den Blick genommen. Die Pflegenden erleben die Patientinnen in einer psychischen Ausnahmesituation, die einen tiefen Einschnitt in ihr bisheriges Leben bedeutet.

> Also die sind oft wie, ja, aus dem Leben gerissen, sag ich mal, also sind richtig in dieser, wie ein Hammer vorn Kopf, kann man sagen. KA1M

Aus der Sicht der Interviewten charakterisieren diese Ausnahmesituation vor allem die Angst und Ohnmacht der Patientinnen. Wie in einem Schockzustand lassen die Patientinnen die diagnostischen und therapeutischen Interventionen über sich ergehen. Die Patientinnen werden von den Pflegenden selten als aktiv zupackend, sondern eher als in sich gekehrt und überfordert erlebt. Diese Wahrnehmung hat Konsequenzen für die pflegerische Versorgung. Denn sie fordert die Pflegenden auf, sich mit den emotional extrem belasteten Patientinnen auseinanderzusetzen und sie in dieser existentiell bedrohlichen Zeit zu begleiten und zu unterstützen (s. auch die Subkategorie »Krebs als Herausforderung – die existentielle Bedrohung der Patientin«).

Die Frau und ihr äußeres Erscheinungsbild

Die Tatsache, dass mit der Behandlung der Brustkrebserkrankung auch Veränderungen im äußeren Erscheinungsbild der Frauen einhergehen, ist offensichtlich. Diese Veränderungen werden zwar schon im Zusammenhang mit der weiblichen Identität wahrgenommen,

> Einmal ist es so, dass wenn die wissen, dass eine Chemotherapie ansteht, halt die Haare zu verlieren. Das ist für die Patienten ganz schlimm. Dann ja einmal Schmerzen bei der Chemotherapie zu haben. Auch bei der Bestrahlung. Ja, dann eben halt Ängste, mit dem eigenen Körper nicht mehr fertig zu werden. Auch, ja, was so Partnerschaften anlangt. KA4C

die daraus resultierenden Belastungen für die Patientinnen und damit auch ihr Unterstützungsbedarf werden allerdings vor allem auf der somatischen Ebene gesehen. In diesem Kontext wird häufig der erste Verbandwechsel oder die Anpassung einer Perücke thematisiert. Es ist jedoch auch naheliegend, dass die körperlichen Veränderungen, gerade weil sie die weibliche Identität mitbestimmen oder beeinflussen, auch auf psychischer Ebene zu Belastungen führen können. In dieser Hinsicht sprechen allerding nur wenige Interviewte von ihren Möglichkeiten der Beratung und Unterstützung (s. auch Subkategorie »Entstellt aussehen«).

> (…) jetzt weiß ich, dass das viele ganz ganz doll halt psychisch darunter leiden, dass sie keine Haare mehr haben, und die Augenbrauen, die fallen ja auch aus, dass man da halt auch mit Schminke son bisschen die Frauen beraten kann und und denen auch die Angst nehmen kann, an die Öffentlichkeit zu gehen, weil ganz viele haben sich früher unter Chemotherapie total zurückgezogen und sind gar nicht rausgegangen, weil die sich halt so verändert haben in ihrem Aussehen. Und ähm, ich find das jetzt so toll, dass man das alles so lernt und entwickelt, dass man den Frauen da wirklich mit Rat und Tat zur Seite stehen kann, und die halt beraten kann. KE3

Auch wenn der Blick der Pflegenden sich auf die körperlichen Beeinträchtigungen richtet, die aus einer Brustkrebsbehandlung resultieren, wird daraus nicht immer auch die Tragweite dieser Veränderungen in Bezug auf die leibliche Identität der erkrankten Frauen ermessen. Unterstützungsangebote verbleiben daher häufig auf der rein somatischen Ebene.

Die Patientin und ihr soziales Umfeld

Viele Pflegende weiten ihren Blick auch auf das gesamte soziale Umfeld der Patientin aus. Für sie sind die Frauen nicht nur Krebspatientinnen, sondern Frauen, die in ein soziales Gefüge eingebunden sind. Sie sind Mütter, Töchter, Ehefrauen, Partnerinnen, Freundinnen, Arbeitskolleginnen. Dieses soziale Gefüge hat einerseits Auswirkungen auf die Krankheitsbewältigung und Unterstützungsressourcen der Patientin.

> Viele suchen natürlich oder haben, oder einige haben natürlich auch den Halt durch ihren Partner, ne, das ist natürlich auch dann noch da. Wir beobachten das auch, dass häufig, wenn wirklich eine innige Partnerschaft ist, dass auch dieser Partner sie häufig dann auch wirklich eng begleitet zu vielen Dingen. Zu fast allen Dingen. Ne, zu so Untersuchungen oder später zur Therapie, dass sie also wirklich mitkommen, und es kommt halt auch vor, dass sie da ihren Halt haben. KB3C

Die Angehörigen oder nahen Bezugspersonen sind aber auch immer mitbetroffen. Denn die Krebserkrankung verändert unter Umständen das gesamte Familiengefüge, macht eine Neuverteilung von Rollen erforderlich und kann nicht nur für die Patientin zu einer existentiellen Krise führen, sondern auch die Lebensplanung aller Beteiligten massiv beeinflussen.

> Wenn man sich ein Bein gebrochen hat, ist das anders. Das heilt irgendwann, und dann kann man so diesen, in den alten Tagesablauf übergehen. Und das sieht bei diesen Familien, die dann betroffen sind, ja eher immer anders aus. KA5C

Ein so erweiterter Blick ist allerdings nur für die Pflegenden sinnvoll und hilfreich, die in ihre pflegerischen Bemühungen das soziale Umfeld der Patientinnen auch mit einbeziehen. Konkret bedeutet dies, möglichst den Kontakt und das Gespräch mit den Angehörigen zu suchen und auch diese zu begleiten und zu beraten. Familienorientierte Konzepte, die die Familie oder das soziale Umfeld der Patientin als Mitbetroffene wahrnimmt und in die pflegerische Intervention gezielt mit einbezieht, wären hilfreich. Ansätze in diese Richtung sind jedoch lediglich bei den Pflegenden einer Station zu erkennen.

4.3.4 Intervenierende Bedingungen

Die interviewten Pflegenden arbeiten zum Teil viele Jahre mit brustkrebskranken Frauen. Sie haben in dieser Zeit *Erfahrungen* gesammelt, die ihre Eindrücke stark beeinflussen. Nicht selten erzählen sie in den Interviews von *paradigmatischen Fällen*, die sie in ihrer Wahrnehmung und ihrem Verhalten gegenüber Patientinnen leiten. Auch die *Einstellungen* der Pflegenden beeinflussen die Entwicklung von Eindrücken. Die meisten von ihnen haben klare Vorstellungen davon, wie Patientinnen am besten mit der Erkrankung umgehen sollten. Patientinnen, die aus der Sicht der Pflegenden gute oder erfolgversprechende Bewältigungsstrategien anwenden, werden deutlich positiver wahrgenommen, als solche, die vermeintlich falsch mit der Erkrankung umgehen.

4.3.4.1 Erfahrung

Je nach Länge der Berufsausübung haben die Interviewten viele Begegnungen mit Patientinnen erlebt, die ihr Wissen und ihre Vorannahmen prägen und beeinflussen. Die Pflegenden haben sich über die Jahre einen reichhaltigen Erfahrungsschatz angeeignet und wissen, welche Reaktionen sie erwarten können, welche Unterstützung die Patientinnen benötigen und wie sie am besten mit ihnen umgehen können.

> (…) aber halt dass wir so diese Probleme abfangen, und ähm, ja dass wir das auch durch die Erfahrung, wie die Frauen so reagieren, weiß man auch eigentlich immer so, in dem, die die Krankheitsphase, die sieht fast bei jeder Frau gleich aus, so ne, ähm, dass man jetzt weiß, was denen jetzt gerade gut tut (…). KE3

Erfahrung hat somit eine wichtige Funktion für die Beurteilung, Vorhersagbarkeit und für das Verstehen des Verhaltens der Patientinnen. Wenn sie jedoch unreflektiert eingesetzt wird und nicht an immer wiederkehrenden Begegnungen auf ihre Angemessenheit hin überprüft oder durch neue Erfahrungen modifiziert wird, birgt sie durchaus auch die Gefahr der Verallgemeinerung und des Übersehens von individuellen Belangen der Patientinnen.

Ein Bild vor Augen haben – Paradigmatische Fälle

Die Einschätzung oder Beurteilung einer Patientin findet immer vor dem Hintergrund von vorhergehender Erfahrung statt. Oft erleben die Pflegenden Begegnungen mit Patientinnen, die aus unterschiedlichen Gründen ganz besonders im Gedächtnis geblieben sind. Diese Begegnungen sind häufig so eindrucksvoll, dass sie die Qualität von *paradigmatischen Fällen* haben, das heißt sie prägen in besonderer Weise die Wahrnehmung der Pflegenden. Diese speziellen Erfahrungen leiten ihre Wahrnehmung und Handlungen.

> P: Ja, diese Patientin sagte dann: Ich mag dich nicht mehr, du bist jung, schön, und ich mag dich nicht. Und ich muss jetzt sterben.
>
> I: Mhm. Also Sie haben da eine ganz konkrete Patientin …
>
> P: Ja, ich hab da so eine ganz konkrete Patientin im Kopf. Und diese Patientin steht mir immer vor Augen, wenn ich versuche, mich zu sehr mit einem Patienten zu identifizieren. Man darf einfach nicht zu sehr, ja, wie soll ich das ausdrücken? Natürlich soll

man mit den Patienten umgehen, man soll mit ihnen sprechen, aber man darf sich nicht ganz persönlich bis ins Letzte engagieren. KB2C

Die Erfahrungen, die die Wahrnehmung der Pflegenden beeinflussen, müssen nicht immer aus dem professionellen Zusammenhang stammen. Gelegentlich spielt auch der private Kontext der Pflegenden eine Rolle.

I: Kannst Du das irgendwie Dir erklären, wodran das liegt, dass Du Dich jetzt ausgerechnet mit dieser Patientin gut verstanden hast?

P: Ne, keine Ahnung. Aber die war sowieso son freundlich-offener Mensch, ja. Weiß ich nämlich noch, die saß nämlich immer wenn sie, was weiß ich, wenn sie auf ihren Befund gewartet hat oder so, fing se immer an zu stricken, das war immer ganz lustig (lacht). Da fing sie immer an, n' Schal zu stricken, weil damit konnte sie jetzt so die Zeit irgendwie so, ähm, naja, sie hat da wahrscheinlich immer noch nach dem, auf den Befund gewartet, aber konnte so die Zeit überbrücken, dass sie da nicht so fixiert war, darauf, ne. Aber warum, weiß ich nicht. Vielleicht hat sie mich auch an meine Mama erinnert, keine Ahnung, weil die ja doch so alle das Alter wie meine Mama haben, ne. Aber.

I: Sie hat Dich an Deine Mama erinnert?

P: Ja, vielleicht kommt das so, manchmal denke ich das auch, hm. So wenn die so dasselbe Alter haben und dann so die Züge auch von meiner Mama haben, das man vielleicht daran irgendwie denkt, keine Ahnung, hm. KE4

Mit Vorannahmen, *Bildern im Kopf* und Erfahrungen in neue Begegnungen mit einer unbekannten Patientin zu gehen, ist sinnvoll und unvermeidlich. Die paradigmatischen Fälle dienen der Erweiterung und Verfeinerung des pflegerischen Wissens. Darüber hinaus aber benötigen die Pflegenden auch das individuelle Fallverstehen, um der jeweiligen Patientin in der konkreten Versorgungssituation gerecht zu werden. In den paradigmatischen Fällen dokumentiert sich nicht immer das Expertenwissen der Pflegenden, sondern zum Teil besonders eindringliche Beispiele, die abschreckenden Charakter haben und damit die zukünftigen Handlungen der Pflegenden ungünstig beeinflussen können.

4.3.4.2 Einstellungen zum richtigen Umgang mit der Erkrankung

Ein ganz wesentlicher Aspekt, der die Pflegenden bei der Wahrnehmung der Patientin beeinflusst, ist die Art und Weise wie diese mit der Diagnose umgeht. Es scheint bei vielen Pflegenden eine klare Vorstellung darüber zu existieren, wie eine gute, das heißt erfolgreiche, Krankheitsbewältigung aussieht. Positiv bewertet werden vor allem Strategien, die eine sichtbare Auseinandersetzung mit der Erkrankung und ihren Folgen deutlich macht. Dazu gehört das Reden über die Erkrankung, das Akzeptieren der Tatsache, krank und beeinträchtigt zu sein, und das Annehmen von Hilfe, Beratung und Unterstützung.

> Man muss zu dieser Krankheit stehen, und man muss offen darüber reden. Wenn man offen über diese ganzen Sachen spricht, dann schafft man das. Die Krankheit zu bewältigen. KA2M

Augenfällig sind dies Strategien, die auch deshalb als positiv erscheinen, weil sie den Pflegenden die Möglichkeit einer hilfreichen Begleitung eröffnen. Patientinnen, die Strategien anwenden, die als eher negativ, das heißt wenig hilfreich und angemessen, beurteilt werden sind für die Pflegenden schwierige Patientinnen. Diese verschlossenen, verdrängenden oder manchmal unangemessen euphorischen Patientinnen bieten den Pflegenden kaum Ansatzpunkte für eine pflegerische Begleitung und Unterstützung.

> Andere überspielen es direkt, sind sehr, ja, aufgebracht und lachen sehr viel. Und wenn man sie dann auf solche Sachen anspricht, ob sie vielleicht Ängste haben: Nein, das ist überhaupt gar kein Problem, und ich mach das schon so. Also da merkt man schon, dass sie es überspielen und einfach nicht wahrhaben wollen. Das ist wirklich dieses Verstecken hinter der eigenen Krankheit. KE3

Deutlich wird die Einstellung zum *richtigen* Umgang mit der Erkrankung auch in den Passagen, in denen die Irritation der Pflegenden über allzu provokant und konfrontativ mit der Erkrankung umgehende Patientinnen augenscheinlich ist. Diese Patientinnen weichen von dem inneren Bild ab, das die Pflegenden von der typischen Brustkrebspatientin haben.

> Ja, wir haben ne Patientin gehabt, die (...) ist da schon sehr cool rübergekommen, eine Persönlichkeit, ne richtige Persönlichkeit, von sich aus, so im Auftreten, immer eine ganz topmodisch auftretende coole Frau. Und die hab ich, mit der bin ich (lacht) aneinander geraten, da hatte sie Knochenschmerzen, hat sie Schmerzen im Knie gehabt. Und da wollte ich die behandeln, wollte es ein bisschen eincremen und so, da hat die zu mir gesagt »ne, will ich nicht, das sind meine Knochenmetastasen, und da will ich nix gegen«. Und da war ich so geschockt, weil die war so direkt mit ihrer Diagnose auch so (...). KE1

Die Werte und Einstellungen der Pflegenden vor allem in Bezug auf die Bewältigungsstrategien der Patientinnen gleichen sich in sämtlichen Interviews. Dies ist ein deutlicher Hinweis darauf, dass die Mitwirkung der Patientin Voraussetzung und Bedingung für eine psychosoziale Begleitung durch die Pflegenden ist. Fraglich bleibt, wie auch die Patientinnen unterstützt und begleitet werden können, die sich vermeintlich falscher Bewältigungsstrategien bedienen.

4.3.5 Konsequenzen

Der Prozess der Entwicklung von Eindrücken führt letztlich zu einem mehr oder weniger konkreten Bild, das sich die Pflegenden von den Patientinnen machen. Je nachdem welche Erfahrungen in die Wahrnehmungen einfließen, welche Möglichkeiten der Eindrucksbildung die Pflegenden nutzen und welche persönlichen und institutionellen Rahmenbedingungen diesen Prozess leiten oder behindern, stehen am Ende die *Individualität* einer jeden Patientin, Patientinnen-*Kategorien* oder *stereotype Vorstellungen* im Vordergrund.

4.3.5.1 Jede Frau ist anders – Individualität wahrnehmen

Die Individualität der Patientinnen wird von einigen Interviewpartnerinnen sehr betont. Sie erleben, dass Frauen mit Brustkrebs zwar die Erkrankung miteinander gemein haben und damit die medizinische Behandlung auch vorgegebenen Standards folgt. Für die pflegerische Versorgung spielt aber weniger die Diagnose, sondern der Umgang der Patientin mit der Erkrankung, ihre persönlichen Ressourcen und das soziale Umfeld eine wichtige Rolle. Daraus folgt, dass die Pflegende sich immer wieder aufs Neue auf eine Person einlassen muss, aufmerksam und neugierig ist und die angebotene Unterstützung an den Bedürfnissen der jeweiligen Patientin ausrichtet.

> Jede Patientin, glaube ich, wünscht sich was anderes von der Pflege. Und zwar ein individuelles Eingehen auf sie selbst. Ich könnte jetzt nicht pauschal sagen jede Patientin wünscht sich Gespräche oder so was. KC1M

Dies kann für die Pflegenden eine Herausforderung darstellen, die die Arbeit mit Brustkrebspatientinnen besonders attraktiv macht.

> Das ist halt, naja, man erlebt jeden Tag, man lernt jeden Tag neue Patienten kennen, man, obwohls ja praktisch immer dasselbe ist, sag ich mal, also es geht ja meistens um Brustkrebs, ist ja so gesehen, immer dieselbe Erkrankung, trotzdem ist immer alles anders, also da ist nicht eine Frau wie die andere Frau, jede Frau geht anders damit um, jede Frau lebt in einem anderen Umfeld, jede Frau hat andere Wünsche, Ängste und Vorstellungen, also es ist immer was anderes, man kann jetzt nicht sagen, es ist immer alles gleich, also, es ist ganz individuell und, ja, immer, immer wieder neu, also es geht nicht so Schema Schema, alles gleich, sondern es ist alles wieder, ja, jede Patientin ist anders und, und somit entwickelt sich das auch immer alles ganz anders, und das ist eigentlich dann auch das Faszinierende oder, naja, die Abwechslung, die man halt hat. KE2

Es ist jedoch auch vorstellbar, dass ein immer wieder neues Ausloten von Bedürfnissen, Wünschen und benötigter Unterstützung viel Aufmerksamkeit und Zeit verlangt, die die Pflegenden nicht ohne weiteres aufbringen können. Institutionelle Rahmenbedingungen setzen ja eher auf Standardisierung und erschweren damit das Eingehen auf individuelle Bedarfslagen. Ebenso kann ein gewisses Maß an auf Erfahrung basierender Routine oder Kategorisierung auch Entlastung und Sicherheit bedeuten. Denn diese bilden einen Bezugsrahmen, der die Pflege planbar und die notwendigen Hilfemaßnahmen vorhersehbar machen.

4.3.5.2 Kategorisieren

Gelegentlich führen bestimmte Merkmale der Patientin wie ihr Alter oder der Familienstand zu einer Kategorisierung durch die Pflegenden. In ihren Augen sind zum Beispiel junge Patientinnen von der Krankheit weit mehr betroffen als ältere, weil die Jüngeren noch eine Zukunft vor Augen haben, die sie gestalten wollen und weil die körperlichen Veränderungen bei älteren Patientinnen offensichtlich nicht mehr als besonders bedeutsam erlebt werden. Frauen, die auch Mütter sind, werden als leidender wahrgenommen, weil sie sich nicht nur um sich selbst, sondern auch um ihre Kinder sorgen. Verheirateten Frauen oder solchen, die in einer Partnerschaft leben, wird bisweilen weniger professioneller Unterstützungsbedarf unterstellt, weil sie, wenn sie *»einen guten Mann haben, der sich auch kümmert«*(KA1M, 39) durch diesen unterstützt und entlastet werden.

> P: Das kommt auch drauf an, wie alt sie sind. Manche sind ja total entsetzt, und solange die hier liegen, werden die auch gar nicht damit fertig, ne? Fallen erst so ins tiefe Loch.
>
> I: Ja. Das heißt, wo ist da der Unterschied beim Alter? Sie sagen, es kommt drauf an, wie alt die Frauen sind?
>
> P: Ja. – Dass die ganz Jungen zum Beispiel – ja, die haben meistens, viele haben ja auch schon im Vorfeld Chemo gekriegt. Ja, weil sie ja total entstellt sind, ne? Und manche sehen das auch, nehmen das, also die jungen Leute nehmen das nicht ganz so ernst wie die mittleren, so. Die ganz alten, denen ist es sowieso egal. Jedenfalls haben sie ja, mit den Jüngeren, die haben ja auch noch Erwartungen, dass sie heiraten wollen, dass sie Kinder kriegen wollen. Und dann so ne Diagnose gestellt wird, ist natürlich. KA3C

Für eine Interviewte diente auch die kulturelle Herkunft der Patientinnen als Kategorisierungsmerkmal.

> Ich finde, dass die Europäerinnen eher gefasst, ist selten vorgekommen, dass ich mal jemanden erlebt hab, der, der das im Moment gehört hat und angefangen ist, wirklich ganz laut zu weinen, so. Der Rest verkneift sich da so die Hände und bloß jetzt nicht die Fassung verlieren und bloß jetzt im Moment nicht weinen oder so. KA1M

Im Grunde aber ist die Bewältigungsform der Patientin die entscheidende und wirklich determinierende Kategorie: es gibt Patientinnen, die offen und offensiv mit ihrer Erkrankung umgehen, die sich informieren, Fragen stellen und aktiv an der Verarbeitung der Diagnose mitwirken. Und es gibt jene, die sich verkriechen, niemanden an sich heranlassen und so tun, als ob sie nicht betroffen wären.

> Was wirklich häufig ist, das sind so zwei Gruppen. Die einen ziehen sich völlig zurück, sagen gar nichts. Weinen auch nicht. Und, ja, die anderen halt, die lassen es wirklich dann auch raus und sprechen drüber, auch über ihre Ängste, über ihre Sorgen, ja. KA4C

Kategorisierungen, die im Gegensatz zur Wahrnehmung von Individualität zur Vereinfachung und Reduzierung von Vielfalt und Komplexität führen, können die Pflegenden entlasten. Sie stellen bestenfalls das Ergebnis von langjähriger Erfahrung dar. Es besteht jedoch auch die Gefahr, dass Patientinnen vorschnell einer Kategorie zugeordnet werden und sie somit möglicherweise nicht die Unterstützung erhalten, die sie benötigen würden.

4.3.5.3 Stereotype bilden

Einige Pflegende entwickeln typische Vorstellungen von der Brustkrebspatientin und ihren Eigenschaften. Im Gegensatz zu Vorurteilen, die ja häufig mit Stereotypen gleichgesetzt werden, stehen im Mittelpunkt dieser Stereotype nicht ausschließlich negative, sondern durchaus auch positive Eigenschaften der Patientinnen.

Die starke Frau

Das Bild der starken Frau wird in einigen Interviews sehr eindrücklich beschrieben. Obwohl die Patientinnen mit einer potentiell tödlichen Krankheit konfrontiert werden und eine ganze Reihe belastender und einschneidender Therapien über sich ergehen lassen müssen, wirken sie keineswegs hilflos und deprimiert auf die Pflegenden.

> (…) weil ich finde, ähm dass die Frauen, die Brustkrebs haben, (auch?) sehr starke Frauen sind. Also so als Außenstehende denke ich immer, hm, wie würde es Dir gehen, wenn Du die Diagnose hättest, und dann denkt man eigentlich, dass es mit viel Trauer und Leid und naja so Depressionen verbunden ist, aber eigentlich geben die ei-, also spiegeln die sehr viel Kraft wider, die kämpfen richtig und die lachen auch viel und eigentlich sind das sehr starke Frauen, also ich mache immer wieder die Erfahrung, dass ich sage, ich bewundere auch die Frauen, wie die mit der Krankheit umgehen und wie die ihr Leben dann halt anders gestalten, halt mit der Krankheit halt gestalten, also das ist so eine Erfahrung, die auch erst hier gemacht habe, das war mir vorher gar nicht so bewusst, dass es doch eigentlich sehr starke Frauen sind. KE2

Die starken Frauen lösen Bewunderung aus und zeigen den Pflegenden positiv auf, wie sie die Krankheit meistern. Sie machen mit ihrer Stärke auch den Pflegekräften Mut, dass eine Brustkrebserkrankung nicht nur mit Leiden und Tod, sondern auch mit Kraft und Kampfgeist einhergehen kann. Gerade das Leiden der Frauen und auch das Mitansehen müssen von Vergänglichkeit und Hilflosigkeit belastet die Pflegenden enorm. Insofern bilden die starken Frauen auch für die Professionellen einen hoffnungsvollen Gegenpol.

Starke Frauen können aber auch negativ auffallen, weil sie offensichtlich keine Hilfe annehmen wollen. Sie sind selbstbewusst und unabhängig, besinnen sich auf ihre eigenen Ressourcen und machen damit die angebotene Unterstützung scheinbar überflüssig.

> Wir haben schon mal eine Patientin gehabt, ich empfand immer, dass sie eine relativ gute Ehe geführt hat, aber sie kam zur Chemo, sie war dann so im Endstadium, kam ins Krankenhaus, und was mich immer gewundert hatte, dass der Mann – erst kurz bevor sie gestorben ist, kam. Das war eine Sache, die hat sie für sich selbst so ausgemacht. Damit wollte sie ihre Familienangehörigen, ihre Kinder nicht belasten. Aber das ist auch eine Einstellung so, ich mein, sie war ja vom Typ, als Frau, enorm stark so. Das hat sie so nicht gebraucht, so den Mann dabei. KB4M

Für eine Interviewpartnerin wirkte die wahrgenommene Stärke einer Patientin auch wie eine Provokation. Anstatt sich in das Bild der leidenden, erduldenden Patientin zu fügen, trat diese selbstbewusst und offen auf.

> Nie ne Perücke aufgesetzt, und ist hier auch ganz provokativ aufgetreten zum Schluss mit mit Glatze, Glatze, Sonnenbrille, gebräunt und ne, und es war einfach, die Frau war einfach tough, vierzig war sie. KE1

Für die interviewten Pflegenden hat das Bild der starken Frau vor allem eine ermutigende Funktion. Auch diese Einschätzung steht in enger Verbindung mit der positiven Bewertung der Bewältigungsfähigkeit der Frauen. Patientinnen, die richtig (=stark) mit der Erkrankung umgehen, erfahren zumeist Bewunderung und machen den Pflegenden den Umgang mit ihnen leichter.

Die aufopferungsvolle Frau

Eine aus der Perspektive einiger Interviewten eher kritikwürdige Vorstellung gibt das Bild der aufopferungsvollen Frau ab. Aus ihrer Sicht sind Brustkrebspatientinnen Frauen, die sich nicht um sich selbst, sondern ausschließlich um andere kümmern. Sie finden in dieser altruistischen Haltung scheinbar ausreichend Anerkennung und Wertschätzung in ihrem sozialen Umfeld. Für die Pflegenden jedoch geht die Aufopferung für andere auch mit einer Vernachlässigung der eigenen Person, der eigenen Bedürfnisse und Wünsche einher. In dieser Vorstellung könnte man auch den leisen Anklang einer subjektiven

Krebstheorie vermuten, die davon ausgeht, dass eine geringe Selbstwertschätzung ursächlich für den Brustkrebs wäre.

> Das sind ja auch häufig, so von meinem Gefühl her sind Mamma-CA-Frauen die Frauen, die sich für ihre Familie, ja, das was man aufopfern nennt. Diese Mütter der Familien, die wirklich für ihre Kinder sorgen, für ihren Mann sorgen, Oma, Opa, Onkel, Tante pflegen, die überhaupt keine Zeit für sich haben. Die alle anderen zuerst kommen lassen und dann sich selber. Und die sich immer zurücknehmen. Und nicht, ich sage immer, denen fehlt dieser, dies gesunde Quäntchen Egoismus, was wir selber brauchen. Um in irgendwelchen, auch in der Familie sich selber ein bisschen zu verwirklichen. Das fehlt denen häufig. Die sind zwar immer für alle anderen da, und die sind auch gerne gesehen, weil sie immer alles machen, und die glauben auch, dass die Welt zusammenbricht, wenn sie nicht zu Hause sind. Und häufig ganz enttäuscht sind, wenn alles wirklich läuft, auch wenn sie nicht da sind. Aber das sind so, so – das ist äh, etwas, was einem auffällt, wenn man es länger macht. Dass das, dann sagen die immer: Ich kann mir gar nicht vorstellen, dass ich krank bin. Weil ich kann doch eigentlich auch gar nicht krank sein, weil ich bin doch für alle anderen da. Da kann mir das nicht passieren. Und das mag ja sein, dass das jetzt wirklich so kommt, weil wir – ja nur gynäkologische Erkrankungen haben. Aber da sind es wirklich auch häufig die Mamma-CA-Patienten, die diese Sachen so äußern. Dass sie das so – das erleb ich so. KB2C

Die aufopferungsvollen Frauen lösen bei einigen Pflegenden fast so etwas wie ein Missionierungsprogramm aus, d. h. sie fühlen sich aufgefordert, die Patientin darin zu unterstützen, sich selbst mehr wertzuschätzen (s. hier auch »Sich Freiräume schaffen« – die Rollenerwartungen) und sich aus ihren als veraltet wahrgenommenen Rollen zu befreien. Auch hier scheint die Vorstellung der Interviewten von einer erfolgreichen Krankheitsbewältigung durch, die aus einer fast egoistischen Selbstaufmerksamkeit und dem Durchsetzen eigener Wünsche besteht.

Zwischen den Vorstellungen, dass alle Brustkrebspatientinnen gleich seien oder keine Patientin der anderen gleicht, mögen vielfältige Nuancen und Abstufungen liegen. So eindeutig und eindringlich wie diese beiden Ausprägungen zeigten sich diese aber nicht in den vorliegenden Interviews. Die Wahrnehmung der Pflegenden führt also zu einem Bild von der Patientin, das unterschiedlich ausgeprägt die Individualität der Patientin und die Komplexität ihrer Bedürfnissituation widerspiegelt.

4.3.6 Fazit

Die Patientin ist die primäre Adressatin pflegerischer Unterstützung. Soll diese Unterstützung nicht schematisch, unpersönlich oder wenig individuell sein, ist für die Gestaltung der Pflege ein gegenseitiges Kennenlernen der beiden Interaktionspartnerinnen erforderlich. Die Pflegenden bemühen sich in unterschiedlicher Weise, sich einen Eindruck von der Patientin zu bilden. Für diesen Prozess, der über ein oberflächliches Registrieren von Fakten hinausgeht, sind vor allem drei Aspekte von Bedeutung: 1) die Bereitschaft und Fähigkeit der Pflegenden sich auf jede Patientin immer wieder neu und offen einzulassen, 2) die äußeren Rahmenbedingungen der pflegerischen Versorgung, die eine komplexe, auf die individuellen Bedürfnisse der Patientinnen abgestimmte Pflege fördern und ermöglichen und 3) die Fähigkeit und Bereitschaft der Patientin sich mit der Erkrankung aktiv auseinanderzusetzen und die angebotene Unterstützung anzunehmen.

Inwieweit aus einer Patientin nicht nur ein *Fall*, sondern eine ganz konkrete Person mit individuellen Bedürfnissen, Ängsten und Ressourcen wird, hängt also zunächst von den Pflegenden ab. Sie sind diejenigen, die sich über die Patientin informieren, deren Befindlichkeit und Unterstützungsbedarf einschätzen und sich ein Urteil bilden über die Bewältigungsfähigkeit der Patientin. Die Art und Weise wie die Pflegenden versuchen, sich ein Bild von der Patientin zu machen, erscheint manchmal eher beiläufig oder zufällig zu sein, wenig zielgerichtet und für die pflegerische Versorgung konsequenzenlos. Es lassen sich jedoch auch Strategien erkennen, die durchaus professionell sind. Dies ist immer dann der Fall, wenn Pflegende ihre Erfahrungen miteinbeziehen, wenn sie die individuelle Situation der Patientin sowie ihren sozialen Kontext erfassen und danach ihr pflegerisches Handeln ausrichten. Einfühlungsvermögen, wenn es als professionelle Strategie bewusst eingesetzt wird, ist die Herangehensweise, die den Pflegenden den direktesten und unmittelbarsten Eindruck von der Patientin ermöglicht. Standardisierte oder kategoriebasierte Formen der Wahrnehmung bergen am ehesten die Gefahr, die einzelne Patientin zu übersehen. Jedoch kann Empathie Pflegende auch überfordern oder die Grenze zum Mitleiden überschreiten. Ebenso müssen objektiv formalisierte Formen des Kennenlernens, wie zum Beispiel mit Hilfe der Pflegeanamnese, nicht zwangsläufig zu einem kontextfreien Wissen führen. Einige Pflegende sind durchaus in der Lage, dieses Instrument für eine individuelle und ressourcenorientierte pflegerische Unterstützung zu nutzen. Letztlich erscheint vor allem wichtig, was aus den gesammelten Eindrücken tatsächlich resultiert, inwieweit sie wirklich das pflegerische Handeln mitbestimmen bzw. inwieweit das pflegerische Handeln sich auf die jeweils konkreten Bedürfnisse der Patientin richtet.

Den zweiten wesentlichen Aspekt im Prozess der Wahrnehmung bilden die institutionellen Rahmenbedingungen, unter denen Pflege stattfindet. Gerade im Kontext der Versorgung von Frauen mit Brustkrebs findet sich durch die ausschließliche Ausrichtung oder Spezialisierung auf eine Erkrankung ein nicht zu übersehendes Maß an Standardisierung. Dass die gleiche Erkrankung nicht notwendigerweise auch mit den gleichen Einschränkungen, Belastungen und

Verarbeitungsstrategien einhergeht, ist zwar für einige Pflegende offensichtlich, für andere jedoch schwer zu erkennen. Allerdings eröffnet die ausschließliche Versorgung von Frauen mit Brustkrebs den Pflegenden die Möglichkeit, ihr pflegerisches Wissen zu vertiefen und Expertinnen für die Pflege dieser speziellen Patientinnengruppe zu werden. Förderlich wirken dabei eine hohe Motivation der Pflegenden und die Bereitschaft, sich auf diese Herausforderung einzulassen. Diese wird jedoch häufig dadurch behindert, dass Pflegende sich ihren Einsatzort selten aussuchen können. Das Umstrukturieren von Abteilungen und die Personalbesetzung liegen zumeist außerhalb des Einflussbereichs der Pflege, sie werden vielmehr entweder durch medizinische oder administrative Schwerpunktsetzungen bedingt. Pflegende, die aus Mangel an Mitbestimmung oder Alternativen mit brustkrebskranken Frauen arbeiten, sind möglicherweise weniger gewillt, sich intensiv mit jeder einzelnen Patientin auseinanderzusetzen, weil sie Über- und Belastung fürchten. Schließlich sind auch die schmalen Zeitkorridore, die durch eine ökonomisch motivierte Ablauforientierung in den Krankenhäusern erzeugt werden sowie die immer kürzer werdenden Verweildauern der Patientinnen im Krankenhaus hinderlich für ein intensives Kennenlernen. Hohe Komplexität, die durch eine individuelle, passgenaue Versorgung gekennzeichnet ist, hat Auswirkungen auf die Arbeitsbelastung. Denn sowohl das Kennenlernen der Patientin, als auch das Handeln nach den wahrgenommenen Bedürfnissen benötigen Zeit. Routine dagegen vereinfacht die Arbeit und hält die Arbeitsanforderungen gering. Einerseits den (eigenen) Ansprüchen einer patientenzentrierten Versorgung zu genügen und auf der anderen Seite die an Personal und Zeit knappen Ressourcen der Krankenhausversorgung zu berücksichtigen, stellt für die Pflegenden also eine große Herausforderung dar. Sie zu meistern gelingt möglicherweise durch reflektierte Erfahrung, hohe Arbeitsmotivation und von den Führungsverantwortlichen zugestandene und den Pflegenden genutzte Gestaltungsspielräume für dementsprechende pflegerische Ansätze.

Schließlich haben sich vor allem die Möglichkeiten der Patientinnen, mit ihrer Erkrankung umzugehen und Unterstützung und Hilfe anzunehmen, als ein wesentliches Merkmal herausgestellt, das die Wahrnehmung der Pflegenden beeinflusst. Gerade im Bereich der Verarbeitungsstrategien führt die Entwicklung von Eindrücken auch zu einer Urteilsbildung auf Seiten der Pflegenden. Dabei werden offene und ihre Sorgen und Ängste mitteilende Patientinnen deutlich positiver wahrgenommen als in sich gekehrte, stumme Patientinnen. Die Vorstellung vom richtigen oder falschen Umgang mit der Erkrankung scheint bei den Pflegenden sehr verfestigt zu sein. Diese Bewertung des Verhaltens der Patientinnen hat aber vornehmlich mit der Einschätzung ihrer eigenen Rolle im Verarbeitungsprozess zu tun. Denn aus der Perspektive der Patientin gesehen muss zum Beispiel eine verdrängende Strategie nicht zwangsläufig falsch und ungesund sein. Wenn die Diagnose die Patientin zutiefst erschüttert und ihr ganzes Leben aus den Angeln zu heben scheint, kann das Beiseiteschieben von Ängsten zeitweise durchaus entlastend sein und die einzige Möglichkeit darstellen, weiterzuleben. Nur sehen die Pflegenden dann kaum eine Chance für eine aktive Unterstützung der Patientin. Sie sind darauf verwiesen, scheinbar untätig mit anzusehen, wie die Patientin mögliche Hilfe ausschlägt. In einem Tätigkeitsfeld, in dem die Patientinnen gelegentlich auch auf der somatischen Ebene als pflegeleicht oder wenig unterstützungsbedürftig gelten, erscheint dies doppelt bedeutsam. Die Tatsache, dass die Pflegenden scheinbar nicht mit jeglicher Reaktion der Patientin auch auf eine professionelle Weise, das heißt im Rahmen ihrer beruflichen Kompetenzen und Fähigkeiten, umgehen können, kann ein Hinweis darauf sein, dass gerade im Bereich der psychosozialen Unterstützung noch Entwicklungspotenzial zu sehen ist.

Wie sehr sich die Pflegenden von einem schematischen Bild einer Brustkrebspatientin leiten lassen oder aber gewillt und in der Lage sind, sich einen individuellen Eindruck von der Patientin zu bilden, hängt nicht nur von unterschiedlichen Faktoren ab, sondern hat auch Konsequenzen für die pflegerische Versorgung. Dabei muss nicht automatisch ein stereotypes Bild auf misslungene Pflege hindeuten, ebenso wenig wie ein individuelles Kennenlernen per se zu einem patientenorientierten Pflegehandeln führt. Kategorisierungen oder Stereotypisierungen können einerseits Ausdruck von Erfahrung sein, aber andererseits auch die Unfähigkeit oder mangelnde Bereitschaft überbrücken, jede Patientin als individuelle Persönlichkeit wahrzunehmen. Ebenso kann eine individuelle Eindrucksbildung die beste Grundlage für eine patientenorientierte Pflege darstellen oder aber die Unfähigkeit dokumentieren, aus Erfahrungen zu lernen und vom Einzelfall zu abstrahieren. Allerdings wird eine auf die individuellen Bedürfnisse der Patientinnen ausgerichtete Pflege eher gelingen, wenn die Pflegenden sich der Unterschiedlichkeit der Patientinnen bewusst sind und diese auch wahrnehmen und kennenlernen.

4.4 Das zentrale Phänomen – Das Ausbalancieren von Bedürfnissen und den Möglichkeiten der Bedürfniserfüllung

Die Diagnose Brustkrebs erleben die betroffenen Frauen als eine lebensbedrohliche Nachricht, die sie schlagartig aus ihrer gewohnten Lebensbahn wirft. Die Einsicht an Krebs erkrankt zu sein, sickert nur zögerlich in ihr Bewusstsein ein und löst existentielle Ängste aus. Die Tragweite dieser Diagnose und die daraus resultierenden Behandlungsoptionen erschließen sich den Frauen erst nach und nach. Wenn die erkrankten Frauen zur Operation in ein Krankenhaus gehen, sind sie oft noch mitten im seelischen Ausnahmezustand, weil die notwendigen Behandlungen meist schneller beginnen als die Verarbeitungsprozesse auf emotionaler Ebene. Die Pflegenden erleben nicht selten Patientinnen, die vor lauter Angst und Sorge kaum handlungsfähig erscheinen. Die emotionale Belastung der Patientinnen zeigt sich den Pflegenden in vielfältigen Ausdrucksformen. Sie sehen sich konfrontiert mit Patientinnen, die sich zurückziehen, kraftlos und ohnmächtig sind, mit lachenden Patientinnen in nicht nachvollziehbarer Heiterkeit, mit wütenden, aggressiven oder anklagenden Frauen, aber auch mit starken und selbstbestimmten Frauen.

Aus diesen Beobachtungen leiten die Pflegenden eine Reihe von Bedürfnissen ab, die es mittels pflegerischer Unterstützung zu befriedigen gilt. Zunächst sind das Bedürfnisse nach Schutz und Sicherheit. Da die plötzliche Bedrohung durch die Erkrankung den Patientinnen die bis dahin als selbstverständlich geltende Gewissheit entzieht, gesund und unbeschadet durchs Leben zu gehen, wünschen sie sich ein Netz, das sie auffängt und hält. Schutz benötigen sie auch, um vor äußeren Anforderungen sicher zu sein. Diese äußeren Anforderungen werden zum Teil von den Pflegenden in der Familie der Patientin lokalisiert, die scheinbar erwartet, dass die erkrankte Frau schnell wieder ihre angestammte Rolle ausfüllt. Aber auch sämtliche sonstigen Lebensaufgaben wie berufliche oder soziale Verpflichtungen, sollen angesichts dieser Erkrankung in den Hintergrund treten können. Neben dem gefühlsmäßigen Begreifen ist auch das rationale Verstehen wichtig für das Wiedererlangen von Handlungskompetenz und das Erlernen von Strategien des Umgangs mit der Erkrankung. Dazu benötigen die erkrankten Frauen Informationen, Aufklärung und praktische Anleitung. Schließlich wollen die Frauen nicht in angstvollem Abwarten verharren, sondern den Blick hoffnungsvoll nach vorne richten können und die Reorganisation ihres Lebens in die Hand nehmen. Dies ruft Bedürfnisse nach Ermutigung, Zuwendung und Stärkung hervor. Letztlich soll die Krankheit überstanden werden und Normalität in das Leben der erkrankten Frauen zurückkehren.

Das pflegerische Handeln richtet sich sowohl darauf, durch Kontaktaufnahme und Interaktion diese Bedürfnisse wahrzunehmen als auch durch pflegerische Interventionen die wahrgenommenen Bedürfnisse zu befriedigen. Die Möglichkeiten der Pflegenden, einen Zugang zur Patientin und ihren Bedürfnissen zu finden, liegen vor allem in der Kommunikation. Dabei nehmen Pflegende absichtsvoll Kontakt zu Patientinnen auf, um über Gespräche ein gegenseitiges Kennenlernen und das Thematisieren von Bedürfnissen und Sorgen zu ermöglichen. Ebenso dienen Gespräche, die eher tätigkeitsbegleitend stattfinden, dem Herstellen von Vertrauen und dem Signalisieren von Gesprächsoffenheit und -bereitschaft. Pflegende bedienen sich auch strukturierter und formalisierter Formen des Kennenlernens und Einschätzens der Patientin, etwa durch

Instrumente wie die Pflegeanamnese. Die am wenigsten verstellte Wahrnehmung gelingt durch empathisches Einfühlungsvermögen und emotionale Zugewandtheit.

Im Gestalten einer Beziehung zu den Patientinnen lassen sich für die Pflegenden die Möglichkeiten der Bedürfniswahrnehmung und -befriedigung am besten realisieren. Die Beziehungsgestaltung ist die zentrale Strategie, um die Patientinnen auf dem Weg durch die Erkrankung zu begleiten und Hilfestellung zu geben. Die Pflegenden sehen sich dabei als Lastenträgerin, Lotsin oder Weggefährtin, als jemand der die Richtung und das Tempo bestimmt oder zumindest für eine möglichst störungsfreie und ungehinderte Schrittfolge sorgt.

Die Beziehung zur Patientin erweist sich jedoch oft als störanfällig. Denn mit den Pflegenden konkurrieren auch Dritte, z. B. Ärzte, Angehörige und Freunde der Patientin, Mitglieder anderer Berufsgruppen, um eine von den Pflegenden als exklusiv zwischen Patientin und Pflegende angelegte Beziehung. Diese Personen, die im Beziehungskonzept der Pflegenden nicht mitgedacht werden, behindern oder erschweren bestehende Interaktionsprozesse durch eigene Relevanzsetzungen und Intentionen. Es sind aber auch die Patientinnen selbst, die sich gelegentlich den Beziehungsbemühungen der Pflegenden entziehen oder diese überzustrapazieren drohen. Schließlich erschweren auch ungünstige Krankheitsverläufe eine auf erfolgreiche Krankheitsbewältigung ausgerichtete Begleitung.

Bedürfniswahrnehmung und die pflegerische Reaktion darauf durchlaufen einen ständigen Prozess des Ausbalancierens. Auf der einen Seite haben die Pflegenden eine mehr oder weniger konkrete Vorstellung davon, was die Patientinnen an Unterstützung benötigen und was sie sich von den Pflegenden wünschen. Das pflegerische Handeln ist darauf ausgerichtet, zu helfen, zu begleiten und zu unterstützen. Auf der anderen Seite steht ihr eigenes Verständnis davon, was sie zu leisten bereit und in der Lage sind und vor allem auch davon, was unter den gegebenen Rahmenbedingungen machbar erscheint. Den helfenden und begleitenden Möglichkeiten sind also Grenzen gesetzt. Der Prozess des Ausbalancierens zeigt sich in der *Erweiterung*, *Priorisierung* und *Begrenzung* des pflegerischen Handelns. Eine Erweiterung ihres Aufgabenfeldes, die über das professionelles Selbstverständnis hinausreicht, findet vor allem durch die psychosoziale Begleitung der Patientinnen statt und ist geprägt von Empathie und emotionaler Nähe der Pflegenden zu der Patientin. Die damit verbundenen Aufgaben werden meist nicht der pflegerischen Rolle zugerechnet, sondern in den Bereich einer darüber hinausgehenden, menschlichen Hinwendung zur Patientin begriffen. Insofern können diese Strategien nur ansatzweise als Neudefinition von Rollen oder Erweiterungen des professionellen Repertoires verstanden werden. Die Priorisierung von pflegerischen Aufgaben ergibt sich aus der Fokussierung auf ausschnitthafte Aspekte der Versorgung, die entweder die Auswirkungen und Folgen der Krebserkrankung, die äußerlich-körperlichen Veränderungen durch die Therapien oder das Eingebunden sein der Patientinnen in soziale Beziehungen betreffen. Auch das Einhalten von Arbeitsroutinen stellt eine Form der Priorisierung dar, mit der ein Ausbalancieren von Anforderungen und Möglichkeiten gelingt. Schließlich wird auch durch Begrenzen pflegerischen Handelns versucht, wahrgenommene Bedürfnisse und die Möglichkeiten der Bedürfniserfüllung aufeinander abzustimmen. Dies geschieht vor allem dadurch, dass sich die Pflegenden bei drohender Überforderung auf ein Mindestmaß an Pflege – auf »das Professionelle« – zurückziehen und dass sie die Beziehungsarbeit und die Auseinandersetzung mit angstbesetzten Themen vermeiden oder anderen Professionellen überlassen. Priorisierung und Begrenzung können als protektive Strategien verstanden werden, weil sie letztlich dazu dienen, Komplexität zu reduzieren und Belastungen für die Pflegenden gering zu halten.

Das Selbstkonzept der Pflegenden stellt einen Faktor dar, der sowohl Bedürfniswahrnehmung als auch -befriedigung mitbestimmt. Die professionellen Selbstzuschreibungen, die Verinnerlichung von Erfahrungen und Einstellungen und die als begrenzt wahrgenommene berufliche Selbstbestimmung bilden quasi den generativen Rahmen. Dabei erscheint der pflegerische Habitus eher bescheiden zu sein. Denn Pflegende leisten mit großem Engagement, Wissen und Können tatsächlich einen wertvollen Beitrag zur Krankheitsbewältigung der Patientinnen, ohne dass sie diesen Anteil immer sichtbar zur Geltung bringen können. Durch eine zum Teil mangelnde Selbstbehauptung und fehlendes professionelles Selbstbewusstsein tragen sie möglicherweise selbst zur Aufrechterhaltung von Abhängigkeit und Unterlegenheit bei.

Auch institutionelle Rahmenbedingungen erzeugen die Notwendigkeit des Ausbalancierens zwischen Anforderungen und den Möglichkeiten der pflegerischen Unterstützung. Die Pflegenden sehen sich mit einem Aufgabengebiet konfrontiert, das sie sich selten selbst ausgesucht haben, sondern das ihnen zugewiesen wurde und das, was vielleicht noch entscheidender ist, einer medizinischen Schwerpunktsetzung folgt. Diese Schwerpunktsetzung erzeugt Versorgungserfordernisse, die auch Konsequenzen für die Pflege haben, ohne dass der Impuls oder die Entscheidung dafür aus der Pflege selbst gekommen sind oder auch nur beeinflusst werden konnten. Diese Tatsache führt zu einem insgesamt unklaren Aufgabenzuschnitt und lässt Raum für interpretierbare Zuständigkeiten und individuelle Grenzziehungen. Des Weiteren liegt in der Fragmentierung der Behandlung für die Pflegenden die Herausforderung, Bedürfnisinterpretationen und -befriedigung mit anderen Berufsgruppen verhandeln zu müssen. Pflegende schneiden dabei, wie der Blick auf ihr Selbstverständnis zeigt, nicht immer für sie zufriedenstellend ab.

Auch die Formen der Wahrnehmung bestimmen die Bedürfnisinterpretation und -befriedigung mit. Ein individuelles Eingehen auf die Situation jeder einzelnen Patientin ist unter den gegebenen Umständen oft nicht realisierbar, möglicherweise auch nicht erforderlich. An die Stelle von individuellen Eindrücken treten manchmal bewertende Wahrnehmungen in Gestalt von stereotypen Vorstellungen oder Patientinnentypiken auf der Grundlage von vorangegangenen (guten wie schlechten) Erfahrungen der Pflegenden oder ausschnitthaften Perspektiven auf die Patientin. Diese erleichtern den Prozess des Ausbalancierens, da sie komplexe Bedürfnisse reduzieren helfen und damit ein pflegerisches Programm auslösen, das planbar und kalkulierbar ist. Nachteilig wirken sich dabei jedoch unreflektierte Wertvorstellungen bezüglich der von den Patientinnen gezeigten Verarbeitungsstile aus. Denn vor allem eine verdrängende oder verleugnende Krankheitsbewältigung wird von den Pflegenden als ungünstig bewertet, insbesondere deshalb, weil sich ihnen dann keine Möglichkeiten der Begleitung und Unterstützung eröffnen.

Gelingt den Pflegenden das Ausbalancieren, dann erleben sie Zufriedenheit mit ihrer Arbeit und sie sehen ihre pflegerischen Ziele realisiert. Finden sie keine Balance, dann leiden sie an Überforderung und den Belastungen der pflegerischen Versorgung. Für die Patientinnen ergeben sich aus der Sicht der Pflegenden positive Effekte, wenn sie informiert und zufrieden das Krankenhaus verlassen, wenn sie wieder Verantwortung für sich selbst übernehmen und Handlungskompetenz zurückgewinnen können. Die Frage, welche Konsequenzen nicht wahrgenommene Bedürfnisse oder unangemessen befriedigte Bedürfnisse für die Patientinnen haben, stellt sich den Pflegenden nicht. Ihr Ausbalancieren kann nicht als ein Aushandeln mit der Patientin verstanden werden. Vielmehr stehen vor allem eigene Relevanzsetzungen und Bedürfnisse sowie der Kontext der institutionellen Versorgung im Vordergrund. Insofern dient das Ausbalancieren primär dem Bewältigen von Anforderungen für die Pflegenden unter den gegebenen Bedingungen.

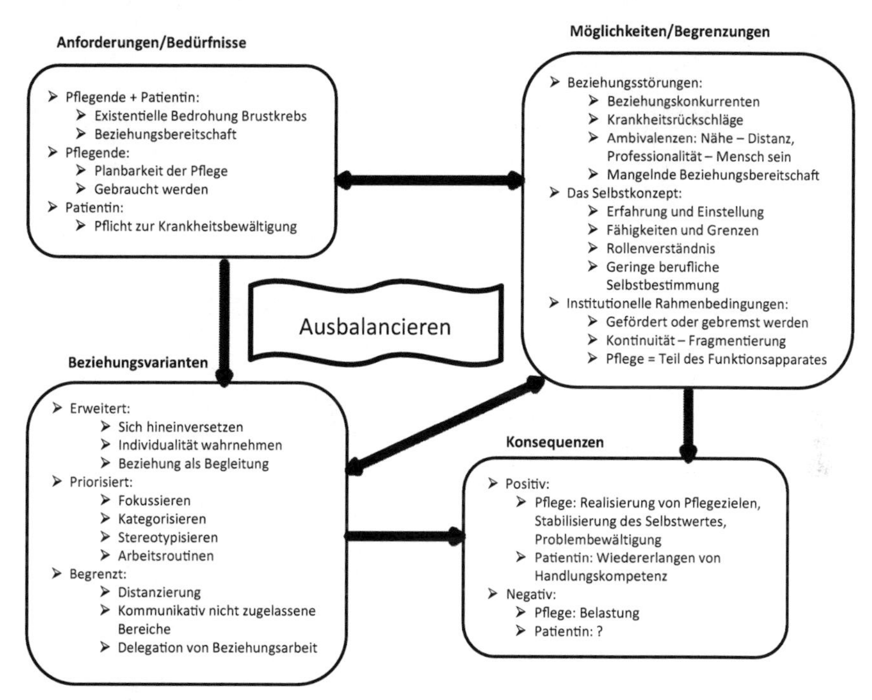

Abbildung 6: Das zentrale Phänomen

5. Diskussion

Im Folgenden werden die zentralen empirischen Ergebnisse der vorliegenden Studie im Licht von Forschungen und theoretischen Ansätzen zum Thema diskutiert. Auf diese Weise können diese Ergebnisse in einen weiteren Kontext eingeordnet und mögliche Ergänzungen, Widersprüche oder Übereinstimmungen aufgezeigt werden, die die Ergebnisse dieser Untersuchung bestehendem Wissen hinzufügen, entgegensetzen oder die Bekanntes vertiefen.

Der Ausgangspunkt dieser Arbeit war die Annahme, dass der Wahrnehmung und Einschätzung und dem Erkennen von Patientenbedürfnissen ein Prozess zugrunde liegt, der kontextgebunden ist und über die bloße Feststellung von Bedürfnissen durch Pflegende hinausgeht. Mit Fragen nach den Mitteln der Bedürfniswahrnehmung, den Kontexten und Konsequenzen ist das empirische Material untersucht worden. Die Ergebnisse der Studie verweisen auf zentrale Aspekte pflegerischen Handelns, die den Prozess der Bedürfniswahrnehmung kennzeichnen und beeinflussen. Diese Aspekte beziehen sich auf pflegerisches Handeln *im Kontext der Pflege von Frauen mit Brustkrebs*, als *Handeln in Beziehungen*, als *professionelles Handeln* und als *Handeln zur Aufrechterhaltung der beruflichen Integrität.*

5.1 Pflegerisches Handeln

Die Ergebnisse der vorliegenden Studie liefern Einsichten in pflegerisches Handeln im Kontext der Pflege von Frauen mit Brustkrebs. Die Ausgangsfrage nach der Bedürfnisorientierung der Pflege hat zu Antworten geführt, die jedoch über den Bedürfniskontext hinausgehen: Es konnte einerseits gezeigt werden, dass die Bedürfnisse der Patientinnen von den Pflegenden sehr wohl erkannt werden und den Ausgangspunkt pflegerischer Interventionen bilden. Andererseits ist deutlich geworden, dass Bedürfnisorientierung nur unter bestimmten Bedingungen gelingen kann. Dazu zählen vor allem die Fähigkeit der Pflegenden zu professionellem Handeln und die dafür erforderlichen Gestaltungs- und Entscheidungsmöglichkeiten.

5.1.1 Pflegerisches Handeln im Kontext der Pflege von Frauen mit Brustkrebs

Die interviewten Pflegenden handeln in einem spezifischen Kontext pflegerischer Versorgung. Die Pflege von Frauen mit Brustkrebs erfordert nicht nur spezielles onkologisches Fachwissen in Bezug auf Diagnose und Therapie, sondern auch psychosoziale Kompetenzen für eine unterstützende und entlastende Begleitung der erkrankten Frauen. Neben den vielfältigen körperlichen Einschränkungen und Behandlungsnebenwirkungen, die für die pflegerische Versorgung von Bedeutung sind, beeinflusst vor allem der Umgang der Patientinnen mit der Erkrankung und ihre Möglichkeiten der Krankheitsverarbeitung die Beziehung zwischen Pflegekraft und Patientin.

5.1.1.1 Unterstützung bei der Krankheitsverarbeitung

Wie die vorliegende Untersuchung gezeigt hat, können Pflegende den Patientinnen Wege der Krankheitsverarbeitung aufzeigen beziehungsweise sie darin unterstützen. Sie bieten ihnen ihre Gesprächsbereitschaft und Beratung an, stehen ihnen in schwierigen Situationen emotional zur Seite und begleiten sie während der Zeit der Krankenhausbehandlung. Damit helfen sie den Patientinnen bei dem Wiedererlangen von Handlungskompetenz und der Reorganisation ihres Lebens mit der Erkrankung.

In der Literatur werden die Begriffe Krankheitsverarbeitung, Krankheitsbewältigung und Coping häufig synonym verwendet (Weis, 2002). Coping bezeichnet kognitive und Verhaltensbemühungen, um Belastungen oder Konflikte zu meistern, zu tolerieren oder zu reduzieren (Folkman & Lazarus 1980). Copingstrategien werden auf unterschiedliche Weise kategorisiert. Nach Folkman & Lazarus (1980) sind Bewältigungsstrategien entweder problemorientiert oder emotionsregulierend:

> »Such coping efforts serve two main functions: the management or alteration of the person-environment relationship that is the source of stress (problem-focused coping) and the regulation of stressful emotions (emotion-focused coping)« (ebda.: 223).

Heim (1991) unterscheidet dagegen auch noch handlungsbezogene Copingstrategien. Weiterhin findet sich in der Literatur auch die Einteilung in aktive vs. passive/verdrängende Copingstrategien (Carrico et al., 2006). In der Copingforschung ist insbesondere in den 80er Jahren intensiv untersucht worden, welchen Einfluss die jeweiligen Copingstrategien auf den Krankheitsverlauf und die Überlebenszeit haben (Isermann, 2006). Die damaligen Befunde, die nahelegten, dass sogenannte aktive Copingstrategien mit einem günstigeren somatischen Krankheitsverlauf und einer längeren Überlebenszeit assoziiert sind, gelten mittlerweile als überholt (Isermann, 2006). Ebenso wird die normative Vorstellung von guten und schlechten Bewältigungsformen zurückgewiesen (Patricia Benner & Wrubel, 1997). Denn »die verschiedenen Verarbeitungsstrategien (sind) nicht per se adaptiv oder maladaptiv (...), sondern (können) positive oder negative Effekte im Hinblick auf das Ziel der Anpassung haben« (Weis, 2002:6). Ebenso lassen sich die eingesetzten Copingstrategien nicht losgelöst vom Kontext der jeweiligen Person beurteilen. Denn welche Copingstrategien die betroffenen Personen anwenden, hängt von vielfältigen Faktoren ab (Clayton et al., 2005; Holtgräwe et al., 2008; Stanton, 2002), zum Beispiel von der aktuellen Situation, vom sozialen Umfeld, den bisherigen Erfahrungen der betroffenen Person und ihren Persönlichkeitseigenschaften und Ressourcen (Isermann, 2006) und ist sehr individuell. Benner & Wrubel (1997) zählen zu den kontextspezifischen Einflüssen auch die Rolle der persönlichen Geschichte, der Situation, des Körpers, der persönlichen Anliegen und der Zeitlichkeit.

In der vorliegenden Untersuchung wurde deutlich, dass den Pflegenden vor allem Strategien der Verdrängung seitens der Patientinnen Probleme bereiteten. Die Schwierigkeiten bestanden zum Teil darin, dass diese abwehrenden Strategien als ungünstig für den Krankheitsverlauf bewertet wurden. Aktive, zupackende Strategien wurden dagegen mit erfolgreicher Krankheitsbewältigung assoziiert. Wie die Studienlage zeigt, gibt es dafür jedoch keine ausreichende Evidenz. Als viel entscheidender für die negative Bewertung der verdrängenden Copingstile zeigte sich allerdings die aus diesen Strategien abgeleitete Hilflosigkeit der Pflegenden. Denn nur Patientinnen, die bereit waren, offen über ihre Sorgen und Ängste zu sprechen, gaben den Pflegenden genügend Ansatzpunkte für ihre pflegerische Unterstützung. Auf diesen Zusammenhang deuten auch Studien hin, die zeigen, dass das Bewältigungsverhalten von Patienten einen Einfluss auf die Unterstützung durch ihr soziales Umfeld hat. So erhalten Menschen, die problemzentrierte Copingstile zeigen, eher emotionale Unterstützung, instrumentelle Hilfe und Informationen als solche, die ihre Erkrankung verdrängen (Aymanns et al., 1993).

Einen weiteren möglichen Erklärungsansatz liefert Martensson (2009) in ihrer Untersuchung von Übereinstimmungen zwischen den Einschätzungen von Patienten und Pflegenden bezüglich der Copinstile von Krebskranken. Pflegende, die ihre Aufgabe darin sehen, Probleme zu identifizieren, bei deren Bewältigung sie die Patienten unterstützen können, mögen sich von Patienten, die scheinbar keine Probleme darlegen wollen, in ihrer helfenden Rolle in Frage gestellt fühlen:

»The goal of caring, to help the patient and alleviate his/her suffering, may trigger a motivation to identify problems. A patient who does not respond to the nurse's invitation in the admission interview by presenting problems (Dowling, 2008; Kasén, 2002) may thereby obstruct or not facilitate the development of a caring relationship. Support for this notion was described by Kendall (2006), who indicated that »un-suffering« patients, who did not present problems made the nurses uncomfortable; nurses perceived this as patients questioning their role in offering help and their role as a nurse« (Martensson, 2009: 51).

5.1.1.2 Aufrechterhaltung von Hoffnung

Wie die Ergebnisse der Analysen gezeigt haben, stellt auch die scheinbar unbegründete Hoffnung von Patientinnen im Endstadium der Erkrankung für die Pflegenden eine große Herausforderung dar. Wenn die Begegnung mit sterbenden Patientinnen für die Pflegenden zu belastend wird, neigen sie dazu, die Beziehung an emotional weniger involvierte Kolleginnen zu delegieren, um sich selbst aus der Beziehung zurückziehen zu können. Das liegt unter anderem daran, dass ihnen die Balance zwischen ihrer realistischen Einschätzung der Situation der Patientin und deren verbliebener Hoffnung nicht immer gelingt. Studien mit Krebskranken in der terminalen Phase der Erkrankung zeigen, dass gerade das Aufrechterhalten von Hoffnung eine wesentliche Copingstrategie darstellt (Clayton et al., 2005; Mok et al., 2010), und dass Pflegende diese Strategie unterstützen können, ohne falsche Hoffnungen zu nähren (Clayton et al., 2005). Möglichkeiten der hilfreichen Unterstützung bei der Krankheitsbewältigung werden darin gesehen, realistische Ziele zu setzen, ehrlich zu sein und die Aspekte zu betonen, die noch getan werden können wie zum Beispiel das Lindern körperlicher Symptome oder die emotionale Unterstützung (Clayton et al., 2005).

5.1.2 Pflegerisches Handeln in Beziehungen

In der pflegerischen Versorgung von Brustkrebspatientinnen spielt die Beziehung zwischen Pflegekraft und Patientin eine wichtige Rolle. In den Interviews wurde deutlich, dass die Pflegenden sich in der Funktion einer Lotsin, einer Lastenträgerin oder einer Weggefährtin sehen. Die Beziehungsgestaltung ist die zentrale Strategie der Begleitung und Hilfestellung für die Patientin. Diese Patientinnen-Pflegenden-Beziehung ist jedoch von Ambivalenzen zwischen Professionalität und Mensch sein, von Nähe und Distanz und von Befriedigung und Belastung geprägt. Denn einerseits wünschen sich die Pflegenden eine nahe und vertrauensvolle Beziehung zu den Patientinnen. Andererseits müssen sie sich durch Distanzierung und Begrenzung von Beziehung vor allzu großer emotionaler Belastung schützen. In Bezug auf die Beziehungsgestaltung finden sich bei Pohlmann (2006) ähnliche Befunde wie in der vorliegenden Studie. Kennzeichnend für die von Pohlmann untersuchten Beziehungen zwischen Pflegenden und Patienten ist das widersprüchliche Nebeneinander von Gefühlen der Sympathie und Antipathie, der emotionalen Beteiligung und emotionalen Belastung, der Hilflosigkeit und der Fähigkeit, helfen zu können sowie die Gegenpole von positivem und negativem Feedback der Patienten (Pohlmann, 2006). Diese Widersprüchlichkeiten münden in eine Ambivalenz von Nähe und Distanz wie sie sich auch für die in der vorliegenden Studie dargelegten Beziehungen scheinbar unauflösbar darstellt.

5.1.2.1 Beziehung im Spannungsfeld zwischen Nähe und Distanz

Das Ausloten von emotionaler und vertrauensvoller Nähe zu den Patientinnen einerseits und dem Finden einer professionellen Distanz andererseits gehört zu den schwierigsten und oft unzureichend umgesetzten Aufgaben der Pflegenden. Das zeigt sich in der vorliegenden Studie unter anderem daran, dass pflegerische Beziehungen, in denen das Ausloten nicht gelungen ist, die Erfahrungen der Pflegenden prägt. Zukünftige Begegnungen mit Patientinnen werden dadurch oft ungünstig beeinflusst, wenn zum Schutz vor zu viel Nähe Beziehungen begrenzt oder verweigert werden. Aber auch das Herstellen von emotionaler Nähe durch persönliches Engagement, das von den Interviewten als über die professionellen Grenzen hinausgehend charakterisiert wird, macht den schwierigen Umgang mit Nähe und Distanz deutlich. Denn durch die Verlagerung der emotionalen Seite ihrer Arbeit ins quasi Private verhindern die Pflegenden eine Reflexion ihrer Arbeit und ihrer Belastungen im professionellen Kontext.

Die scheinbar unvereinbaren Gegenpole von Nähe und Distanz stellen jedoch ein Kennzeichen professionellen Handelns dar.

> »Die Spannungen zwischen emotionaler Nähe zum Klienten und professioneller Distanz (…) stellen ›Paradoxien‹ [Hervorhebung im Original] professionellen Handelns in dem Sinne dar, dass der Professionelle sich ihnen nicht entziehen kann, sondern sie permanent abwägen und ausbalancieren muss« (Pfadenhauer, 2003: 48 f).

Im therapeutischen Arbeitsbündnis von Patient und Pflegendem, wie es Oevermann (1999) entworfen hat, spielen sowohl erlernte Wissensbestände als auch ein hermeneutischer Fallbezug eine Rolle. Die Handlungslogik pflegerischer Arbeit ist demnach durch eine Doppelseitigkeit gekennzeichnet, die »zugleich die Anerkennung zweier gleichrangiger *nebeneinander* [Hervorhebung im Original] bestehender normativer Ansprüche verlangt« (Remmers, 2000: 170), nämlich die Anwendung universalisierter Regeln auf wissenschaftlicher Basis und »die hermeneutische Kompetenz des Verstehens eines ›Falles‹ [Hervorhebung im Original] in der Sprache des Falles selbst« (Oevermann, 1978 zitiert nach Weidner, 1995: 49). Im konkreten pflegerischen Handeln ist dabei eine Überwindung wissenschaftlicher Distanz im Sinne einer deutenden wechselseitigen Perspektivverschränkung erforderlich, die über eine rollenförmige Tätigkeit hinausgeht (Friesacher, 2006).

> »Diese divergierenden Elemente im professionellen Handeln zeigen sich in der Praxis insbesondere in der Dialektik von Nähe und Distanz, wo das Changieren zwischen spezifischer und diffuser Sozialbeziehung zu den schwierigsten und belastendsten Momenten in der Interaktion zwischen Pflegenden und Patienten zählt. Die Betroffenheit und Identifikation mit dem Anderen im Arbeitsbündnis unterscheidet die professionelle Tätigkeit von anderen Arbeitsformen wie zum Beispiel die des Ingenieurs« (Friesacher, 2006: 264).

5.1.2.2 Die therapeutische Wirksamkeit der Beziehung

Welche Wirkungen die Beziehung sowohl für die Patientin als auch die Pflegende entfaltet, hängt im Wesentlichen von den Beteiligten und dem jeweiligen Kontext ab. Die Pflegenden bringen ihr Pflegeverständnis, ihre Fähigkeiten und Werte, die sich in ihrem Selbstkonzept niederschlagen und ihre Wahrnehmung der Patientin in die pflegerische Beziehung ein. Die Patientinnen sind mit ihren Ängsten und Besorgnissen und ihren Möglichkeiten der Krankheitsbewältigung an der Interaktion mit Pflegenden beteiligt (Bridges et al., 2013). Der jeweilige Kontext, also die organisatorischen Bedingungen wie Hierarchien, Zeitmangel oder der geringe Stellenwert von Beziehungsarbeit im Pflegesetting (Bridges et al., 2013), beeinflussen oder beschränken die Beziehungsgestaltung. Wie in der vorliegenden Untersuchung gezeigt werden konnte, führt eine gelingende Beziehung zwischen Pflegenden und Patientinnen für die Pflegenden zu Zufriedenheit, eine nicht gelingende zu Überforderung und Belastung. Für die Patientinnen wird der Effekt einer guten Beziehung zu den Pflegenden darin gesehen, dass sie Handlungskompetenz zurückerlangen und informiert und selbstverantwortlich ihr Leben mit der Erkrankung gestalten. In einer Studie von Williams & Irurita (2004) konnte darüber hinaus gezeigt werden, dass eine gelingende Beziehung für die Patienten zu Gefühlen der Sicherheit und Wertschätzung, eine nicht gelingende dagegen zu Unsicherheit, Ungewissheit und Abwertung führt.

Der Beziehung zwischen Pflegekraft und Patient wird vor allem in der psychiatrischen Pflege eine therapeutische Wirkung zugeschrieben. Aber auch Pflegende in der akut-somatischen Versorgung charakterisieren ihre pflegerische Beziehung als (potenziell) therapeutisch, da sie in einer vertrauensvollen Beziehung die Möglichkeit sehen, die Patienten in der Entscheidungsfindung bezüglich der Behandlung zu unterstützen, das Wohlbefinden der Patienten zu fördern, sie emotional zu unterstützen und als Fürsprecher zu fungieren (Bridges et al., 2013). Auch wenn die Pflegenden in der vorliegenden Untersuchung ihr pflegerisches Handeln in ähnlicher Weise charakterisieren wie in dem Review von Bridges et al. (2013) beschrieben, kennzeichnen sie es dennoch nicht als therapeutisch. Sie neigen eher dazu, die hilfreichen, therapeutischen Aspekte ihrer Arbeit in ihrem persönlichen Engagement zu sehen. Auf diese Weise lässt sich die Wirksamkeit pflegerischen Handelns jedoch kaum der Profession der Pflege zuschreiben.

Für das professionelle Handeln hat Oevermann die Konzeption des therapeutischen Arbeitsbündnisses entworfen (Oevermann 1999, zitiert nach Cassier-Woidasky, 2012).

> »Für Oevermann ist die professionelle Praxis eine gesteigerte Praxisform, da sie stellvertretend deutend und damit in hohem Maße verantwortlich auf die Stärkung der Autonomiepotentiale der Lebenspraxis anderer zielt. Und zwar auf Personen, die entweder lebenspraktische Autonomie noch nicht erreicht haben oder aber vorübergehend, situativ oder irreversibel darin beeinträchtigt sind. Für diese professionelle Praxis entwirft er anhand der idealtypischen Rekonstruktion des therapeutischen Settings die voraussetzungsreiche und prekäre Struktur eines professionellen Arbeitsbündnisses, das Vorkehrungen enthält, um die hochgradige Riskanz und Anfälligkeit dieser Beziehung für Abhängigkeit erzeugende Dynamiken kontrollieren und handhaben zu können« (Helsper et al., 2000: 7).

Das Arbeitsbündnis zeichnet sich sowohl durch Fachkompetenz als auch durch individuelles Fallverstehen aus.

Es ist fraglich, ob die untersuchten Pflegenden ihre Bemühungen, die auf die Stärkung der Autonomie und Handlungsfähigkeit der Patientinnen zielen und insofern therapeutische Wirkung entfalten, tatsächlich als ein therapeutisches Arbeitsbündnis im Sinne Oevermanns verstehen.

5.1.2.3 Gelingende Kommunikation

Eine gelingende Kommunikation wird als wesentlich für die Entwicklung und Unterstützung der therapeutischen Beziehung zwischen Pflegenden und Patienten betrachtet (Tay et al., 2012). Allerdings kommen Studien regelmäßig zu dem Ergebnis, dass die Kommunikationsfähigkeiten von Pflegenden verbesserungsbedürftig sind (Jarrett & Payne, 2000). Vor allem bei der Thematisierung von Ängsten und Gefühlen neigen Pflegende zu abblockenden Strategien (Skilbeck & Payne, 2003). Dieses Ergebnis findet sich auch in der vorliegenden Studie wieder. Denn die Begrenzung der Beziehung durch kommunikativ nicht zugelassene Bereiche wie zum Beispiel das Ausklammern der angstbesetzten Themen Trauer und Tod gehört zu den Strategien, die in der vorliegenden

Untersuchung rekonstruiert werden konnten. Als Kennzeichen einer gelingenden Beziehung zwischen Patienten und Pflegenden werden aber nicht nur Kommunikation, sondern auch nicht verbale Interaktionen wie zum Beispiel Zuhören oder Berührungen, die gemeinschaftliche Gestaltung der Beziehung durch Patienten und Pflegenden (Skilbeck & Payne, 2003) sowie die Kompetenz und Verfügbarkeit der Pflegenden aufgefasst (Williams & Irurita, 2004). Das Ziel einer solchen Beziehung wird darin gesehen, die Patienten und ihre Familien durch den Krankheits- und Behandlungsverlauf zu navigieren (Bakker et al., 2013), Optimismus und Hoffnung aufrechtzuerhalten (Jarrett & Payne, 2000), Leiden zu mildern (Kvåle & Bondevik, 2010), sowie emotionale Unterstützung (Skilbeck & Payne, 2003; Williams & Irurita, 2004) und Informationen zu geben (Kvåle & Bondevik, 2010; Skilbeck & Payne, 2003; Williams & Irurita, 2004). Auch in der vorliegenden Studie zeigten die Pflegenden Fähigkeiten der nichtverbalen Kommunikation, die sich im Zuhören und in Gesten der emotionalen Zuwendung ausdrückten.

5.1.3 Pflegerisches Handeln als professionelles Handeln

Das pflegerische Handeln, über das die Pflegenden in den Interviews sprechen, ist eng verknüpft mit ihrem beruflichen Selbstkonzept und ihrer Rolle sowie ihrer Vorstellung von professioneller Pflege mit den dazugehörigen Zuständigkeits- und Verantwortungsbereichen.

5.1.3.1 Das berufliche Selbstkonzept

Das berufliche Selbstkonzept der Pflegenden hat Auswirkungen auf ihr pflegerisches Handeln. Denn ihr Verständnis von Pflege, von ihrem eigenen Wissens- und Kompetenzbereich und den an sie gestellten Anforderungen schlägt sich in der Interaktion mit der Patientin nieder. Darüber hinaus hat es auch Auswirkungen auf den wahrgenommenen und genutzten Gestaltungsspielraum pflegerischer Unterstützung. Die Einbettung der Pflege von brustkrebskranken Frauen in das gesamte Versorgungskonzept, das heißt die Kooperation mit Professionellen anderer Berufsgruppen und auch mit Angehörigen der Patientin, aber auch das Sichtbarmachen des pflegerischen Beitrags zur Unterstützung der Patientin bei der Krankheitsverarbeitung, hängen ganz wesentlich von dem beruflichen Selbstverständnis der Pflegenden ab.

Die in der Untersuchung rekonstruierten Selbstkonzepte der Pflegenden sind durchaus heterogen. Teilweise erscheint das berufliche Selbstkonzept der Pflegenden eng gefasst zu sein und für die pflegerische Versorgung von Frauen mit Brustkrebs unzureichend. Das ist immer dann der Fall, wenn das Selbstkonzept stark geprägt ist durch funktions- und verrichtungsorientierte und fast ausschließlich auf körperliche Unterstützung gerichtete Handlungen und Aufgaben. Die Pflege von brustkrebskranken Frauen erfordert Kompetenzen, die über somatisch orientierte Aufgaben hinaus auch Fähigkeiten der psychosozialen Beratung und Begleitung beinhalten. Es zeigen sich in der vorgelegten Studie jedoch auch Selbstkonzepte, die von dem Wissen um Stärken und Fähigkeiten geprägt sind. Pflegende mit einem erweiterten Selbstkonzept nehmen die Bedürfnisse der Patientinnen nach Sicherheit und Schutz, nach Information und Aufklärung sowie nach praktischer Hilfe und emotionaler Unterstützung wahr und integrieren die damit verbundenen Aufgaben in ihr pflegerisches Handeln. Pflegende mit einem solchen Selbstkonzept fühlen sich den Anforderungen der Pflege von Frauen mit Brustkrebs gewachsen, erleben sich auch in schwierigen Situationen kompetent und vermeiden diese nicht.

Die Selbstkonzeptforschung in der Psychologie beschäftigt sich mit der Analyse selbstbezogener psychologischer Prozesse, das heißt mit Prozessen der Kognition, Emotion und Motivation bezogen auf die eigene Person (Mummendey, 2006). Selbstkonzepte werden unter anderem als »sich prozessual verändernde Ergebnisse von Interaktionsprozessen (zwischen Person und Situation, zwischen Person und Person etc.)« (Mummendey, 2006: 15) aufgefasst. Die Fähigkeit des Menschen, »sich selbst wahrzunehmen, über sich nachzudenken, sich selbst zu beurteilen und zu bewerten, beginnt im Lebenslauf (…) recht früh (…)« (ebda.: 87) und ist ständigen Veränderungen unterworfen. Ob diese Veränderungen jedoch alters- bzw. entwicklungsbedingt sind oder ob dafür Umgebungsbedingungen wie zum Beispiel die Veränderung der Berufssituation verantwortlich sind, ist oft nicht eindeutig festzulegen. Die Frage nach der Stabilität oder Variabilität des Selbstkonzeptes stellt ein allgemeines Problem der Erforschung der Selbstkonzeptentwicklung dar (ebda.).

In den pflegewissenschaftlichen Theorien spielen vor allem die Selbstkonzepte der Patienten eine Rolle (Tewes, 2002). Diese gilt es zu erkennen, um die Adaptionsfähigkeit der Patienten zu stärken und zu fördern (Mischo-Kelling, 2012). Die Pflegenden werden vor allem über die ihnen zugeschriebenen Funktionen und Rollen definiert. So kommt Pflegenden in den Bedürfnistheorien die Aufgabe der Problemlösung und Interventionsplanung zu. Die Bewertung ihrer Arbeit erfolgt hauptsächlich über die ausgeführten Aufgaben (Meleis, 1991).

In Bezug auf das berufliche Selbstkonzept von Pflegenden fokussieren ältere Studien vor allem auf die Entwicklung dieser Selbstkonzepte durch Qualifikation und Ausbildung (Tewes, 2002). Diese Arbeiten weisen laut Tewes (2002) darauf hin, dass im Verlauf der pflegerischen Ausbildung das Bewusstsein für den professionellen Beitrag von Pflege und moralisch-ethische Aspekte zunehmen, Pflegende jedoch mit zunehmenden Rollenerwartungen weniger Möglichkeiten sehen, andere als die erwarteten Rollen einzunehmen. Cowin et al. (2008) untersuchen den Zusammenhang zwischen dem Selbstkonzept und der Arbeitszufriedenheit sowie dem Berufsverbleib von Pflegenden. Sie kommen zu dem Ergebnis, dass ein positives Selbstkonzept stärker mit dem Berufsverbleib von Pflegenden verbunden ist als die Arbeitszufriedenheit. Das Selbstkonzept, das das Selbstvertrauen und die positive Einschätzung der eigenen pflegerischen Fähigkeiten beinhaltet, müsste also verbessert werden, um Pflegende im Beruf zu halten. Dieser Ansatz erscheint nach Cowin und Kollegen (2008) vielversprechender zu sein als die Steigerung der Arbeitszufriedenheit zum Beispiel durch eine höhere Bezahlung.

Das berufliche Selbstkonzept von Pflegenden wurde auch im Zusammenhang mit der gesellschaftlichen Wahrnehmung und Anerkennung des Pflegeberufes untersucht (ten Hoeve et al., 2014). In einem aktuellen Review sind unter anderem die Arbeitsumgebung und die beruflichen Werte als beeinflussende Faktoren für die Entwicklung des professionellen Selbstkonzeptes von Pflegenden benannt worden. Pflegende entwickeln demnach ihre professionelle Identität durch Fähigkeiten, Wissen und die Interaktion mit anderen Pflegenden. Auch die Ausbildung und die kontinuierliche Anleitung haben einen Einfluss auf das Selbstkonzept. Pflegende fühlen sich in der Regel als gut ausgebildete Professionelle. Jedoch spielen bei der Entwicklung des beruflichen Selbstkonzeptes auch tradierte Werte, kulturelle Einflüsse und soziale Normen in Bezug auf Geschlecht und den professionellen Status eine Rolle. In der öffentlichen Wahrnehmung wird Pflege vielfach noch mit weiblicher Fürsorge und der Unterordnung unter die Entscheidungsmacht der Mediziner assoziiert. Diese Einflüsse werden als hinderliche Faktoren bei der Professionalisierung des Pflegeberufes angesehen (ten Hoeve et al., 2014). Jedoch spielt der Fürsorgeaspekt eine wesentliche Rolle bei der Entwicklung des Selbstkonzeptes. Denn es besteht überwiegende Übereinstimmung dahingehend, dass Fürsorge ein wesentliches Element von Pflege darstellt und dass das Aufbauen einer vertrauensvollen Beziehung zwischen Pflegenden und Patienten zu den zentralen Aufgaben von Pflegenden zählt. In dem Review konnten jedoch auch Hinweise darauf gefunden werden, dass mit der Zunahme von Professionalität und Qualifikation von Pflegenden die fürsorgenden Aktivitäten als wenig professionell angesehen werden und daher an Kolleginnen mit geringerer Qualifikation delegiert werden (ten Hoeve et al., 2014). Das durch die geschilderten Einflüsse sich bildende Selbstbild von Pflegenden weicht allerdings von der öffentlichen Wahrnehmung des Pflegeberufes ab, so die Schlussfolgerung von ten Hoeve et al. (2014). Die Fähigkeiten und Kompetenzen von Pflegenden bleiben häufig für die Gesellschaft unsichtbar, auch weil Pflegende sich und ihre Rolle in der Gesundheitsversorgung der Bevölkerung nicht ausreichend darstellen können. Das zum Teil negative Image des Pflegeberufes in der Gesellschaft zählt ebenso zu den begrenzenden Faktoren für die Entwicklung eines positiven beruflichen Selbstkonzeptes von Pflegenden (ten Hoeve et al., 2014). Diese Erkenntnis wiederum findet sich auch bei den frühen Pflegetheoretikerinnen wieder. So konstatiert Henderson (1978): »nurses self-image is often at odds with the public's image and what nurses do is at odds with what nurses and the public think they should do« (ebda.: 22). Zu einem positiven Selbstbild und Image in der Bevölkerung können also Pflegende selbst beitragen, so das Fazit des Reviews (ten Hoeve et al., 2014), indem sie ihr Wissen und ihre Fähigkeiten durch (akademische) Qualifikation erweitern und vertiefen, indem sie in einer förderlichen Arbeitsumgebung arbeiten, die ihnen Handlungsmöglichkeiten jenseits von täglicher Routine eröffnet, und indem sie mehr Autonomie erlangen und damit innerhalb ihrer Organisation, aber auch innerhalb der Gesellschaft sichtbarer werden.

Mit einer handlungstheoretischen Perspektive auf das Selbstkonzept hat sich Mischo-Kelling (2012) in ihrer *Theorie des Pflegehandelns* auseinandergesetzt. Bezug nehmend auf Mead und den amerikanischen Pragmatismus führt sie aus, dass das Selbstkonzept in sozialen Prozessen, das heißt »im dynamischen Prozess der Interaktion mit physischen Objekten und mit Menschen« (ebd.: 74) über die Wahrnehmung der eigenen Person entsteht. Für das berufliche Selbstkonzept von Pflegenden bedeutet dies, dass es sich aus den Interaktionen der Pflegenden mit Patienten, Berufskollegen, Angehörigen usw. ergibt und allgemein akzeptierte Normen und Werte beinhaltet (Mischo-Kelling, 2012). Darüber hinaus ist das Selbstkonzept auch handlungsleitend und -regulierend.

In der Rekonstruktion der Selbstkonzepte der Pflegenden in der vorliegenden Untersuchung konnten vor allem Hinweise auf die Entwicklung, Veränderbarkeit und die Konsequenzen der Selbstkonzepte gefunden werden. Sowohl die berufliche Ausbildung und Sozialisation aber auch die Interaktion mit unterschiedlichen Patientinnen, deren Verarbeitungsstile und Erwartungen an die pflegerische Versorgung haben Einfluss auf die Entwicklung und Veränderbarkeit der Selbstkonzepte. Beeinflussend wirkt auch das institutionelle Umfeld, das Weiterentwicklung und Kompetenzzuwachs entweder fördern oder hemmen kann. Schließlich beeinflusst das Selbstkonzept der Pflegeden auch deren Selbstwertgefühl und zeigt sich in der Interaktion mit den Patientinnen entweder in Offenheit und Selbstvertrauen oder in Hilflosigkeit und Überlastung.

5.1.3.2 Rollenhandeln

Die Ergebnisse der vorliegenden Studie zeigen deutlich, dass das Selbstkonzept der Pflegenden sich nicht nur über Ausbildung, Erfahrung und langjährige Berufswege entwickelt und insofern als stabil betrachtet werden kann. Vielmehr deutet das Wechseln der Rollen, das heißt je nach Patientin als Pflegefachkraft oder als Mensch oder Frau zu interagieren, darauf hin, dass Selbstkonzepte situativ anpasst werden können und durch die Verhaltenserwartungen der Patientinnen beeinflusst werden. Auch ten Hoeve et al. (2014) stellen in ihrer Untersuchung fest:

> »Professional identity and self-concept can undergo changes due to interactions with colleagues, other healthcare professionals and patients. Work environment and work values can also play a role in this respect (Allen, 2004; Ewens, 2003; Mills & Blaesing, 2000)« (ebda.: 297).

Die unterschiedlichen Rollen sind Teil des Selbstkonzeptes der Pflegenden. Die vorliegende Untersuchung hat gezeigt, dass Pflegende einerseits auf der Grundlage eines somatisch orientierten Pflegeverständnisses agieren, aber auch als Mensch, das heißt mit zusätzlich erbrachter emotionaler und beratender Unterstützung und schließlich als Frau, die sich zumindest teilweise mit den erkrankten Patientinnen identifiziert. In der Soziologie wird unter dem Begriff der (sozialen) Rolle zunächst »die Summe der Verhaltenserwartungen, die an den Inhaber einer sozialen Position gestellt werden« (Reinhold et al., 1997: 541) verstanden. Je nach rollentheoretischer Perspektive wird der Begriff der Rolle jedoch unterschiedlich verstanden. Im struktur-funktionalistischen Ansatz von Parsons sind Rollen

> »als normative Verhaltenskomplexe (…) einerseits Teile des sozialen Systems, andererseits aber auch im Individuum verinnerlichte Wert- und Motivsysteme, welche die Persönlichkeit zur Teilnahme am sozialen Leben befähigen. Die Vermittlung von Rollen in der Sozialisation geschieht nach Parsons durch Internalisierung, womit sich die theoretische Kluft zwischen Individuum und System schließt« (Bönold, 2004: 5).

In der Rollenperspektive des Symbolischen Interaktionismus, die auf Mead zurückgeht, wird davon ausgegangen, dass

> »Menschen dazu imstande sind, einen virtuellen Rollenwechsel zu vollziehen, indem sie das situationsspezifische Verhalten ihrer Interaktionspartner antizipieren und ihrem eigenen Verhalten zugrundelegen (role-taking). In dieser Fähigkeit liegt eine Voraussetzung dafür, daß sich die Interaktionspartner allmählich auf gemeinsame, wechselseitig verbindliche Verhaltenserwartungen verständigen, zu denen sie sich wiederum in Relation setzen können. Role-taking wechselt mit Role-making, einer (…) situationsadäquaten Definition und innovativen Gestaltung der Handlungssequenzen, die die Kontinuität der Interaktionen erst gewährleisten« (Reinhold et al., 1997: 542).

Aus dieser Perspektive betrachtet ist das Wechseln der Rollen, das die Pflegenden beschreiben, eine grundlegende Voraussetzung pflegerischer Interaktion. Ob und inwieweit jedoch eine gemeinsame Definition der Handlungssituation zugrunde gelegt werden kann, bleibt auf der Grundlage der hier dargelegten Forschungsergebnisse fraglich. Wie die Analyse zeigen konnte, finden in der pflegerischen Versorgung Aushandlungsprozesse mit den Patientinnen kaum statt.

Zu den »möglichen Rollen der Pflegekraft in der pflegerischen Beziehung« schreibt Mischo-Kelling (2012: 229) mit Bezug auf die Interaktionstheorie von Peplau (1995), die wiederum vom Symbolischen Interaktionismus (Mead) beeinflusst wurde:

> »Die Pflegekraft muss fähig und bereit sein, je nach der konkreten pflegerischen Situation und entsprechend den darin auftretenden Problemen verschiedene in der Interaktion geforderte Rollen einzunehmen. Diese Rollen müssen als situationsgebunden, zeitlich begrenzt und auf den jeweiligen Patienten, d.h. auf seine Bedürfnisse bezogen, verstanden werden. (…) Wie weit die Pflegekraft faktisch in der Lage ist, in einer konkreten Situation auf eine Vielzahl interaktionsspezifischer Rollen zurückzugreifen und zwischen ihnen auszuwählen, und wie weit sie diese Rollen im Umgang mit dem Patienten umsetzen kann (…) hängt von ihrer Auffassung von Pflege, ihrem Pflegeverständnis und ihrem beruflichen Selbstkonzept ebenso ab, wie von ihrem konkreten Wissen und von ihren Fähigkeiten« (Mischo-Kelling, 2012: 229 f).

In der Literatur findet sich eine ganze Reihe von Rollenerwartungen an onkologische Pflegefachkräfte. Dazu zählen Verantwortung und Autonomie in der Patientenversorgung, selbstgesteuerte kontinuierliche Weiterbildungen und Qualifizierungen, die Fähigkeit neue Technologien und Forschungsergebnisse in die klinische Entscheidungsfindung einzubeziehen, Zusammenarbeit in einem multiprofessionellen Team sowie eine führende Rolle in der Anwaltschaft und unterstützenden Versorgung für die Patienten (Bakker et al., 2013).

Die Konzeption pflegerischen Handelns als »rollenförmige Tätigkeit« (Friesacher, 2006: 78) wird jedoch auch kritisiert. Sie spiegelt, so Friesacher weiter, einen »zweckrationalen und instrumentellen Handlungsbegriff« (ebd.: 80) wieder, der auch die meisten Pflegetheorien kennzeichnet. Auch die fehlende Berücksichtigung der »Einflüsse komplexer Gesellschaften und festgeschriebene(r) Machtstrukturen« (Friesacher, 2006: 80) lässt den Symbolischen Interaktionismus in den Ausführungen von Mead als nicht geeignet für »eine emanzipatorische Konzeption des Handlungsbegriffs« (ebda.: 80) erscheinen.

5.1.3.3 Professionsverständnis

Die Ergebnisse der hier vorgelegten Studie geben auch einen Einblick in das Professionsverständnis der Pflegenden. Vor allem die psychosozialen Anteile ihrer Arbeit gehören, zumindest für einen Teil der Interviewten, nicht zu ihrem professionellen Handlungsrepertoire, sondern gehen zum Teil weit darüber hinaus und sind durch ihr persönliches Engagement gekennzeichnet. Die von ihnen definierten pflegerischen Kernaufgaben, auf die die Interviewten sich durch Ausbildung und Berufserfahrung vorbereitet sehen, bestehen vor allem aus somatisch orientierten Unterstützungsaufgaben und medizinischer Assistenz. Diese Sichtweise lässt sich auf in der pflegerischen Ausbildung erlernte Handlungsroutinen und verrichtungsorientierte Pflegetechniken zurückführen. Auch die fehlende Förderung und Ermöglichung erweiterter Handlungsfelder und Kompetenzen durch Vorgesetzte führt zu einem eingeschränkten Professionsverständnis, das nur Aufgaben enthält, die durch die krankenhausspezifischen Zuständigkeitsbereiche legitimiert werden. Die von den Pflegenden beklagten einschränkenden institutionellen Rahmenbedingungen wie Hierarchien, eine fragmentierte Behandlung der Patientinnen und mangelnde berufliche Autonomie, deuten auf eine professionelle Selbstverortung, die den Pflegenden wenig Gestaltungsspielraum lässt und einen am Stellenwert anderer Professionen orientierten Platz zuweist. Diese Selbstwahrnehmung mag zu Teilen gegebene Realitäten widerspiegeln, aber sie verhindert auch das Sichtbarwerden des spezifischen Beitrags pflegerischer Unterstützung für die Wiedererlangung von Handlungskompetenz und eine gelingende Krankheitsverarbeitung der Patientinnen, sowohl innerhalb des therapeutischen Teams als auch über die institutionellen Grenzen hinaus auf gesellschaftlicher Ebene. Anforderungen, die die vor allem psychosoziale, beziehungsintensive Betreuung von Frauen mit Brustkrebs an die Pflegenden stellt, scheinen mit dem Professionsverständnis der Interviewten nicht deckungsgleich zu sein.

Aus professionssoziologischer Perspektive ist gerade die Interaktion zwischen Pflegenden und Patienten Ausdruck professionellen Handelns. Während in den 1970er Jahren in der Professionssoziologie Kriterien oder Merkmale als Indikatoren für Professionen galten (Pfadenhauer, 2003), stellen neuere handlungsorientierte Professionstheorien »Aspekte professioneller Handlungskompetenz und Wissensbasis und die spezifischen Interaktionsformen zwischen Professionellen und Adressaten [...] in den Mittelpunkt der Betrachtungen« (Weidner, 1995: 46). Die professionelles Pflegehandeln kennzeichnende Eigenheit der »Verschränkung eines universalisierbaren, wissenschaftlichen Regelwissens mit den situativen und kontextgebundenen Besonderheiten des Einzelfalls« (Hülsken-Giesler, 2009: 6) lässt sich nicht anders als in Interaktion realisieren. Denn der

> »für professionelles Handeln konstitutive ›Fallbezug‹ [Hervorhebung im Original] setzt (...) immer erst die Klärung der Frage voraus, was ›eigentlich‹ [Hervorhebung im Original] der Fall ist. Was jeweils der ›Fall‹ [Hervorhebung im Original] ist, den es professionell zu bearbeiten gilt, ist (...) das Ergebnis eines interaktiven Konstruktionsprozesses« (Pfadenhauer, 2003: 48).

Während also Interaktion und Beziehung wesentliche Kernelemente professionellen Handelns darstellen, wird der Beziehungsgestaltung in der Pflegepraxis insofern ein eher geringer Stellenwert eingeräumt, als verrichtungsorientierte

Aufgaben deutlich überwiegen. In einer professionssoziologischen Analyse der Professionsentwicklung in der Pflege wird die »Unterbewertung (…) interaktionsintensiver Aufgaben« als systemimmanent betrachtet, »denn sie wird in der praktischen Ausbildung reproduziert, wo die Sozialisation der Auszubildenden zur Arbeitskraft erfolgt und die Ansicht herrscht, pflegen könnte jeder« (Cassier-Woidasky, 2012: 168).

Ebenso werden in der angepassten Haltung der Führungskräfte in der Pflege und dem Verzicht auf Macht und Autonomie Gründe für die »Manifestation von Subordinationsverhältnisse(n)« (Cassier-Woidasky, 2012: 172) gesehen, die einer Professionalisierung entgegenstehen.

Diesen Befunden von Cassier-Woidasky (2012) kann auf der Grundlage der vorgelegten Ergebnisse insoweit widersprochen werden, als die Pflegenden in der alltäglichen Praxis sehr wohl interaktionsintensive Aufgaben übernehmen und diese auch für wichtig erachten. Nur sind sie erstens durch ihre Ausbildung unzureichend darauf vorbereitet und zweitens gelingt es ihnen nur mühsam, im verrichtungs- und prozessorientierten Versorgungsablauf Zeit und Gestaltungsspielraum für diese Aufgaben zu finden. Daher betrachten sie die psychosoziale Betreuung der Patientinnen, die im Grunde hochprofessionelles Handeln darstellt, als ihr persönliches Engagement und nicht als professionellen Standard. Diese Sichtweise läuft den Bemühungen der Profession zuwider, da entscheidende pflegerische Kernaufgaben nach außen hin nicht sichtbar gemacht werden und die damit verbundene Expertise nicht genutzt werden kann, um den Beitrag der Pflege für die Genesung oder Krankheitsverarbeitung der Patientinnen herauszustellen.

5.1.4 Pflegerisches Handeln zur Aufrechterhaltung der beruflichen Integrität

Die Ergebnisse der hier diskutierten Studie dokumentieren das Bemühen der Pflegenden, die an Brustkrebs erkrankten Frauen zu begleiten und zu unterstützen und ihnen qualifizierte Pflege anzubieten. Sie tun dies, um ihrer professionellen Rolle und den von den Patientinnen an sie gestellten Erwartungen gerecht zu werden. Es ist in den Ergebnissen jedoch deutlich geworden, dass die Arbeit der Pflegenden durch vielfältige Faktoren erschwert wird. Dazu zählen die als ungünstig empfundenen Rahmenbedingungen der pflegerischen Krankenhausversorgung von Frauen mit Brustkrebs wie zum Beispiel ihr eigener begrenzter Handlungs- und Verantwortungsbereich, die enorme Arbeitsbelastung und die als wenig kooperativ erlebte Zusammenarbeit mit Medizinern sowie die hohen Anforderungen im Bereich der psychosozialen Unterstützung der krebskranken Patientinnen.

In Anlehnung an ein theoretisches Modell von Irurita et al. (2001) können diese Faktoren als eine Bedrohung der beruflichen Integrität der Pflegenden verstanden werden. Um ihre berufliche Integrität zu bewahren, müssen die Pflegenden zwischen den an sie gestellten Anforderungen und den Möglichkeiten der Erfüllung dieser Anforderungen eine Balance finden. Das Ausbalancieren dient vor allem dem Abwehren von Überforderung und Belastung.

Irurita et al. (2001) haben auf der Grundlage von Grounded Theory Studien den Prozess des Ausbalancierens zwischen der Arbeitszufriedenheit der Pflegenden einerseits und der Patientensicherheit andererseits in ein theoretisches Modell überführt. Sie legen dar, dass die Pflegenden verschiedene ungünstige Faktoren wie zum Beispiel die eingeschränkten Möglichkeiten, die eigene Arbeit zu beeinflussen, die Unvorhersehbarkeit der Arbeit und die begrenzten Zeitressourcen als Angriff auf ihre berufliche Integrität wahrnehmen. Da sie häufig nicht in der Lage sind, die Pflege zu gewährleisten, die ihren professionellen Standards und ihren Werten entspricht, leiden sie unter Stress, Schuldgefühlen und Frustration. Um die eigene Integrität zu bewahren, müssten Pflegende sowohl ihre professionelle Rolle wahrnehmen als auch die Anforderungen der Organisation Krankenhaus erfüllen können und darüber hinaus ihre persönliche Integrität aufrechterhalten. Dies gelingt ihnen nur durch den Prozess des Ausbalancierens und Einschränkens (balancing and compromising). Dieser Prozess durchläuft in der Theorie von Irurita et al. (2001) insgesamt vier Phasen: (1) Kooperation der Pflegenden untereinander und mit den Patienten, (2) Priorisierung oder rationales Opfern von Aufgaben oder Patientenbedürfnissen, (3) Rechtfertigung von eingeschränkter Pflege und Reduzierung von Erwartungen sowie (4) Selbstschutz durch Zurückweisung und Distanzierung.

Die Erkenntnisse der vorliegenden Studie weisen viele Gemeinsamkeiten mit der Theorie des Ausbalancierens von Iriruta et al. (2001) auf. Vor allem die herausgearbeiteten Strategien der Priorisierung und Distanzierung stimmen mit den Befunden von Irurita et al. (2001) überein. Priorisierungen zeigten sich in der vorgelegten Studie vor allem in der Fokussierung auf bestimmte Teilaspekte der Versorgung wie zum Beispiel die äußerlichen Veränderungen des Körpers der Frauen durch die Operation oder auf die psychische Stressreaktion der Erkrankten. Distanzierungen wurden unter anderem deutlich in den Strategien der Beziehungsdelegation oder dem Abwehren von Kommunikation über belastende Themen. Während jedoch die Phasen des Balancing bei Irurita et al. (2001) vor allem Einschränkungen pflegerischen Handelns darstellen, decken die hier diskutierten Ergebnisse auch die Strategie der Erweiterung pflegerischen Handelns auf, die sich in einem über das Professionelle hinausgehenden Engagement der Pflegenden vor allem in der psychosozialen Begleitung der Frauen zeigt.

Laut Oevermann (1997) richtet sich professionelles Handeln unter anderem auf die »Aufrechterhaltung und Gewährleistung von leiblicher und psychosozialer Integrität des einzelnen im Sinne eines geltenden Entwurfs der Würde des Menschen« (Oevermann, 1997 zitiert nach Schwenk, 2014: 47). Auch wenn in der Definition von Oevermann die Integrität der Klienten/Patienten gemeint ist, legen die hier diskutierten Ergebnisse den Schluss nahe, dass professionelles Handeln nur gelingt, wenn die Integrität aller Beteiligten, also auch der Professionellen selbst, aufrechterhalten und gewährleistet wird.

6. Schlussfolgerung

Die Ergebnisse der vorliegenden Arbeit erweitern die Erkenntnisse der Bedürfnisforschung um einen wesentlichen Aspekt. Sie machen deutlich, dass die Bedürfniserfassung im Kontext der Pflege von Frauen mit Brustkrebs immer an einen Interaktionsprozess zwischen Pflegekraft und Patientin gekoppelt ist. Dieser Prozess unterliegt vielfältigen Einflussfaktoren, die sowohl durch die Akteure selbst, nämlich die Pflegende und die Patientin, als auch durch die institutionellen Rahmenbedingungen und professionellen Zuständigkeiten hervorgerufen werden.

Die Ergebnisse der Arbeit geben schließlich Antworten auf die eingangs gestellten Forschungsfragen. Bedürfniswahrnehmung geschieht im Wesentlichen über Kommunikation. Patientinnen, die gesprächsbereit sind und offen über ihre Bedürfnisse sprechen, werden wahrgenommen und begleitet. Patientinnen, die nicht bereit oder in der Lage sind, (mit den Pflegenden) über ihre Krankheit und deren Verarbeitung zu sprechen, werden in ihren Bedürfnissen eher nicht wahrgenommen. Strategien, die ein Bedürfnis nach Verdrängung oder Nichtthematisierung von Ängsten darstellen, werden von den Pflegenden nicht unterstützt. Die Bedürfnisbefriedigung ist somit entscheidend von der Einstellung der Pflegenden zu den wahrgenommenen Bedürfnissen abhängig. Der Interaktionsprozess zwischen Pflegender und Patientin ist durch Ambivalenzen geprägt. Diese zeigen sich in dem als belastend erlebten Spannungsfeld zwischen emotionaler Nähe und Distanz, zwischen Kontinuität und Fragmentierung und zwischen Belastung und Befriedigung für die Pflegenden. Der Interaktionsprozess wird beeinflusst von den Selbstkonzepten und Rollen der Pflegenden und ihrer professionellen Selbstverortung. Dabei wirken sich ein verrichtungsorientiertes Selbstverständnis und eng gefasste professionelle Rollen eher beziehungsbegrenzend aus. Dieses gilt gleichsam für begrenzende institutionelle Rahmenbedingungen wie Zeitmangel und geringe Möglichkeiten der beruflichen Selbstbestimmung. Das Zusammenführen unterschiedlicher Anforderungen, nämlich die der eigenen Rolle, die vor allem durch Verrichtungsorientierung gekennzeichnet sind, die der Patientinnen, die vor allem Fürsorge orientiert sind und die der Institution, die funktionsorientiert sind, erscheint den Pflegenden oft unmöglich. Zur Aufrechterhaltung ihrer beruflichen Integrität müssen sie daher zwischen den unterschiedlichen Anforderungen eine Balance finden. Der Prozess des Ausbalancierens geht dabei häufig mit Begrenzungen und Einschränkungen pflegerischer Unterstützung einher.

7. Praktische Relevanz

Die Erkenntnisse der vorliegenden Studie leisten nicht nur einen Beitrag für die theoretische Weiterentwicklung der Pflege, sondern sie haben auch Relevanz für die pflegerische Praxis. Wie gezeigt werden konnte, stellt die Pflege von Frauen mit Brustkrebs eine hoch anspruchsvolle und auch für die Pflegenden belastende Aufgabe dar. Die Orientierung der Pflege an den Bedürfnissen der Patientinnen ist durch vielfältige Einflussfaktoren zum Teil erheblich erschwert. Den Einfluss dieser Faktoren gilt es zu mindern, damit die Patientinnen die Pflege erhalten, die sie benötigen und die Pflegenden eine hohe Arbeitszufriedenheit erlangen und ihre Aufgaben mit Wissen und Kompetenz ausfüllen können. Im Folgenden werden stichpunktartig drei Herausforderungen genannt, die sich für die praktische Pflege auf der Grundlage dieser Arbeit ergeben.

7.1 Beziehungsgestaltung als originär pflegerische Aufgabe stärken

Die Erkenntnis, dass vor allem verrichtungsorientierte Aufgaben zu den professionellen Aspekten pflegerischen Handelns gezählt werden und die emotionale und psychosoziale Begleitung dem persönlichen Engagement der Pflegenden überlassen bleibt, veranlasst zu Forderungen nach einer Stärkung beziehungs- und interaktionszentrierter Kompetenzen von Pflegenden. Denn unzweifelhaft kann die psychosoziale Begleitung durch Pflegende die Patientinnen in der Krankheitsverarbeitung unterstützen. Dem Erlernen von psychosozialen und Kommunikationskompetenzen müsste schon in der Ausbildung ein größerer Stellenwert und vor allem in der alltäglichen Arbeit auch der Gestaltungsspielraum zugestanden werden, der für eine vertrauensvolle Patientinnen-Pflegenden-Interaktion notwendig ist. Gerade im Kontext aktueller Debatten um die Neuverteilung von Aufgaben in der Gesundheitsversorgung erscheint diese Forderung dringlich zu sein. Denn häufig wird in diesen Debatten in der

Übernahme ärztlicher Tätigkeiten das Mittel gesehen, um die pflegerische Arbeit zu professionalisieren. Die Ergebnisse dieser Studie legen jedoch den Schluss nahe, dass wesentliche Kernelemente professionellen pflegerischen Handelns, nämlich die Beziehungsgestaltung und psychosoziale Begleitung der Patienten, aus dem Blick zu geraten drohen. Die berufspolitischen Anstrengungen um die Professionalisierung der Pflege sollten deshalb »am Kern des Pflegerischen ansetzen« (Darmann-Fink & Friesacher, 2009: 1), bevor Pflegende sich bereitwillig aufmachen, die Aufgaben anderer Professionen zu übernehmen.

7.2 Für Entlastung der Pflegenden sorgen

Die Pflege von Frauen mit Brustkrebs ist für die Pflegenden mit Belastungen verbunden, die die Arbeit erschweren und zukünftige Begegnungen mit Patientinnen ungünstig beeinflussen können. Deshalb müssen Pflegende im Kontext ihrer Arbeit Möglichkeiten der Entlastung erhalten. Denn es kann nicht im Sinne einer guten und professionellen pflegerischen Versorgung sein, dass Pflegende ihre Belastungen zu verringern suchen, indem sie ihr Engagement begrenzen. Vielmehr müssen im onkologischen Kontext, in dem die Beziehungsarbeit ein wesentliches Element der pflegerischen Unterstützung darstellt, institutionalisierte Formen der Entlastung Pflegender zum Beispiel durch Supervision selbstverständlich sein. Nur eine begleitete Reflexion der eigenen Arbeit und der daraus resultierenden Belastungen kann langfristig zur Berufszufriedenheit und bedürfnisorientierten Pflege führen. Auch im Umgang mit verschiedenen Formen der Krankheitsverarbeitung sollten gerade Pflegende in der Onkologie geschult werden, damit sie den Patientinnen die Unterstützung geben können, die diese benötigen.

7.3 Strukturveränderungen und Autonomiezuwachs vorantreiben

Die ungünstigen Rahmenbedingungen der pflegerischen Versorgung und deren Auswirkungen auf die Interaktion zwischen Patientinnen und Pflegenden liegen zu großen Teilen nicht in der Verantwortung einer einzelnen Pflegekraft. Die Organisationskultur und die professionellen Zuständigkeitsbereiche werden wesentlich von den Führungskräften mitgestaltet und verantwortet. Die Aufgabe der Förderung und Wertschätzung interaktionsintensiver Aufgaben sowie das Sichtbarmachen des therapeutischen Werts pflegerischen Handelns über die eigenen Professionsgrenzen hinaus liegt vor allem bei den pflegerischen Leitungen im Krankenhaus. Sie sind es auch, die für mehr Autonomie und Gestaltungsspielräume für Pflegende eintreten können und diese gegenüber anderen Berufsgruppen verteidigen müssen. Der Professionalisierung der Pflege wird nur dann ein Dienst erwiesen, wenn die pflegerischen Kernaufgaben, die einen wesentlichen Beitrag zu einer bedürfnis- und patientenorientierten Versorgung leisten, gestärkt werden.

8. Methodische Einschränkungen

Für die Bewertung der Aussagefähigkeit der Analyseergebnisse sollen mögliche methodische Einschränkungen nicht unerwähnt bleiben. So hat zum Beispiel die Fragestellung der Studie nahegelegt, dass es etwas Allgemeingültiges über die Pflege von Frauen mit Brustkrebs zu sagen gibt. Das heißt, implizit wurde davon ausgegangen, dass Brustkrebspatientinnen eine mehr oder weniger homogene Patientinnengruppe darstellen. Das ist bei den ersten Interviews auch in der Einstiegsfrage (»Sie betreuen auf Ihrer Station ja Patientinnen mit einer Brustkrebs-Erkrankung, und ich möchte Sie bitten, dass Sie jetzt zunächst einmal erzählen, was Ihnen zu dieser Patientengruppe oder zu diesen Patientinnen einfällt«) zum Ausdruck gekommen (s. Interviewleitfaden 1 im Anhang). Auf diese implizite Annahme haben einige Interviewpartnerinnen mit Widerspruch reagiert (»Ja also, das ist erstmal sehr unterschiedlich«, KA4C) und die Verschiedenartigkeit der Patientinnen dargelegt. In weiteren Interviews ist dann eine veränderte Einstiegsfrage gewählt worden (»Könntest Du mir bitte etwas über Deine Erfahrungen mit der Betreuung der Patientinnen hier erzählen?«), die mehr auf die Erfahrung der Pflegenden fokussierte (s. Interviewleitfaden 2 im Anhang). Ein weiterer Aspekt, der die Vorstellung einer homogenen Gruppe verstärkt haben könnte, ist die Tatsache, dass Brustkrebspatientinnen ausschließlich im Brustzentrum oder in der Gynäkologie behandelt werden und somit eine Untersuchung ausschließlich in diesem Setting auch der Logik der Medizin, die eine Klassifizierung von Patienten nach Krankheitsbild oder betroffenem Organ vornimmt, folgte.

9. Literaturangaben

Abdellah, F. G., Beland, I. L., Martin, A., & Matheney, R. V. (1960). *Patient-centered approaches to nursing*. New York: Mac Millan.

Akechi, T., Okuyama, T., Endo, C., Sagawa, R., Uchida, M., Nakaguchi, T., et al. (2011). Patient's perceived need and psychological distress and/or quality of life in ambulatory breast cancer patients in Japan. *Psycho-Oncology, 20*(5), 497.

Allen, D. (2004). Re-reading nursing and re-writing practice: towards an empirically based reformulation of the nursing mandate. *Nursing Inquiry, 11*(4), 271 – 283.

Aranda, S., Schofield, P., Weih, L., Yates, P., Milne, D., Faulkner, R., et al. (2005). Mapping the quality of life and unmet needs of urban women with metastatic breast cancer. *European Journal of Cancer Care (Engl), 14*(3), 211 – 222.

Aymanns, P., Klauer, T., & Filipp, S.-H. (1993). Bewältigungsverhalten von Krebskranken als Bedingung familialer Unterstützung. In A. Laireiter (Ed.), *Soziales Netzwerk und soziale Unterstützung - Konzepte, Methoden und Befunde* (pp. 154 – 166). Bern, Göttingen, Toronto, Seattle: Verlag Hans Huber.

Bakker, D., Strickland, J., Macdonald, C., Butler, L., Fitch, M., Olson, K., et al. (2013). The context of oncology nursing practice: an integrative review. *Cancer Nursing, 36*(1), 72 – 88.

Bargfrede, A., Mey, G., & Mruck, K. (2009). Standortunabhängige Forschungsbegleitung. Konzept und Praxis der NetzWerkstatt. In N. Apostolopoulos, H. Hoffmann, V. Mansmann & A. Schwill (Eds.), *E-Learning 2009. Lernen im digitalen Zeitalter.* Münster: Waxmann.

Beatty, L., Oxlad, M., Koczwara, B., & Wade, T. D. (2008). The psychosocial concerns and needs of women recently diagnosed with breast cancer: a qualitative study of patient, nurse and volunteer perspectives. *Health Expectations, 11*(4), 331 – 342.

Becker, E., & Jahn, T. (Eds.). (2006). *Soziale Ökologie. Grundzüge einer Wissenschaft von den gesellschaftlichen Naturverhältnissen.* Frankfurt: Campus Verlag.

Becker, N. (2001). Entwicklung der Inzidenz und Mortalität an Brustkrebs. *Der Radiologe, 41*(4), 337 – 343.

Benner, P. (1995). *Stufen zur Pflegekompetenz. From Novice to Expert.* Bern, Göttingen, Toronto, Seattle: Verlag Hans Huber.

Benner, P., & Tanner, C. (1987). Clinical judgment: how expert nurses use intuition. *The American Journal of Nursing, 87*(1), 23 – 31.

Benner, P., & Wrubel, J. (1997). *Pflege, Stress und Bewältigung.* Bern: Verlag Hans Huber.

Bischoff-Wanner, C. (2002). *Empathie in der Pflege*. Bern: Verlag Hans Huber.

Boman, L., Andersson, J.-U., & Björvell, H. (1997). Needs as Expressed by Women after Breast Cancer Surgery in the Setting of a Short Hospital Stay. *Scandinavian Journal of Caring Sciences, 1*(11), 25 – 32.

Bonevski, B., Sanson-Fisher, R., Girgis, A., Burton, L., Cook, P., & Boyes, A. (2000). Evaluation of an instrument to assess the needs of patients with cancer. *Cancer, 88*(1), 217 – 225.

Bönold, F. (2004). Zur Kritik der Geschlechtsidentitätstheorie, *Auszüge aus einem Artikel für die Zeitschrift für Frauenforschung und Geschlechterstudien (mit freundlicher Genehmigung des Kleine Verlag)*. http://www.ruendal.de/aim/tagung04/pdfs/fritjof_boenold.pdf.

Bradshaw, J. (1977). The concept of social need. In M. Fitzgerald, P. Halmos, J. Muncie & D. Zeldin (Eds.), *Welfare in Action* (pp. 33 – 36). London: The Open University.

Brandenburg, H. (Ed.). (2004). *Kooperation und Kommunikation in der Pflege. Ein praktischer Ratgeber für Pflegeberufe*. Hannover: Schlütersche Verlagsgesellschaft mbH & Co. KG.

Breuer, F. (2003). Subjekthaftigkeit der sozial-/wissenschaftlichen Erkenntnistätigkeit und ihre Reflexion: Epistemologische Fenster, methodische Umsetzungen, *Forum Qualitative Sozialforschung* (Vol. 4).

Breuer, F. (2009). *Vorgänger und Nachfolger – Weitergabe in institutionellen und persönlichen Bezügen*. Göttingen: Vandenhoek & Ruprecht GmbH & Co. KG.

Breuer, F. (2010). *Reflexive Grounded Theory. Eine Einführung für die Forschungspraxis* (Vol. 2). Wiesbaden: VS Verlag.

Bridges, J., Nicholson, C., Maben, J., Pope, C., Flatley, M., Wilkinson, C., et al. (2013). Capacity for care: meta-ethnography of acute care nurses' experiences of the nurse-patient relationship. *Journal of Advanced Nursing, 69*(4), 760 – 772.

Bryant, A., & Charmaz, K. (2007). Grounded Theory in Historical Perspective: An Epistemological Account. In A. Bryant & K. Charmaz (Eds.), *The Sage Handbook of Grounded Theory* (pp. 31 – 58). Los Angeles, London, New Delhi, Singapore: Sage Publications.

Bude, H., & Dellwing, M. (Eds.). (2013). *Herbert Blumer. Symbolischer Interaktionismus* (Vol. 1.). Berlin: Suhrkamp Verlag.

Carrico, A. W., Antoni, M. H., Duran, R. E., Ironson, G., Penedo, F., Fletcher, M. A., et al. (2006). Reductions in depressed mood and denial coping during cognitive behavioral stress management with HIV-positive gay men treated with HAART. *Annals of Behavioral Medicine, 31*(2), 155 – 164.

Cassier-Woidasky, A.-K. (2012). Professionsentwicklung in der Pflege und neue Formen der Arbeitsteilung im Gesundheitswesen. Hindernisse und Möglichkeiten patientenorientierter Versorgungsgestaltung aus professionssoziologischer Sicht. In *Zur Kritik schwarz-gelber Gesundheitspolitik* (pp. 163 – 184): Jahrbuch für Kritische Medizin und Gesundheitswissenschaften.

Chantler, M., Podbilewicz-Schuller, Y., & Mortimer, J. (2005). Change in Need for Psychosocial Support for Women with Early Stage Breast Cancer. *Journal of Psychosocial Oncology, 23*(2/3), 65 – 77.

Clayton, J. M., Butow, P. N., Arnold, R. M., & Tattersall, M. H. N. (2005). Fostering coping and nurturing hope when discussing the future with terminally ill cancer patients and their caregivers. *Cancer, 103*(9), 1965 - 1975.

Corbin, J., & Strauss, A. (1990). Grounded Theory Research: Procedures, Canons, and Evaluative Criteria. *Qualitative Sociology, 13*(1), 3 - 21.

Cowin, L. S., Johnson, M., Craven, R. G., & Marsh, H. W. (2008). Causal modeling of self-concept, job satisfaction, and retention of nurses. *International Journal of Nursing Studies, 45*(10), 1449 - 1459.

Darmann-Finck, I., Friesacher, H. (2009. Professionalisierung muss am Kern des Pflegerischen ansetzen. *IPP Info 5*(7), 1 - 2

Dean, H. (2010). *Understanding Human Need. Social Issues, policy and practice.* Bristol: The Policy Press.

Dowling, M. (2008). The meaning of nurse-patient intimacy in oncology care settings: From the nurse and patient perspective. *European Journal of Oncology Nursing, 12*, 319 - 328.

Doyal, L., & Gough, I. (1991). *A Theory of Human Need.* Houndmill, Basingstoke, Hampshire and London: MACMILLAN EDUCATION LTD.

Eicher, M. (2010). Spezifische Bedürfnisse junger Frauen mit Brustkrebs und deren Erhebung. *Gynäkologie, 6.*

Eicher, M., & Marquard, S. (Eds.). (2008). *Brustkrebs. Lehrbuch für Breast Care Nurses, Pflegende und Gesundheitsberufe.* Bern: Verlag Hans Huber.

Endacott, R. (1997). Clarifiying the concept of need: a comparison of two appoaches to concept analysis. *Journal of Advanced Nursing, 25*, 471 - 476.

Evers, G. C. M. (1997a). Die Selbstpflegedefizit-Theorie von Dorothea Orem. In J. Osterbrink (Ed.), *Erster Internationaler Pflegetheorienkongreß Nürnberg* (pp. 104 - 133). Bern: Verlag Hans Huber.

Evers, G. C. M. (1997b). *Theorien und Prinzipien der Pflegekunde.* Berlin/Wiesbaden: Ullstein Mosby GmbH & Co. KG.

Ewens, A. (2003). Changes in nursing identities: supporting a successful transition. *Journal of Nursing Management, 11*(4), 224 - 228.

Flick, U., von Kardoff, E., & Steinke, I. (2000). Was ist qualitative Forschung? Einleitung und Überblick. In U. Flick, E. von Kardoff & I. Steinke (Eds.), *Qualitative Forschung. Ein Handbuch* (pp. 13 - 29). Reinbek bei Hamburg: Rowohlt Taschenbuch Verlag.

Flick, U. (2002). *Qualitative Sozialforschung. Eine Einführung* (Vol. 6. vollständig überarbeitete und erweiterte). Reinbek bei Hamburg: Rowohlt Taschenbuch Verlag.

Folkman, S., & Lazarus, R. S. (1980). An Analysis of Coping in a Middle-Aged Community Sample. *Journal of Health and Social Behavior, 21*(3), 219.

Fortin, J. (1999). Bedürfnisse. In I. Kollack & H. S. Kim (Eds.), *Pflegetheoretische Grundbegriffe* (pp. 55 - 70). Bern, Göttingen, Toronto, Seattle: Huber.

Fraser, N. (1989). *Unruly practices: power, discourse and gender in contemporary social theory.* Oxford: Polity Press.

Fraser, N. (1994). *Widerspenstige Praktiken. Macht, Diskurs, Geschlecht* (1 ed.). Frankfurt am Main: Suhrkamp Verlag.

Friesacher, H. (2006). *Theorie und Praxis pflegerischen Handelns. Begründung und Entwurf einer kritischen Theorie der Pflegewissenschaft.* Dissertation Universität, Osnabrück.

Friesacher, H. (2008). *Theorie und Praxis pflegerischen Handelns.* Göttingen: V&R unipress.
Gasiet, S. (1981). *Menschliche Bedürfnisse. Eine theoretische Synthese.* Frankfurt/New York: Campus Verlag.
Gerlach, A., & Wiedemann, R. (2010). Breast Care Nurses – Pflegeexpertinnen für Brusterkrankungen. Ein Weg zur »Advanced Nursing Practice« in Deutschland? *Pflege, 23*(6), 393–402.
Gobet, F., & Chassy, P. (2008). Towards an alternative to Benner's theory of expert intuition in nursing: A discussion paper. *International Journal of Nursing Studies, 45*, 129–130.
Green, C. (2012). Nursing intuition: a valid form of knowledge. *Nursing Philosophy, 13*(2), 98.
Haggerty, L. A., & Grace, P. (2008). Clinical wisdom: The essential foundation of »good« nursing care. *Journal of Professional Nursing, 24*(4), 235–240.
Halkett, G. K. B., Kristjanson, L. J., Lobb, E., O'Driscoll, C., Taylor, M., & Spry, N. (2009). Meeting breast cancer patients' information needs during radiotherapy: what can we do to improve the information and support that is currently provided? *European Journal of Cancer Care, 19*(4), 538.
Harrison, D. E., Galloway, S., Graydon, J. E., Palmer-Wickham, S., & Rich-van der Bij, L. (1999). Information needs and preference for information of women with breast cancer over a first course of radiation therapy. *Patient Education and Counseling, 38*(3), 217–225.
Heeg, P. (1996). Informative Forschungsinteraktionen. In F. Breuer (Ed.), *Qualitative Psychologie. Grundlagen, Methoden und Anwendungen eines Forschungsstils* (pp. 41–60): Springer VS.
Heim, E., Augustiny, K., Blaser, A., Schaffner, L. (1991). *Berner Bewältigungsformen: BEFO; Handbuch.* Bern, Göttingen, Toronto: Verlag Hans Huber.
Helsper, W., Krüger, H.-H., & Rabe-Kleberg, U. (2000). Professionstheorie, Professions- und Biographieforschung. Einführung in den Themenschwerpunkt. *Zeitschrift für Qualitative Sozialforschung*(1).
Henderson, V. (1960). *Basic Principles of Nursing Care.* London: International Council of Nurses.
Henderson, V. (1977). *Grundregeln der Krankenpflege* (Vol. 3). Genf: Weltbund der Krankenschwestern und Krankenpfleger (ICN).
Henderson, V. (1978). The concept of nursing. *Journal of Advanced Nursing, 53*(1), 21.
Holmes, C. A., & Warelow, P. J. (1997). Culture, needs and nursing: a critical theory approach. *Journal of Advanced Nursing, 25*, 463–470.
Holtgräwe, M., Pinkert, C., & Remmers, H. (2008). Coping bei Frauen mit Brustkrebs im perioperativen Bereich – Selbst- und Fremdeinschätzung. *Pflege, 21*(2), 95–103.
Hondrich, K. O., & Vollmer, R. (Eds.). (1983). *Bedürfnisse im Wandel: Theorie, Zeitdiagnose, Forschungsergebnisse.* Opladen: Westdeutscher Verlag.
Hopf, C. (2000). Qualitative Interviews – ein Überblick. In U. Flick, E. von Kardoff & I. Steinke (Eds.), *Qualitative Forschung. Ein Handbuch.* Reinbek bei Hamburg: Rowohlt Taschenbuchverlag.
Hülsken-Giesler, M. (2007). *Sinnverstehen und Mimesis im Spannungsfeld von Körper,*

Leib und Technik. Zur theoretischen Rekonstruktion von Professionalisierungsstrategien pflegerischen Handelns. Universität Osnabrück, Osnabrück.

Hülsken-Giesler, M. (2009). Vom Nahsinn zum Fernsinn. Zur Neuordnung von Aufgaben, Kompetenzen und Verantwortlichkeiten einer professionalisierten Pflege. *IPP Info, 5* (7), 5.

Husmann, G., Kaatsch, P., Katalinic, A., Bertz, J., Haberland, J., Kraywinkel, K., et al. (2010). Krebs in Deutschland 2005/2006 - Häufigkeiten und Trends. Robert Koch-Institut, Berlin.

Husson, O., Mols, F., & van de Poll-Franse, L. V. (2011). The relation between information provision and health-related quality of life, anxiety and depression among cancer survivors: a systematic review. *Annals of Oncology, 22*(4), 761 - 772.

Irurita, V. F., & Williams, A. M. (2001). Balancing and compromising: nurses and patients preserving integrity of self and each other. *International Journal of Nursing Studies, 38* (5), 579 - 589.

Isermann, M. (2006). Krankheitsverarbeitung und Lebensqualität. In S. Ditz, C. Diegelmann & M. Isermann (Eds.), *Psychoonkologie - Schwerpunkt Brustkrebs* (Vol. 1, pp. 136 - 142). Stuttgart: Kohlhammer.

Jarrett, N. J., & Payne, S. A. (2000). Creating and maintaining ›optimism‹ in cancer care communication. *International Journal of Nursing Studies, 37*(1), 81 - 90.

Jerusalem, M. (1993). *Die Entwicklung von Selbstkonzepten und ihre Bedeutung für Motivationsprozesse im Lern- und Leistungsbereich* (Antrittsvorlesung). Berlin: Humboldt-Universität.

Juchli, L. (1983). *Krankenpflege - Praxis und Theorie der Gesundheitsförderung und Pflege Kranker* (Vol. 4). Stuttgart: Thieme.

Kahán, Z., Varga, K., Dudás, R., Nyári, T., & Thurzó, L. (2006). Collaborative/Active Participation *per se* Does Not Decrease Anxiety in Breast Cancer. *Pathology Oncology Research, 12*(2), 98 - 101.

Kasén, A. (2002). *Den vadande relationen (The caring relationship).* Åbo Akademi University Press, Finland.

Kelle, U. (2007). »Emergence« vs. »Forcing« of Empirical Data? A Crucial Problem of »Grounded Theory« Reconsidered. In G. Mey & K. Mruck (Eds.), *Grounded Theory Reader* (Vol. Supplement/Beiheft Nr. 19, pp. 133 - 156). Köln: Zentrum für Historische Sozialforschung.

Kendall, S. (2006). Admiring courage: Nurses' perceptions of caring for patients with cancer. *European Journal of Oncology Nursing, 10*(5), 324 - 334.

Kim, H. S. (1999). Vorwort. In I. Kollack & H. S. Kim (Eds.), *Pflegetheoretische Grundbegriffe.* Bern; Göttingen; Toronto; Seattle: Huber.

Kirkman, M., Stern, C., Neil, S., Winship, I., Mann, G. B., Shanahan, K., et al. (2013). Fertility Management After Breast Cancer Diagnosis: A Qualitative Investigation of Women's Experiences of and Recommendations for Professional Care. *Health Care for Women International, 34*(1), 50.

Klineberg, O. (1980). Human Needs. A Social-Psychological Approach. In K. Lederer (Ed.), *Human Needs* (pp. 19 - 35). Cambridge: Oelschlager, Gunn & Hain Publishers.

Krohwinkel, M. (1993). *Der Pflegeprozeß am Beispiel von Apoplexiekranken: eine Studie zur Erfassung und Entwicklung ganzheitlich rehabilitierender Prozeßpflege.* Baden-Baden: Nomos Verlagsgesellschaft.

Kunyk, D., & Olson, J. K. (2001). Clarification of conceptualizations of empathy. *Journal of Advanced Nursing, 35*(3), 317 – 325.

Kvåle, K., & Bondevik, M. (2010). Patients' Perceptions of the Importance of Nurses' Knowledge About Cancer and Its Treatment for Quality Nursing Care. *Oncology Nursing Forum, 37*(4), 436.

Lam, W. T., Au, A. Y., Wong, J. F., Lehmann, C., Koch, U., Fielding, R., et al. (2011). Unmet supportive care needs: a cross-cultural comparison between Hong Kong Chinese and German Caucasian women with breast cancer. *Breast Cancer Research and Treatment, 130*(2), 531 – 541.

Landmark, B. T., Bohler, A., Loberg, K., & Wahl, A. K. (2008). Women with newly diagnosed breast cancer and their perceptions of needs in a health-care context. *Journal of Nursing & Healthcare of Chronic Illnesses, 17*(7B), 192.

Lederer, K. (Ed.). (1980). *Human Needs* (Vol. 12). Camebridge, Massachusetts: Oelgeschlager, Gunn & Hain, Publishers Inc.

Lei, C. P., Har, Y. C., & Abdullah, K. L. (2011). Informational needs of breast cancer patients on chemotherapy: differences between patients' and nurses' perceptions. *Asian Pacific Journal of Cancer Prevention, 12*(3), 797 – 802.

Lempert, L. B. (2007). Asking Questions of the Data: Memo Writing in the Grounded Theory Tradition. In A. Bryant & K. Charmaz (Eds.), *The Sage Handbook of Grounded Theory* (pp. 245 – 264). Los Angeles, London, New Delhi, Singapore: Sage Publications.

Lettau, A., & Breuer, F. (2009). Kurze Einführung in den qualitativ-sozialwissenschaftlichen Forschungsstil. 2009, from http://wwwpsy.uni-muenster.de/imperia/md/content/psychologie_institut_3/ae_breuer/publikationen/alfb.pdf

Lindop, E., & Cannon, S. (2001). Evaluating the self-assessed support needs of women with breast cancer. *Journal of Advanced Nursing, 34*(6), 760 – 771.

Mägi, M., & Allander, E. (1981). Towards a theory of perceived and medically defined need. *Sociology of Health & Illness, 3*(1), 49 – 71.

Marquard, S. (2008). Körperbild und verändertes Körperbild. In M. Eicher & S. Marquard (Eds.), *Brustkrebs. Lehrbuch für Breast Care Nurses, Pflegende und Gesundheitsberufe* (Vol. 1, pp. 301 – 335). Bern: Verlag Hans Huber.

Martensson, G. (2009). *The insider and outsider perspective. Clinical importance of agreement between patients and nurses in cancer care concerning patients' emotional distress, coping ressources and quality of life.* Uppsala Universitet, Uppsala.

Maslow, A. H. (2008). *Motivation und Persönlichkeit* (Vol. 11.). Reinbek bei Hamburg: Rowohlt Taschenbuchverlag.

Maxwell, J. A. (2005). *Qualitative Research Design – An Interactive Approach* (2 ed.). Thousand Oaks, London, New Dehli: Sage Publications.

McCutcheon, H. H. I., & Pincombe, J. (2001). Intuition: an important tool in the practice of nursing. *Journal of Advanced Nursing, 35*(3), 342 – 348.

McGarry, S., Ward, C., Garrod, R., & Marsden, J. (2013). An exploratory study into the unmet supportive needs of breast cancer patients. *European Journal of Cancer Care (Engl), 22*(5), 673 – 683.

Meleis, A. I. (1991). *Theoretical Nursing: Development & Progress* (2 ed.). Philadelphia: J.B. Lippincott Company.

Meran, J. (1987). Über einige methodische Schwierigkeiten, den Begriff »Bedürfnis« als

Grundbegriff der Kulturwissenschaften zu verwenden. In A. Schöpf (Ed.), *Bedürfnis, Wunsch, Begehren* (Vol. 12, pp. 17–35). Würzburg: Königshausen und Neumann.

Mercer, S. W., & Reynolds, W. J. (2002). Empathy and quality of care. *The British Journal of General Practice, 52 Suppl*, S9–12.

Mey, G., & Mruck, K. (2007a). Grounded Theory Methodologie – Bemerkungen zu einem prominenten Forschungsstil. In *Grounded Theory Reader* (Vol. Supplement Nr. 19, pp. S. 11–39). Köln: Zentrum für Historische Sozialforschung.

Mey, G., & Mruck, K. (Eds.). (2007b). *Grounded Theory Reader* (Vol. Supplement/Beiheft Nr. 19). Köln: Zentrum für Historische Sozialforschung.

Mills, A. C., & Blaesing, S. L. (2000). A lesson from the last nursing shortage: the influence of work values on career satisfaction with nursing. *Journal of Nursing Administration, 30*(6), 309–315.

Mischo-Kelling, M. (2012). *Zur Theorie des Pflegehandelns.* Universität, Bremen.

Moers, M., & Schaeffer, D. (2003). Pflegetheorien. In B. Rennen-Allhoff & D. Schaeffer (Eds.), *Handbuch Pflegewissenschaft* (pp. 35–66). Weinheim: Juventa Verlag.

Mok, E., Lau, K. P., Lam, W. M., Chan, L. N., Ng, J., & Chan, K. S. (2010). Health-care professionals' perspective on hope in the palliative care setting. *Journal of Palliative Medicine, 13*(7), 877–883.

Morse, J. M., Miles, M. W., Clark, D. A., & Doberneck, B. M. (1994). »Sensing« Patient Needs: Exploring Concepts of Nursing Insight an Receptivity Used in Nursing Assessment. *Scholarly Inquiry for Nursing Practice: An International Journal, 8*(3), 233–252.

Mruck, K., & Mey, G. (1998). Selbstreflexivität und Subjektivität im Auswertungsprozeß biographischer Materialien. Zum Konzept einer »Projektwerkstatt qualitativen Arbeitens« zwischen Colloquium, Supervision und Interpretationsgemeinschaft. In G. Jütemann & H. Thomae (Eds.), *Biographische Methoden in den Humanwissenschaften* (pp. 284–306). Weinheim: Psychologie Verlags Union.

Muckel, P. (1996). Selbstreflexivität und Subjektivität im Forschungsprozess. In F. Breuer (Ed.), *Qualitative Psychologie – Grundlagen, Methoden und Anwendungen eines Forschungsstils* (pp. 61–78). Opladen/Wiesbaden: Westdeutscher Verlag.

Mummendey, H. D. (2006). *Psychologie des »Selbst«. Theorien, Methoden und Ergebnisse der Selbstkonzeptforschung.* Göttingen: Hogrefe.

Munir, F., Kalawsky, K., Lawrence, C., Yarker, J., Haslam, C., & Ahmed, S. (2011). Cognitive intervention for breast cancer patients undergoing adjuvant chemotherapy: a needs analysis. *Cancer Nursing, 34*(5), 385.

Nakaguchi, T., Okuyama, T., Uchida, M., Ito, Y., Komatsu, H., Wada, M., et al. (2013). Oncology Nurses' Recognition of Supportive Care Needs and Symptoms of their Patients Undergoing Chemotherapy. *Japanese Journal of Clinical Oncology, 43*(4), 369–376.

Obrecht, W. (2005). Umrisse einer biopsychosoziokulturellen Theorie menschlicher Bedürfnisse. Geschichte, Probleme, Struktur, Funktion. Zürich: Hochschule für Soziale Arbeit.

Oevermann, U. (1978). Probleme der Professionalisierung in der berufsmäßigen Anwendung sozialwissenschaftlicher Kompetenz. *Frankfurt am Main: unveröffentlichtes Manuskript.*

Oevermann, U. (1997). Literarische Verdichtung als soziologische Erkenntnisquelle:

Szenische Realisierung der Strukturlogik professionalisierten Ärztlichen Handelns in Arthur Schnitzlers Professor Bernhardi. In *Konfigurationen Lebensweltlicher Strukturphänomene* (pp. 276 – 335): Springer.

Oevermann, U. (1999). Theoretische Skizze einer revidierten Theorie professionellen Handelns. In A. Combe & W. Helsper (Eds.), *Pädagogische Professionalität* (pp. 70 – 182). Frankfurt am Main: Suhrkamp.

Orem, D. E. (1971). *Nursing: Concepts of Practice* (1 ed.). New York: McGraw - Hill Book Company Inc.

Orem, D. E. (1997). *Strukturkonzepte der Pflegepraxis.* Berlin/Wiesbaden: Ullstein Mosby GmbH & Co. KG.

Park, B. W., & Hwang, S. Y. (2012). Unmet Needs and Their Relationship with Quality of Life among Women with Recurrent Breast Cancer. *Journal of Breast Cancer, 15*(4), 454 – 461.

Peplau, H. E., Mischo-Kelling, M., & Kelling, G. (1995). *Interpersonale Beziehungen in der Pflege: ein konzeptueller Bezugsrahmen für eine psychodynamische Pflege:* Recom.

Petersen, T. (2003). Karl Marx' Vorstellung vom »guten Leben«. *trend onlinezeitung, 10.*

Petersen, T. (2008, 29.06. – 01.07.2007). *Karl Marx und Erich Fromm. Aktuelle Aspekte der Marxschen Theorie.* Vortrag auf der Tagung der Internationalen Erich Fromm Gesellschaft, Trier.

Pfadenhauer, M. (2003). *Professionalität.* Wiesbaden: Springer.

Pinkert, C., Holtgräwe, M., & Remmers, H. (2008). Bedürfnisse von Brustkrebspatientinnen nach pflegerischer Unterstützung während der stationären Erstbehandlung. *Pflege, 21*(1), 7 – 15.

Pohlmann, M. (2006). Die Pflegende-Patienten-Beziehung. Ergebnisse einer Untersuchung zur Beziehung zwischen Patienten und beruflich Pflegenden im Krankenhaus. *Pflege, 19*(3), 156 – 162.

Powers, P. (1999). Bedürfnis/Bedarf. In I. Kollack & H. S. Kim (Eds.), *Pflegetheoretische Grundbegriffe* (pp. 35 – 54). Bern, Göttingen, Toronto, Seattle: Huber.

Reinhold, G., Lamnek, S., & Recker, H. (1997). Soziologie-Lexikon. 3., Überarbeitete und erweiterte Auflage. *3.*, 215 – 227.

Remmers, H. (2000). *Pflegerisches Handeln. Wissenschafts- und Ethikdiskurse zur Konturierung der Pflegewissenschaft.* Bern Göttingen Toronto Seattle: Verlag Hans Huber.

Remmers, H., Busch, J., & Hülsken-Giesler, M. (2004). Berufliche Belastungen in der onkologischen Pflege. In K.-H. Henze & G. Piechotta (Eds.), *Brennpunkt Pflege. Beschreibung und Analyse von Belastungen des pflegerischen Alltags* (pp. 27 – 58). Frankfurt am Main: Mabuse Verlag.

Remmers, H., & Friesacher, H. (1997). Wie man Ratlosigkeiten in Denkverbote ummünzt. Betr. Ruth Schröcks Kritik amerikanischer Pflegetheorien. *Mabuse, 108*(Juli/August), 4 – 6.

Rew, L., & Barrow, E. M., Jr. (2007). State of the science: intuition in nursing, a generation of studying the phenomenon. *ANS. Advances in Nursing Science, 30*(1), E15 – 25.

Reynolds, W., Scott, P. A., & Austin, W. (2000). Nursing, empathy and perception of the moral. *Journal of Advanced Nursing, 32*(1), 235 – 242.

Roper, N., Logan, W. W., & Tierney, A. J. (1980). *The Elements of Nursing:* Churchill Livingstone.

Sanson-Fisher, R., Girgis, A., Boyes, A., Bonevski, B., Burton, L., Cook, P., et al. (2000). The unmet supportive care needs of patients with cancer. *Cancer, 88*(1), 226 - 237.

Scheffer, B. K., & Rubenfeld, M. G. (2000). A consensus statement on critical thinking in nursing. *The Journal of Nursing Education, 39*(8), 352 - 359.

Schmidt-Büchi, S., Halfens, R. J. G., Dassen, T., & Van Den Borne, B. (2008). A review of psychosocial needs of breast-cancer patients and their relatives. *Journal of Clinical Nursing, 17*(21), 2895 - 2909.

Schmitt, R. (1997). Metaphernanalyse als sozialwissenschaftliche Methode: mit einigen Bemerkungen zur theoretischen »Fundierung« psychosozialen Handelns. http://nbn-resolving.de/urn:nbn:de:0168-ssoar-289197

Schnell, M. W., & Heinritz, C. (2006). *Forschungsethik: ein Grundlagen- und Arbeitsbuch mit Beispielen aus der Gesundheits- und Pflegewissenschaft* (Vol. 1). Bern: Verlag Hans Huber.

Schwenk, M. (2014). *Professionelles pflegerisches Handeln. Professionelle Pflege im Kontext aktueller Entwicklungen der Pflegeausbildung.* Hamburg: Bachelor + Master Publishing.

Sellin, I. (2003). *Varianten der Selbstwertschätzung und Hilfesuche.* Technische Universität, Chemnitz.

Silverman, D. (2010). *Doing Qualitative Research* (3. ed.). Los Angeles, London, New Dehli, Singapore, Washington DC: Sage Publications.

Skilbeck, J., & Payne, S. (2003). Emotional support and the role of clinical nurse specialists in palliative care. *Journal of Advanced Nursing, 43*(5), 521 - 530.

Stanton, A. L., Donaff-Burg, S., Huggins, M. E. (2002). The first year after breast cancer diagnosis: hope and coping strategies as predictors of adjustment. *Psycho-Oncology, 11* (2), 93.

Steinke, I. (2000). Gütekriterien qualitativer Forschung. In U. Flick, E. von Kardoff & I. Steinke (Eds.), *Qualitative Forschung. Ein Handbuch* (pp. 319 - 331). Reinbek bei Hamburg: Rowohlt Taschenbuch Verlag.

Stemmer, R. (2001). *Grenzkonflikte in der Pflege. Patientenorientierung zwischen Umsetzungs- und Legitimationsschwierigkeiten.* Frankfurt am Main: Mabuse-Verlag.

Stratmeyer, P. (2002). *Das patientenorientierte Krankenhaus.* Weinheim und München: Juventa Verlag.

Strauss, A. (1998). *Grundlagen qualitativer Sozialforschung* (2. ed.). München: Wilhelm Fink Verlag.

Strauss, A., & Corbin, J. (1996). *Grounded Theory: Grundlagen Qualitativer Sozialforschung.* Weinheim: Beltz PsychologieVerlagsUnion.

Strübing, J. (2004). *Grounded Theory – Zur sozialtheoretischen und epistemologischen Fundierung des Verfahrens der empirisch begründeten Theoriebildung* (Vol. 15). Wiesbaden: VS Verlag für Sozialwissenschaften/GWV Fachverlage GmbH.

Tamburini, M., Gangeri, L., Brunelli, C., Beltrami, E., Boeri, P., Borreani, C., et al. (2000). Assessment of hospitalised cancer patients' needs by the Needs Evaluation Questionnaire. *Annals of Oncology, 11*(31 - 37), 31 - 37.

Tay, L. H., Ang, E., & Hegney, D. (2012). Nurses' perceptions of the barriers in effective communication with inpatient cancer adults in Singapore. *Journal of Clinical Nursing, 21*(17 - 18), 2647.

ten Hoeve, Y., Jansen, G., & Roodbol, P. (2014). The nursing profession: public image, self-concept and professional identity. A discussion paper. *Journal of Advanced Nursing, 70* (2), 295.

Tewes, R. (2002). *Pflegerische Verantwortung* (Vol. 1). Bern: Verlag Hans Huber.

Thewes, B., Butow, P., Girgis, A., & Pendlebury, S. (2004). The psychosocial needs of breast cancer survivors; a qualitative study of the shared and unique needs of younger versus older survivors. *Psycho-Oncology, 13*, 177 – 189.

Truschkat, I., Kaiser, M., & Reinartz, V. (2005). Forschen nach Rezept? Anregungen zum praktischen Umgang mit der Grounded Theory in Qualifikationsarbeiten. *Forum Qualitative Sozialforschung, 6*(2).

Vivar, C. G., & McQueen, A. (2005). Informational and emotional needs of long-term survivors of breast cancer. *Journal of Advanced Nursing, 51*(5), 520 – 528.

von Heymann-Horan, A. B., Dalton, S. O., Dziekanska, A., Christensen, J., Andersen, I., Mertz, B. G., et al. (2013). Unmet needs of women with breast cancer during and after primary treatment: a prospective study in Denmark. *Acta Oncologica, 52*(2), 382 – 390.

Wanner, B. (1993). *Lehrer zweiter Klasse? Historische Begründung und Perspektiven der Qualifizierung von Lehrerinnen und Lehrern der Pflege* (2. überarb. und erw. Ausgabe Vol. 334). Frankfurt a. Main: Verlag Peter Lang GmbH.

Weidner, F. (1995). *Professionelle Pflegepraxis und Gesundheitsförderung: eine empirische Untersuchung über Voraussetzungen und Perspektiven des beruflichen Handelns in der Krankenpflege.* Frankfurt am Main: Mabuse-Verlag.

Weis, J. (2002). *Leben nach Krebs* (Vol. 1.). Bern: Hans Huber.

Wen, K.-Y., & Gustafson, D. H. (2004). Needs Assessment for cancer patients and their families. *Health and Quality of Life Outcomes, 2*(11).

Williams, A. M., & Irurita, V. F. (2004). Therapeutic and non-therapeutic interpersonal interactions: the patient's perspective. *Journal of Clinical Nursing, 13*(7), 806.

Witzel, A. (1982). *Verfahren der qualitativen Sozialforschung. Überblick und Alternativen.* Frankfurt/New York: Campus Verlag.

Young, C. E. (1987). Intuition and nursing process. *Holistic Nursing Practice, 1*(3), 52 – 62.

Yura, H. (1986). Human Needs and Holistic Nursing Practice. *Journal of Holistic Nursing, 4* (1), 14 – 15.

Yura, H., & Walsh, M. B. (1988). *The nursing process: assessing, planning, implementing, evaluating.* Norwalk: Appleton & Lange.

10. Danksagung

Forschen ist aufregend und spannend, anstrengend und langwierig, manchmal zutiefst befriedigend, aber auch quälend und mühselig. Forschen kann auch eine sehr einsame Tätigkeit sein. Man schottet sich ab, zieht sich zurück, denkt nach, grübelt, verwirft. Ganz unzweifelhaft lernt man in dieser Zeit auch eine ganze Menge über sich selbst: was einen antreibt, wo die eigenen Stärken und Schwächen liegen, welches Bild man von sich selbst hat, wo die eigenen blinden Flecken sind, was man sich realistischer Weise zutrauen und zumuten kann und vieles mehr.

Ohne die Begleitung und Unterstützung durch Familie und Freundinnen und Freunde, durch Kolleginnen und Kollegen und durch wohlwollende und ermutigende Mentoren ist das Erstellen einer solchen Arbeit nicht denkbar. Deshalb gebührt am Ende eines langen Denk- und Schreibprozesses mein Dank all jenen, die mich in den vielen Jahren getragen, ertragen und begleitet haben, mich mit aufmunternden Worten und ablenkenden Aktivitäten, mit kritischen Fragen und konstruktiven Ideen unterstützt haben.

Mein ganz besonderer Dank gilt meinen Interviewpartnerinnen, die mir ihr Vertrauen geschenkt und Einblicke in ihre Arbeit und Gedanken gewährt haben. Ohne ihre Bereitschaft und Offenheit wäre diese Arbeit nicht zustande gekommen.

11. Anhang

Interviewleitfaden 1

Was wollen wir wissen?	Frage/ Erzählanreiz
Einstiegsfrage	Sie betreuen auf Ihrer Station Patientinnen mit Brustkrebs. Erzählen Sie doch bitte von diesen Patientinnen. Was fällt Ihnen zu dieser Patientengruppe ein?
	Falls die Einstiegsfrage nicht ausführlich genug beantwortet wird: Fällt Ihnen eine Patientin ein, die Ihnen noch in Erinnerung ist? Warum ist dieser Fall im Gedächtnis geblieben?
Belastungen der Patientinnen	Was **belastet** die Patientinnen? Worunter **leiden** die Patientinnen? Was **fällt** den Patientinnen besonders **schwer?** Was ist **besonders schlimm** für diese Patientinnen?
Krankheitsbewältigung	
– handlungsbezogen	Was **tun** die Patientinnen? Womit verbringen die Patientinnen ihre Zeit? Welche Rolle spielen die Angehörigen?
– kognitionsbezogen	Worüber **reden** die Patientinnen? Womit **beschäftigen** sich die Patientinnen?
emotionsbezogen	In welcher **Stimmung** sind die Patientinnen? In welcher **Gefühlslage** sind die Patientinnen?
Bedürfnisse	
– Bedürfnisse aus professioneller Sicht	Was **brauchen** die Patientinnen? (allgemein) Was brauchen die Patientinnen aus professioneller Sicht speziell an Pflege?
– Wünsche der Patientinnen an die Pflege	Was **wünschen** sich die Patientinnen von der Pflege / von Ihnen? Was **bieten** Sie den Patientinnen an Pflege / Unterstützung **an?**

((Fortsetzung))

Was wollen wir wissen?	Frage/ Erzählanreiz
– Werden die Erwartungen und Wünsche der Patientinnen erfüllt?	Können Sie diese Wünsche erfüllen?
– Ungleichgewicht zwischen Bedürfnissen und Bedürfniserfüllung	Wann wird die Pflege **schwierig?** In welchen Situationen **fällt** Ihnen die **Pflege** dieser Patientinnen **schwer?** Wann **fällt** Ihnen der **Umgang** mit diesen Patientinnen **schwer?** *Evtl:* Können Sie sich an einen »schwierigen Fall« erinnern? **Was würde** Ihnen in dieser schwierigen Situation **helfen?**
– Gleichgewicht zwischen Bedürfnissen und Bedürfniserfüllung	Wann waren Sie besonders **zufrieden?** Wann haben Sie sich besonders **wohl gefühlt?**
Abschlussfrage	Gibt es noch etwas, was Sie gerne erzählen wollen, wonach ich nicht gefragt habe? Was ist Ihnen besonders wichtig?

Interviewleitfaden 2

Erzählaufforderung		
Du arbeitest ja hier als Krankenschwester im Brustzentrum. Erzähl mir doch bitte mal, was Deine Arbeit hier so ausmacht. Könntest Du mir bitte mal etwas über Deine Erfahrungen mit der Betreuung der Patientinnen hier erzählen?		
Inhaltliche Aspekte	**Fragen**	**Nachfragen**
Fragen zur Person	Zunächst würde ich gerne ein paar Fragen zu Deiner Person und Deinen Aufgaben hier auf der Station stellen	
Berufsbiografischer Hintergrund	– Wie bist Du hier auf diese Station gekommen? – Wie ist das für Dich, hier auf dieser Station zu arbeiten?	– Wie erklärst Du Dir das? – Wie gehst Du damit um? – War das schon immer so? – Und sonst?
Konzept Krankenschwester	– Wie würdest Du Deine Aufgaben hier als Krankenschwester auf dieser Station beschreiben?	– Kannst Du mal ein Beispiel erzählen? – Wie findest Du das? Macht Dir das Spaß? – Welche Fähigkeiten braucht man dazu? – Was ist davon besonders wichtig? – Warum? – In welcher Situation? – Und sonst?

((Fortsetzung))

Inhaltliche Aspekte	**Fragen**	**Nachfragen**
Konzept Brustkrebs-patientin	- Gibt es etwas, was bei Brust-krebspatientinnen besonders ist oder anders als bei anderen Patienten?	- Kannst Du mal ein Beispiel nennen? - Wie äußert sich das? - Ist das immer so? - Wie gehst Du damit um?
Konkrete Situations-beschreibungen	Damit ich mir ein Bild machen kann, wie das so für Dich im Einzelnen aussieht, stelle ich jetzt mal ein paar Fragen zu konkreten Situationen	
Konkrete Situations-beschreibung Funktionalität/Ziel (Konzept »gelungene Pflege«)	- Wenn Du an Deine letzte Schicht denkst, welche Situation mit einer Patientin ist Dir da noch so in Erinnerung, wie war das? - Kannst Du Dich an eine Situation erinnern, wo die Pflege einer Patientin besonders leicht/angenehm war? - Wann bist Du besonders zufrieden? - Kannst Du Dich an eine Situation erinnern, wo es für Dich besonders schwierig war? - Wann bist Du unzufrieden?	- Wie kam es dazu? Was geschah dann? Wie ging es weiter? - Was ist Dir dabei durch den Kopf gegangen? - Was denkst Du, warum die Patientin sich so verhalten hat? Was glaubst Du, womit das zu tun hat? Wie erklärst Du Dir das? - Wie ist es Dir dabei ergangen? - Was hätte Dir in dieser Situation geholfen?
Wie?	- Wenn Du Dich jetzt mal an eine konkrete Patientin hier auf der Station erinnerst, für die Du in den letzten Tagen zuständig warst: was genau weißt Du von dieser Patientin? - Weißt Du immer genau, was die Patientin gerade braucht oder was sie sich wünscht? - Glaubst Du, dass die Patientin immer genau weiß, was sie gerade braucht oder was sie sich wünscht?	- Welche Information ist Dir besonders wichtig? Warum? - Woher weißt Du das? - (Warum) ist das wichtig? - Kannst Du mal ein Beispiel nennen, wie Du da vorgehst? - Was hast Du genau gemacht? - Wie kam es dazu? - Wie ging es weiter? - Und sonst?
Kontext/Rahmenbe-dingungen	- Kannst Du immer alle Wünsche der Patientinnen erfüllen?	- Warum nicht? - Woran liegt das? - Wie geht es Dir damit? - Wie gehst Du damit um?
Allgemeine Fragen	Zum Schluss stelle ich jetzt mal noch ein paar allgemeinere Fragen	

((Fortsetzung))

Inhaltliche Aspekte	Fragen	Nachfragen
Subjektive Definitionen? Normative Definitionen?	- Kannst Du mal so ganz spontan sagen, was Dir zum Thema Patienten-bedürfnisse einfällt? - Was glaubst Du, was die Patientinnen sich von Dir als Krankenschwester wünschen?	- Wie kommst Du darauf? - Kannst Du mal ein Beispiel erzählen? - Gibt es sonst noch etwas
Konfrontation	- Als ich hier hospitiert habe, hatte ich das Gefühl, die Patientinnen fühlen sich hier alle sehr wohl!	- Ist das immer so? - Wie erklärst Du Dir das? - Wie kommst Du darauf? - Und sonst? - Was könnte besser sein?
Abschlussfrage	- Gibt es noch irgendetwas, was Du erzählen möchtest, was jetzt gar nicht zur Sprache gekommen ist? - Wenn ich jetzt noch mit weiteren Kolleginnen oder anderen Interview-partnerinnen rede, was sollte ich Deiner Meinung nach noch fragen?